Dr. John A. McDougall
mit Mary McDougall

Die High-Carb-Diät

Abnehmen mit den richtigen Kohlenhydraten

Die High-Carb-Diät

Abnehmen mit den richtigen Kohlenhydraten

Dr. John A. McDougall
mit Mary McDougall

riva

Bibliografische Information der Deutschen Nationalbibliothek
Die Deutsche Nationalbibliothek verzeichnet diese Publikation in der Deutschen Nationalbibliografie.
Detaillierte bibliografische Daten sind im Internet über http://d-nb.de abrufbar.

Für Fragen und Anregungen
info@rivaverlag.de

4. Auflage 2020

Nymphenburger Straße 86
D-80636 München
Tel.: 089 651285-0
Fax: 089 652096

Die amerikanische Ausgabe erschien 2012 bei Rodale unter dem Titel *The Starch Solution.*

Übersetzung: Scriptorium, Brigitte Rüßmann & Wolfgang Beuchelt, Köln
Redaktion und Satz: bookwise Medienproduktion GmbH
Umschlaggestaltung: Kristin Hoffmann, unter Verwendung von iStockphoto
Druck: GGP Media GmbH, Pößneck
Printed in Germany

ISBN Print 978-3-86883-577-9
ISBN E-Book (PDF) 978-3-86413-965-9
ISBN E-Book (EPUB, Mobi) 978-3-86413-966-6

Meinen Enkeln – möge die stärkebasierte Ernährung
Euch eine bessere Zukunft bescheren.

Inhalt

An den Leser 9
Vorwort 10
Einleitung: Mein persönlicher Weg zur stärkebasierten Ernährung 13
Ungebremster Wohlstand zerstörte unsere Gesundheit *14*
Lernen von Patienten *17*
Ein weltweites Phänomen *18*
Das stationäre McDougall-Programm *20*
McDougalls Medizin: die High-Carb-Diät *22*

Teil 1: Mit Stärke heilen 25
Kapitel 1: Stärke: Die traditionelle Ernährung des Menschen 27
Kapitel 2: Passionierte Stärke-Anhänger sind gesund und schön . . 41
Kapitel 3: Die fünf schlimmsten Gifte in tierischer Nahrung 53
Kapitel 4: Selbstheilungskräfte bei stärkebasierter Diät 65
Kapitel 5: Die Ernährungspolitik des amerikanischen Landwirtschaftsministeriums 79
Kapitel 6: Wir essen den Planeten zu Tode 89

Teil 2: Die häufigsten Fragen zu Lebensmitteln 101
Kapitel 7: Wenn Freunde fragen: Woher bekommst du Eiweiß? 103
Kapitel 8: Wenn Freunde fragen: Woher bekommst du Kalzium? 123
Kapitel 9: Bekenntnisse eines Fischmörders 141
Kapitel 10: Der dicke Veganer 155
Kapitel 11: Nur um sicherzugehen: Nehmen Sie keine Nahrungsergänzungsmittel 169
Kapitel 12: Salz und Zucker: Die Sündenböcke der westlichen Ernährung 193

Teil 3: Mit Stärke leben **209**
Kapitel 13: Die Stärke-Ernährung in der Praxis 211
Kapitel 14: Das 7-Tage-Einsteigerprogramm 231
Kapitel 15: Unsere 100 Lieblingsrezepte 245
Start in den Tag *245*
Salate *257*
Dressings, Saucen und Co. *268*
Burger und Wraps *278*
Aufstriche für Wraps *291*
Suppen und Eintöpfe *292*
Hauptgerichte *314*
Beilagen *339*
Süßer Abschluss *346*

Dank 357
Literaturangaben 358
Register 389

An den Leser

Die Ernährung kann eine mächtige Medizin sein. Wer an einer chronischen Erkrankung leidet oder regelmäßig Medikamente einnehmen muss, sollte eine Diät oder Sport nie ohne Rücksprache mit seinem Arzt beginnen, um mögliche Risiken auszuschließen. Die in diesem Buch genannten Personen gibt es wirklich, und sie haben ihrer namentlichen Nennung zugestimmt. Wer sich genauso wie sie an die *High-Carb-Diät* hält, sollte ähnliche Ergebnisse erzielen können. Obwohl es keine Therapie gibt, die zu jedem passt, bietet die *High-Carb-Diät* die Chance, weit verbreitete Krankheiten zu vermeiden und Gesundheit und Aussehen zu verbessern. (Auch nach Krebserkrankungen hat sich ein Nutzen gezeigt, aber weniger häufig und das Gebiet ist wenig erforscht.) Die McDougall-Diät stützt sich auf Stärke in Kombination mit Obst und Gemüse. Menschen, die bereits länger als drei Jahre eine strikt fettarme, vegane Ernährung einhalten, Schwangere und Stillende, sollten zusätzlich täglich mindestens 5 Mikrogramm Vitamin B12 zu sich nehmen.

Kontakt
Dr. McDougall's Health and Medical Center
PO Box 14039
Santa Rosa, CA 95402
USA

Telefon: +1 (707) 538-8609
Fax: +1 (707) 538-0712

E-Mail: drmcdougall@drmcdougall.com
Webadresse: www.drmcdougall.com

10-Tages-Programm vor Ort: +1 (800) 941-7111 / (707) 538-8609

Vorwort

In den letzten vier Jahrzehnten hat Stärke Tausenden meiner Patienten die Tür zu einem gesünderen Leben geöffnet. Sie hat es ihnen ermöglicht, überschüssige Pfunde zu verlieren und ernährungsbedingte Erkrankungen wie Bluthochdruck, Herzerkrankungen, Diabetes und Gelenksentzündungen hinter sich zu lassen. Mehr als 5000 Menschen haben an den 5- oder 10-tägigen McDougall-Programmen teilgenommen. Das Leben der meisten hat sich danach völlig geändert. Anderthalb Millionen andere Menschen haben meine 11 Bücher gekauft. Je länger ich als Arzt praktiziere, desto deutlicher wird die Lösung für diese Gesundheitsprobleme.

Die High-Carb-Diät vermittelt meine Erkenntnisse und erklärt, was man tun kann, um Gesundheit und gutes Aussehen wiederzuerlangen. Es bietet auf wissenschaftliche Erkenntnisse gestütztes, intuitives Wissen, einen leicht zu befolgenden Ernährungsplan und 100 einfache und leckere Rezepte, die helfen, den richtigen Weg zu finden. *Die High-Carb-Diät* zeigt Ihnen, wie Sie mit Genuss Ihr Leben wieder in den Griff bekommen.

Wie auch immer Ihre Ernährung gerade aussieht, sie funktioniert offenbar nicht, denn aus diesem Grund haben Sie zu diesem Buch gegriffen. Wahrscheinlich haben Sie schon viele Diäten ausprobiert und keinen Erfolg gehabt. Das liegt daran, dass die meisten Diäten nur dann erfolgreich sind, wenn man sich strikt an sie hält. Wenn man aber auf etwas verzichten muss oder sich unwohl fühlt, verliert man irgendwann das Interesse und nimmt schnell die verlorenen Pfunde wieder zu oder sogar noch mehr.

Mit einer auf stärkehaltige Nahrungsmittel basierten Ernährung müssen Sie weder hungrig sein noch den Genuss beim Essen vermissen, denn Stärke ist nicht nur gesund, sondern sättigt und steigert das Wohlbefinden. Diese Diät kann man sehr lange Zeit durchhalten, und selbst wenn man sie nicht immer hunderprozentig befolgt, wird man ein Leben lang davon profitieren. Hier geht es überhaupt nicht nach dem Prinzip: Ganz oder gar nicht!

Sie werden aber nicht nur fast mühelos Pfunde verlieren, sondern auch besser aussehen, sich besser fühlen und besser leben. Bei den meisten Menschen sinken Blutdruck und Cholesterinwerte, die Verdauung arbeitet wieder einwandfrei. Durch die Ernährungsumstellung können viele Patienten auf Medikamente und Nahrungsergänzungsmittel verzichten, werden gesünder und sparen sogar dabei. Nur wer das Programm ausprobiert, kann sich vom Erfolg überzeugen und herausfinden, ob die *High-Carb-Diät* das ist, wonach er sein Leben lang gesucht hat. Wer möchte, kann gerne zum 7-Tage-Einstiegsprogramm in Kapitel 14 vorblättern und es ausprobieren. Vergessen Sie aber nicht, auch den Rest zu lesen, denn nur so erfahren Sie, warum eine stärkebasierte Ernährung funktioniert.

Bestimmt werden Sie zwischendurch Fragen haben, aber keine Angst: Ich habe die meisten Fragen schon gehört, und Sie werden die Antworten in diesem Buch finden. Keine Sorge, Sie werden keinen Mangel an Proteinen, Kalzium, Vitaminen und anderen Nährstoffen leiden. Sie sind ausreichend in den empfohlenen Lebensmitteln enthalten. Mit diesem Buch lernen Sie auch, die in der Werbung, Diätbüchern und der Öffentlichkeit angepriesene, angeblich gesundheitsfördernde Wirkung von bestimmten Lebensmitteln besser zu beurteilen. Und Sie erfahren, warum Sie von der hier genannten Methode bisher noch nichts gehört haben, obwohl sie doch so vielversprechend ist.

Beim Lesen dieses Buches werden Sie ebenfalls feststellen, dass die hier vorgestellte Lösung Ihrer Ernährungsprobleme auch der Umwelt zugute kommt. Durch die einfache Entscheidung, sich so gesund wie unsere Vorfahren zu ernähren, können Sie der Natur etwas Gutes tun und gleichzeitig schlanker werden, Ihre Gesundheit verbessern, Geld sparen und Ihr Leben ändern.

Einleitung

Mein persönlicher Weg zur stärkebasierten Ernährung

Ehrlichkeit währt am längsten – das war eines der ersten Dinge, die ich lernte. Als Kind geriet ich ständig in Schwierigkeiten – nicht mit Absicht, ich war nur fürchterlich neugierig. Als ich sieben war, erwischte mich die Polizei beim »Einbruch« in ein leerstehendes Haus in unserer Straße – für mich war es ein Abenteuer. Ein Jahr später brachte ich – aus Versehen – meinen Hamster um. Mit neun setzte ich beim Experimentieren mit Vaters Feuerzeug das Wohnzimmer in Brand. Meine Eltern wussten klugerweise genau, dass Strafen keinen Sinn machen würden. Sie würden aus dem neugierigen chaotischen Kind nur einen unzufriedenen, rebellischen Teenager machen. Je mehr ich ihnen aber von meinen Eskapaden erzählen würde, desto eher hätten sie die Möglichkeit, meine Energien in geeignete Bahnen zu lenken. Statt Ärger zu bekommen, lernte ich also, dass mich die Wahrheit vor Ärger bewahrte. Seitdem ist es mir ein Anliegen, die Wahrheit herauszufinden und auszusprechen.

Ich bin ein leidenschaftlicher Mensch mit überschäumender Persönlichkeit. Ich war schon immer extrem enthusiastisch, mein ganzes Leben lang. Ich schätze die Wahrheit nicht nur, ich suche wie ein Besessener nach ihr. Manche Menschen finden mich barsch, undiplomatisch und zu direkt. Damit kann ich leben. Etwas gerade heraus zu sagen, ist für mich bis heute die effektivste Methode, um Menschen wach zu rütteln, ihnen zu erklären, was sie krank macht, und ihnen zu zeigen, wie sie wieder gesund werden können. Diese Erfahrung möchte ich in diesem Buch gerne mit Ihnen teilen. Auf diesen Seiten finden Sie die Wahrheit über Lebensmittel, Gesundheit, das gezielte Verbreiten von Fehlinformationen und über den Zustand unseres Planeten. So können Sie sich Ihre eigene Meinung bilden und erkennen, welche Wirkung Ihre Ernährung auf Sie, Ihre Familie und Ihre Umwelt hat. Ich kann Ihnen nur meine Erkenntnisse der letzten 44 Jahre als Mediziner mit auf den Weg geben, alles Weitere liegt an Ihnen.

Ungebremster Wohlstand zerstörte unsere Gesundheit

Meine medizinische Lernphase begann lange vor meinem Medizinstudium. 1965 erlitt ich mit 18 Jahren einen massiven Schlaganfall, der meine linke Körperhälfte zwei Wochen lang völlig lähmte. Ich bin davon nur langsam und unvollständig genesen. 47 Jahre später gehe ich wieder, so oft ich kann, windsurfen, allerdings hinke ich bis heute leicht. Das erinnert mich immer an den Weg, der mich zuerst in die Krankheit und dann zu neuer Gesundheit führte.

Meine Eltern erlebten in den 1930er-Jahren die große Wirtschaftskrise in den USA. In dieser harten Zeit überlebte die Familie meiner Mutter mit Bohnen, Mais, Kohl, Pastinaken, Erbsen, Steckrüben, Karotten, Zwiebeln, Kartoffeln und Brot, das sie zu 5 Cent pro Laib kauften. Ein wenig Hackfleisch pro Woche war alles, was sie an Fleisch bekamen. Aufgrund dieser Erfahrung schwor sich meine Mutter, dass ihre Kinder es besser haben sollten. Sie sollten immer das beste Essen bekommen. Leider aber richtete genau das mehr Schaden an, als dass es etwas brachte. Denn es zeigt sich, dass die Ernährung während der Krisenzeiten viel gesünder war als unsere heutige.

Ich bin mit Bacon and Eggs zum Frühstück aufgewachsen, mittags gab es Sandwiches mit Fleisch und Mayonnaise. Rindfleisch, Schweinefleisch oder Hühnchen war der krönende Mittelpunkt des Abendessens. Zu allen drei Mahlzeiten trank ich Milch. Stärke? Sie fand sich in den – meist in Butter getränkten – Beilagen. Die Ausnahme waren Brot aus weißem Mehl oder Kuchen, beides gab es bei uns aber nur selten.

Damals habe ich es nicht so gesehen, aber das bestmögliche Essen hat mich fast umgebracht. Solange ich mich erinnern kann, hatte ich täglich Bauchschmerzen und litt unter starker Verstopfung. Ich war häufig erkältet, und mit sieben Jahren wurden mir die Mandeln entfernt. Beim Sport war ich immer der Letzte, und als Teenager hatte ich ein fettiges, von Akne gezeichnetes Gesicht. Als ich mit 18 einen Schlaganfall erlitt – etwas, das meiner damaligen Meinung nach nur alte Menschen bekommen konnten – war klar, dass etwas komplett schieflief. Ich hatte keine Ahnung, dass der Schlaganfall von meiner Ernährung herrührte – und auch die Ärzte in der Klinik deuteten nichts dergleichen an. So ernährte ich mich genauso wie zuvor. Mit Anfang 20 hatte ich schließlich über 20 Kilogramm Übergewicht.

Ich mache meiner Mutter keinen Vorwurf. Sie hat uns – den Ernährungsratschlägen der damaligen Zeit folgend – bestens ernährt. Wer ahnte schon, dass diese Ratschläge größtenteils von der Fleisch- und Milchindustrie stammten, die Proteine und Kalzium als wichtigste Nährstoffe anpriesen? Selbst als erste Bedenken an der fleischlastigen Ernährung aufkamen, wurden sie durch Wissenschaftler, die von der Lebensmittelindustrie gesponsert wurden, schnell zerstreut.

Ich wuchs in einer Familie der unteren Mittelschicht in einem Vorort von Detroit auf. Für meine Eltern waren Ärzte Götter in Weiß mit übernatürlichen Fähigkeiten. Ich war nur ein gewöhnlicher Junge. Ich hätte mir nie träumen lassen, einmal Arzt zu werden – zumindest nicht bis mich der Schlaganfall ereilte. Meine hohe Meinung von Ärzten änderte sich in den zwei Wochen im Krankenhaus schnell. Ich wurde zu einem medizinischen Sonderfall, der die Topspezialisten der Umgebung anzog. Sie alle wollten meinen Fall genauer betrachten. Als Patient und als Teenager, der gerne wieder in die Schule wollte, fragte ich jeden Arzt: »Was hat den Schlaganfall ausgelöst?« »Wie können Sie mir helfen?« »Wann kann ich wieder nach Hause?«

Meist bekam ich als Antwort nur ein Kopfschütteln, und sie gingen wieder aus dem Zimmer. Ich weiß noch, dass ich damals dachte: »Na, das kann ich auch.« Als mir klar wurde, dass keiner der Ärzte mir auch nur eine meiner einfachen Fragen beantworten konnte, verließ ich das Krankenhaus entgegen medizinischem Rat. Zurück am College der Michigan

State University hatte ich das erste Mal das Gefühl, zu wissen, was ich wollte, und so schrieb ich mich 1968 für das Medizinstudium ein und studierte mit Begeisterung.

Eine ebenso große Begeisterung entwickelte ich für eine OP-Schwester, die ich während meines letzten Studienjahrs bei einer Hüft-OP kennenlernte. Mary und ich heirateten und gingen nach Hawaii, wo ich meine ersten Praxisjahre am The Queen's Medical Center in Honolulu verbrachte. Die folgenden drei Jahre arbeitete ich als Allgemeinmediziner für die Hamakua Sugar Company auf Big Island. Als Arzt der 5000 Arbeiter der Zuckerplantage und ihrer Familien war ich für alles zuständig – von der Geburt der Kinder bis zur Ausstellung des Totenscheins. Spezialisten gab es erst im 70 Kilometer entfernten Hilo. Meine Patienten waren also voll auf mich angewiesen.

Wenn ich akute Fälle behandelte, wie etwa Wunden von der Feldarbeit nähte, gebrochene Gliedmaßen eingipste oder Antibiotika gegen Infektionen verschrieb, sah ich den Heilungserfolg und freute mich daran. Chronische Krankheiten aber frustrierten mich. Trotz all meiner Bemühungen konnte ich Patienten mit Übergewicht, Diabetes, Herzerkrankungen oder Arthritis nicht helfen. Wenn ein Plantagenarbeiter mit einer dieser Krankheiten zu mir kam, machte ich, was man mir beigebracht hatte: Ich verschrieb Medikamente. Wenn sie gingen, sagte ich ihnen, sie sollten wiederkommen, falls die Tabletten nicht helfen würden. Sie kamen wieder, probierten andere Tabletten – Alternativen gab es reichlich –, aber irgendwann kamen sie eben nicht mehr.

Überzeugt, dass mein Scheitern an meinen mangelnden Fähigkeiten lag, verließ ich nach drei Jahren die Zuckerplantage auf Big Island, kehrte nach Honolulu zurück und schrieb mich für die Facharztausbildung an der University of Hawaii ein. Nach etwas mehr als zwei Jahren schloss ich als Facharzt ab, hatte aber immer noch dieselben Fragen, mit denen ich gekommen war. Ich hatte eine wichtige Lektion gelernt: Vielleicht war es doch nicht mein Fehler, dass es meinen Patienten nicht besser ging. Auch einige der besten Mediziner der Welt erzielten keine besseren Ergebnisse als ich. Genau wie meine wurden auch ihre Patienten weiterhin von chronischen Krankheiten geplagt – im besten Fall hatten meine Kollegen zeitweise die Symptome unter Kontrolle. Ich legte die Prüfung ab und erhielt die Zulassung als Internist. Aber weder das Studium noch die Zulassung machten mich zu einem guten Arzt. Dabei half mir nur die Erinnerung an meine Zeit als Patient.

Lernen von Patienten

Die meisten Menschen – auch Ärzte – denken, dass unsere Gesundheit mit zunehmendem Alter nachlässt und wir automatisch zunehmen. Kinder sind am gesündesten, ihre Eltern schon weniger, und die ältere Generation leidet an chronischen Krankheiten.
Meine Patienten auf der Zuckerplantage stellten diese Erwartung aber auf den Kopf. Dort blieb die ältere Generation der Immigranten bis in die Neunziger dünn, aktiv und praktisch medikamentenfrei. Sie hatten keinen Diabetes, keine Herzerkrankungen, keine Arthritis, keinen Brust-, Prostata- oder Darmkrebs. Ihre Kinder waren etwas schwerer und weniger gesund. Was mich aber wirklich umwarf, war die jüngste Generation, die Enkel der Immigranten. Sie litten am stärksten an gesundheitlichen Problemen – genau an den Problemen, mit denen ich mich während meines gesamten Medizinstudiums auseinandergesetzt hatte.
Was war für diese Umkehrung des Schicksals verantwortlich? Ich sah mir das Leben, die Lebensumstände, die Arbeitsumgebung auf der Plantage auf Hawaii und das Verhalten der Familien genau an. Nachdem ich alle Lebensbereiche durchleuchtet hatte, fiel mir eine interessante Gemeinsamkeit auf. Alle Familien hatten die traditionelle Ernährung ihrer Heimat aufgegeben und amerikanische Essgewohnheiten angenommen. Hatte ihre frühere Ernährungsweise sie etwa vor Übergewicht und chronischen Krankheiten geschützt?
Meine älteren Patienten auf der Plantage kamen ursprünglich aus China, Japan, Korea und den Philippinen, wo Reis und Gemüse die Nahrungsgrundlage bildeten. Sie hatten sich auch in ihrer neuen Heimat weiter so ernährt. Die zweite Generation, ihre auf Hawaii geborenen Kinder, hatten westliche Einflüsse in die traditionelle Ernährung ihrer Eltern mit aufge-

nommen. Die dritte Generation aber hatte die stärkebasierte Ernährung der Großeltern vollends durch fleisch- und milchreiche Lebensmittel sowie Fertigprodukte ersetzt.
Ich bin mit der festen Überzeugung aufgewachsen, dass eine gesunde Ernährung sich aus den vier Lebensmittelgruppen Fleisch, Milchprodukte, Getreide sowie Obst und Gemüse zusammensetzt. So wird es auch bis heute der Öffentlichkeit vermittelt. Dennoch konnte ich auf der Plantage ältere Menschen beobachten, denen es gut ging, obwohl sie sich nur von zwei der vier Lebensmittelgruppen ernährten – Getreide sowie Obst und Gemüse. Die Folgegenerationen wurden immer kränker, je mehr sie Nahrungsmittel aus den anderen beiden Gruppen – Fleisch und Milchprodukte – zu sich nahmen.
Wieder und wieder konnte ich diese Nahrungsumstellung über drei bis vier Generationen verfolgen und die verheerende Wirkung auf die Gesundheit beobachten. Schließlich veränderte diese Erfahrung etwas in mir, und ich löste mich von den falschen Versprechen meiner medizinischen Ausbildung. Meine Patienten hatten mir endlich die Erkenntnis gebracht, nach der ich seit meinem 18. Lebensjahr suchte, als mir kein einizger Arzt sagen konnte, woher der Schlaganfall gekommen war und wie sie mir helfen könnten.
Im Studium hatte ich nichts über den Zusammenhang zwischen Ernährung und Gesundheit gelernt. Ernährung kam im Studium, in den Lehrbüchern und auch während meiner klinischen Ausbildung praktisch nicht vor. Auch beim Examen gab es wenige Fragen dazu. Und dennoch ist sie der Schlüssel, der es mir heute ermöglicht, Patienten von wirkungslosen Tabletten abzubringen und ihnen einen wirkungsvollen Weg zu einem langen, gesunden Leben mit dauerhaftem Gewichtsverlust aufzuzeigen.

Ein weltweites Phänomen

Ich fragte mich, ob sich dieser Sachverhalt vielleicht auch außerhalb meiner kleinen Testgruppe auf Hawaii bestätigen würde, und sah mich weltweit nach traditionellen Ernährungsweisen um. Immer wieder stieß ich

auf dieselben Zusammenhänge. Die Ernährung war das fehlende Bindeglied und der wichtigste Faktor für die menschliche Gesundheit.
Das gesamte Potenzial einer Ernährungsmedizin offenbarte sich mir aber erst während meiner weiteren Forschung zum Thema Ernährung und Gesundheit. Als ich mich in der medizinischen Bibliothek des Queen's Medical Center durch Stapel medizinischer Fachzeitschriften arbeitete, fand ich heraus, dass ich nicht der erste Wissenschaftler war, der die mögliche gesundheitsfördernde Wirkung einer stärkebasierten Ernährung erkannte. Auch andere stellten fest, dass Kartoffeln, Mais und Vollkorn die Gesundheit förderten, während Fleisch und Milchprodukte dauerhaft zu lebensbedrohlichen Erkrankungen führten.
Die Fachzeitschriften berichteten, dass Menschen, die bereits erkrankt waren, diesen Prozess sogar umkehren und wieder gesund werden konnten, indem sie auf krankmachende Lebensmittel verzichteten und den Heilungsprozess durch eine stärkebasierte Ernährung unterstützten. Und es war auch nicht nur ein einzelner Artikel – Studie um Studie beschrieb Gewichtsverlust, Verschwinden von Brustschmerzen, Kopfschmerzen und Arthritis aufgrund einer Ernährungsumstellung. Nierenerkrankungen, Herzversagen, Typ-2-Diabetes, Verdauungsprobleme, Asthma, Übergewicht und andere Beschwerden konnten durch eine gesunde Ernährung behoben werden. Seitenweise Forschungsarbeiten aus den vergangenen 50 Jahren zeigten mir eine einfache Lösung für die Genesung meiner Patienten mit ihren scheinbar unheilbaren, chronischen Leiden: eine auf Stärke basierende Ernährung mit Gemüse und Obst – ganz ohne Pillen oder Operation.
Meine Vermutung, dass eine einfache Ernährungsumstellung viel Leid verhindern könnte, war also wissenschaftlich bereits belegt. Ich konnte es kaum erwarten, diese revolutionäre Erkenntnis mitzuteilen, und war mir sicher, sie würde begeistert aufgenommen werden. Nur der Zufall hatte es bisher verhindert, dass diese Wahrheit ans Licht kam und zu den Menschen getragen wurde, die sehnsüchtig auf eine Linderung ihrer Schmerzen und Leiden warteten.

Das stationäre McDougall-Programm

Mit der Zeit testete, dokumentierte und systematisierte ich meine vegetarische, stärkebasierte Ernährungstherapie und daraus entwickelte sich das McDougall-Programm. Als das St. Helena Hospital im kalifornischen Napa Valley mich 1986 bat, mein Programm an der Klinik einzuführen, nahm ich das Angebot an. Mein Programm schien gut zur vegetarischen Ernährung und zum gesunden Lebensstil der adventistisch geführten Klinik zu passen.

Meine Arbeit in einem der führenden Herzzentren des Landes brachte mich mit vielen Chirurgen und Kardiologen in Kontakt. Ich bot den Spezialisten an, ihnen meine Patienten für eine zweite Meinung zu schicken, wenn sie mir im Gegenzug ihre Patienten schicken würden. In meinen 16 Jahren am St. Helena Hospital habe ich zwar viele Patienten an meine Kollegen weitergeleitet, aber kein einziges Mal kam ein Patient auf Empfehlung meiner Kollegen zu mir. Wenn ich allerdings hin und wieder einen der Ärzte der Klinik oder deren Familien behandelte, erhielt ich von ihnen ausschließlich Lob für mein Programm. Anscheinend wollten sie für ihre Patienten nicht dieselben, einfachen und sinnvollen Therapien.

Aber ich wusste wenigstens, dass mein Ansatz funktionierte: Die Radiologen, die meine Patienten mit Angiogrammen überwachten, versicherten mir, ihre Arterien würden sich öffnen und heilen. Das war die Bestätigung, die ich brauchte.

Über viele Jahre sah ich, wie Tausenden Patienten vom erstklassigen und fürsorglichen Personal des St. Helena Hospitals geholfen wurde. Mein Programm hingegen wurde nie ein großer Erfolg, obwohl meine Bücher Bestseller wurden und TV- und Radioauftritte der Klinik internationale Aufmerksamkeit brachten. Vielleicht war die Klinik doch nicht der beste Ort für ein Programm, das auf gesunde Ernährung statt auf klassische Medizin setzte. Vergleicht man die 4000 Dollar für die Teilnahme an meinem hauptsächlich aufklärenden Programm mit den 100 000 Dollar, die eine Bypass-Operation kostet, war mein Angebot für die Klinik auch schlicht nicht profitabel genug.

Doch schließlich kam die Gelegenheit, meine Teilnehmerzahlen zu verbessern. Der frühere Leiter der Neurologie der Oregon Health & Science University, Dr. Roy Swank, entwarf ein Ernährungsprogramm für MS-Patienten (Multiple Sklerose) und bat mich, mein stationäres McDougall-Programm am St. Helena Hospital für MS-Patienten zu öffnen. Ich rechnete mit einer begeisterten Zustimmung der Krankenhausverwaltung, doch nach langen Diskussionen entschied man sich dagegen. Man befürchtete, der Ruf des Krankenhauses könnte durch MS-Patienten leiden, denn eine Heilung sei bei ihnen ja nicht zu erwarten. Mich beschlich der Gedanke, dass auch bei dieser Entscheidung die geringen Profitaussichten eine Rolle gespielt haben könnten.

Als mein Vertrag 2002 verlängert werden sollte, verzichtete ich dankend. Später erfuhr ich, dass man überrascht war, denn man hatte gedacht, das McDougall-Programm sei ohne den organisatorischen Überbau der Klinik nicht umsetzbar. Ich hatte das Programm aber schon vorher für den Versicherer Blue Cross/Blue Shield unabhängig durchgeführt – mit denselben guten Ergebnissen wie im St. Helena Hospital: Gewichtsverlust, Senkung der Cholesterin-, Blutdruck- und Blutzuckerwerte sowie eine Linderung von Verdauungsstörungen, Verstopfung, Arthritis und anderen Beschwerden. Laut den Daten der Versicherung waren zudem die Gesundheitskosten innerhalb eines Jahres um 44 Prozent gesunken. Zudem hatte ich das Programm bereits mit Angestellten eines Publix Supermarket in Lakeland in einem Hotel durchgeführt. Ich wusste also genau, dass ich mein 10-tägiges Programm innerhalb von 72 Stunden in jeder Stadt der USA würde anbieten können. Ich brauchte nur Angestellte, einige Räume, Patienten und eine Küche, wo das Essen nach meinem Ernährungsplan zubereitet werden konnte. Dass mir das Krankenhaus die kalte Schulter gezeigt hatte, war das Beste, was mir und meinen Patienten passieren konnte.

Im Mai 2002 hielt ich das erste McDougall-Programm in einem exklusiven Resort im kalifornischen Santa Rosa ab. Inzwischen hatte meine Frau Mary eine große Auswahl an Rezepten für das Programm entwickelt, die unsere Patienten sehr ansprachen. Die Rezepte können Sie auch ganz einfach zu Hause – nicht nur in der Profiküche – kochen. (Unsere 100 beliebtesten Rezepte finden Sie in Kapitel 15.) Die Küche des Resorts lernte schnell, eine Fülle leckerer Speisen anzubieten, die der Gesundheit unserer Patienten zuträglich war.

McDougalls Medizin: die High-Carb-Diät

Ich werde oft gefragt: »Sie sind doch Arzt. Warum sprechen Sie sich gegen die Praxis anderer Ärzte aus?« Die Antwort ist einfach: Ich habe nie einen Eid darauf geleistet, die finanziellen Interessen der Medizinbranche zu wahren. Ich habe jedoch gelobt, mich für die Erhaltung und Wiederherstellung der Gesundheit meiner Patientinnen und Patienten einzusetzen und nicht im Widerspruch zu den Geboten der Menschlichkeit zu handeln. Ich bin mir auch darüber im Klaren, dass Menschen mit Kapitalinteressen mich und meine Überzeugungen nicht mögen. Aber damit kann ich leben. Viel zu viele Ärzte und Ernährungswissenschaftler leisten der Lebensmittel- und Pharmaindustrie Gefolgschaft statt ihren Kunden, den Patienten.

Ich glaube, die meisten meiner Kollegen handeln in guter Absicht. Ihr Unwissen in Bezug auf Ernährung mindert aber ihre Fähigkeit, Patienten zu heilen und vor weiterem Leid zu schützen. Auch ich war zu Beginn meiner medizinischen Karriere blind auf diesem Auge. Auf der Zuckerrohrplantage war ich frustriert über meine Unfähigkeit, die wichtigste Funktion des Arztes auszuüben, nämlich meinen Patienten wieder zu Gesundheit und Wohlbefinden zu verhelfen.

2011 formulierte ich die Senatsvorlage 380 im Staat Kalifornien. Sie wurde vom Gesetzgeber einstimmig angenommen und vom Gouverneur unterzeichnet. Seitdem müssen in Kalifornien Ärzte in Ernährungsfragen ausgebildet werden – ein längst überfälliger Schritt zum Wohle der Patienten. Inzwischen verbessert sich die Gesundheitsvorsorge, da immer mehr aufgeklärte Patienten nach besserer Gesundheit verlangen, statt nach Medizintechnik und Medikamenten.

Die *High-Carb-Diät* ist ein großer Schritt in die richtige Richtung, da sie ein krankes System heilt und jedem eine einfache, gesunde Alternative an die Hand gibt. In diesem Buch habe ich meine Erkenntnisse der letzten 44 Jahre über Gesundheitsförderung und die Heilung von Krankheiten zusammengefasst. Der 7-Tage-Startplan in Kapitel 14 ist ein einfacher Einstieg. Dazu finden Sie praktische Informationen, wie Sie Ihre Küche, Ihre Familie und Ihr Leben ohne Schwierigkeiten auf die neue Ernährungsweise vorbereiten können. Kapitel 15 bietet Ihnen 100 einfache Rezepte. Da ist garantiert für jeden Geschmack etwas dabei. Es wird aber nicht lange dauern, und Sie entwerfen selbst ganz nebenbei stärkebasierte Rezepte. Um endlich loszulegen, müssen Sie jetzt nur noch weiterblättern.

TEIL 1

Mit Stärke heilen

Kapitel 1

Stärke: Die traditionelle Ernährung des Menschen

Haben Sie heute schon Ihren Reis gegessen?

Diese chinesische Begrüßung ist gleichbedeutend mit: »Wie geht es Ihnen?« Der Verzehr von Reis ist in China offensichtlich ein Synonym für Wohlbefinden. Reis bildet dort die Nahrungsgrundlage. In fast ganz Asien essen die Menschen zwei- bis dreimal am Tag Reis. Auch im Nahen Osten, in Lateinamerika, Italien und in der Karibik ist er ein wichtiges Grundnahrungsmittel. Nach Mais ist er das am zweithäufigsten produzierte Lebensmittel der Welt und weltweit der wichtigste Energielieferant des Menschen: Er liefert mehr als 20 Prozent aller konsumierten Kalorien. In zahlreichen Sprachen in China ist das Wort für Reis und das für Essen ein und dasselbe. In Japan bedeutet das Wort für gekochten Reis auch »Mahlzeit«. Buddhisten nennen Reiskörner »kleine Buddhas«, und in Thailand ruft man die Familie mit den Worten »Esst Reis!« zu Tisch. In Indien bietet die frisch vermählte Braut dem Bräutigam Reis und nicht Kuchen an, und ebenso ist Reis häufig die erste feste Mahlzeit, die Babys zu sich nehmen.
Ob Reis in Asien, Kartoffeln in Südamerika oder Mais in Mittelamerika, Weizen in Europa oder Bohnen, Hirse, Süßkartoffeln und Gerste – überall auf dem Globus bildet Stärke seit Menschengedenken den Mittelpunkt der Ernährung.

Was ist Stärke?

In dem Photosynthese genannten Prozess erzeugen Pflanzen aus Wasser, Kohlendioxyd und Sonnenenergie Einfachzucker (Monosaccharide). Die einfachste Form dieser Kohlenhydrate ist der Einfachzucker Glukose. In den Pflanzenzellen verbinden sich die Einfachzucker zu Ketten, die teils als Strang (Amylose) und teils verästelt (Amylopektin) aufgebaut sind. Wenn sich diese Mehrfachzucker (Polysaccharide) in den Pflanzenzellen anhäufen, bilden sie Stärkekörner (Amyloplasten).

Pflanzen speichern die Stärke, die sie produzieren, in ihren Wurzeln, Stielen, Blättern, Blüten, Samen und Früchten. Im Winter dient sie ihnen als Energiereserve, und im Frühjahr bringt sie das Wachstum wieder in Gang. Der Stärkegehalt macht Gemüse, Hülsenfrüchte und Getreide so gesund: Ihr hoher Anteil an Kohlenhydraten ist nicht nur für Pflanzen überlebenswichtig, sondern liefert auch die Energie, die der menschliche Körper zum Leben benötigt.

Stärke sollte unsere Hauptquelle für verdaubare Kohlenhydrate sein. Das Enzym Amylase in unserem Speichel und im Darmtrakt spaltet die langen Kohlenhydratketten (Polysaccharide) wieder in Einfachzucker auf. Der Einfachzucker wird nach und nach freigesetzt und gelangt über den Dünndarm ins Blut. So werden unsere Zellen mit Energie versorgt.

Obst liefert schnellverbrennende Energie, zumeist in Form von Einfachzucker, aber wenig der langsam verbrennenden, lebenserhaltenden Stärke. Daher macht Obst allein nicht lange satt. Grünes, gelbes und oranges, nicht stärkehaltiges, leicht verderbliches Gemüse enthält ebenfalls nur wenig Stärke. Neben zusätzlichen Nährstoffen, wie Vitamin A und C steuern diese Gemüse vor allem Geschmack, Textur, Farbe und Aroma zu den stärkebasierten Mahlzeiten bei.

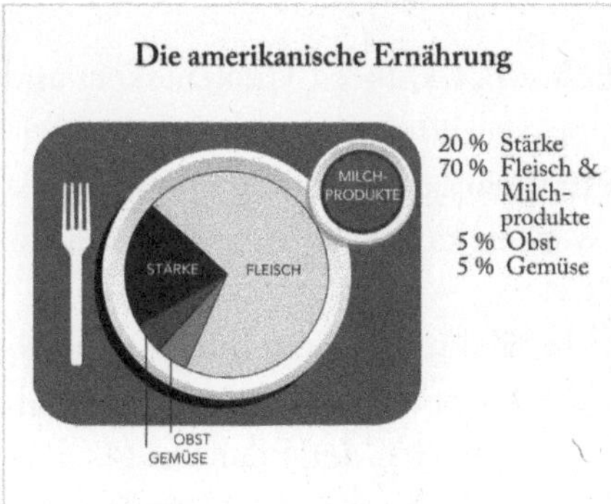

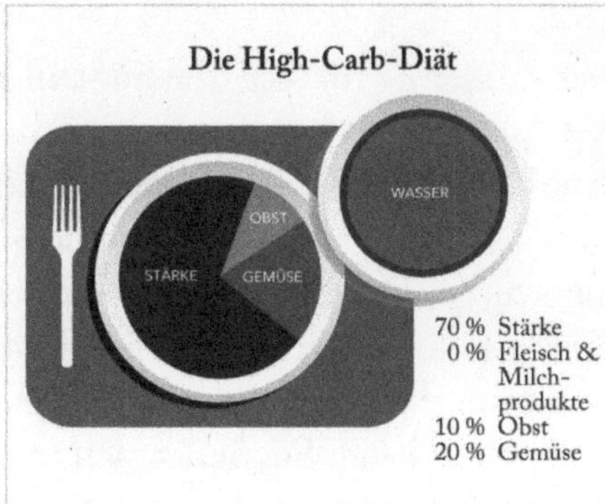

Aber warum haben die Menschen in den USA und anderen Industrieländern mit steigender Wirtschaftskraft eine solche Skepsis gegenüber diesen elementaren Grundnahrungsmitteln entwickelt? Und welchen Preis zahlen sie für die Vermeidung dieser Lebensmittel?

Stärke ist der Schlüssel

Ernährungsratschläge konzentrieren sich häufig darauf, wie viel wir essen sollten. Wichtiger aber als die Menge oder wie oft und wann wir essen, ist das, was wir essen. Verschiedene Tiere haben verschiedene Ernährungsweisen und benötigen verschiedene Nährstoffe. Wir Menschen sind auf den Verzehr von Stärke ausgelegt. Je mehr Reis, Mais, Kartoffeln, Süßkartoffeln und Bohnen wir essen, desto dünner, tatkräftiger und gesünder werden wir.

Einige werden sagen: Mit Stärke werden doch Hemdkragen gebügelt. Schon, aber sie ist auch der Schlüssel zu guter Gesundheit und angenehmer Sättigung. Kohlenhydrate und ob oder ob man sie nicht essen sollte, sind Thema vieler Diskussionen, aber niemand spricht über die wertvollste Art der Kohlenhydrate: die Stärke.

Es gibt drei grundlegende Arten von Kohlenhydraten: Zucker, Zellulose und Stärke. Sie alle setzen sich aus Kohlenstoff, Wasserstoff und Sauerstoff zusammen, nur in anderer Struktur. Zu den einfachsten Kohlenhydraten, den Zuckern, zählen Saccharose (Haushaltszucker, den wir zum Backen verwenden), Fruktose (die Süße in Früchten), Laktose (Milchzucker) und Glukose (Einfachzucker, die sich zu Ketten verbinden und Zellulose sowie Stärke bilden). Zucker ist ein schneller und wirksamer Energielieferant, da er vom Körper schnell aufgeschlossen werden kann. (Weitere Informationen zu Zucker finden Sie in Kapitel 12.)

Die zweite Art von Kohlenhydraten, die Zellulose, besteht aus Glukoseketten, die Verbindungen eingehen, die unser Verdauungssystem nicht aufspalten kann. Sie findet sich in den Zellwänden der Pflanzen (z. B. in Holz) und in anderem organischem Material. Unser Körper kann Zellulose nicht in Energie umwandeln, aber Termiten können das. Daher können sie sich auch durch Holzbalken fressen. Auch wenn wir Kohlenhydrate wie Zellulose nicht verdauen können, sind sie wichtige Ballaststoffe.

Die für den Menschen segensreichste Wirkung unter den Kohlenhydraten hat jedoch die Stärke. Sie besteht wie Zellulose aus langen Glukoseketten, die wir jedoch in Einfachzucker aufspalten können und die uns über längere Zeit mit Energie versorgen. Stärkehaltige Pflanzen enthalten langkettige, verdaubare Kohlenhydrate, die man auch als komplexe Kohlenhydrate bezeichnet. Dazu gehören Getreide wie Weizen, Gerste, Roggen, Mais und Hafer, Gemüse wie Winterkürbis, Kartoffeln und Süßkartoffeln und Hülsenfrüchte wie Linsen, Erbsen und Kidneybohnen. Stärke ist so wichtig, dass es ein eigenes wissenschaftliches Magazin namens *Starch* (engl. Stärke) gibt. Und Stärke bildet das Zentrum meiner gesundheitsfördernden Diät. Wenn Sie diesem Buch nur eine Botschaft entnehmen wollen, dann lautet sie: Essen Sie mehr Stärke. Es gibt wissenschaftliche Belege dafür, dass es schon immer in unserer menschlichen Natur lag, Stärke zu essen. Der bekannte Anthropologe Nathaniel Dominy vom Dartmouth College sagt: »Die Jäger- und Sammler-Gesellschaften bezogen den Großteil ihrer Kalorien nicht aus tierischer, sondern aus pflanzlicher Nahrung, warum man Menschen analog zu Carnivoren (Fleischfresser wie z. B. Katzen) und Herbivoren (Pflanzenfresser wie z. B. Pferde) vielleicht am treffendsten als ›Amylovoren‹ (Stärkefresser) bezeichnen könnte.«

Sie haben bestimmt schon von den Vorteilen pflanzenbasierter Ernährungsweisen gehört, die teilweise oder ganz auf tierische Erzeugnisse wie Fleisch, Milchprodukte und Eier verzichten. Diese Konzepte gehen aber nicht weit genug. Ohne die Zugabe von Stärke führt eine Ernährung ausschließlich mit kalorienarmen Blattgemüsen wie Blattsalat oder Kohl, Kreuzblütlern wie Brokkoli oder Blumenkohl und Obst wie Äpfeln und Orangen dazu, dass wir uns hungrig und schlapp fühlen. Nichtstärkehaltige Gemüse sind zwar gesund, enthalten aber nicht genügend Kalorien, um uns ausreichend Energie zu liefern und uns zu sättigen. Heißhunger kann dann dazu führen, dass wir zu ungesunden Nahrungsmitteln greifen, die uns dick machen.

McDougall-Lebensmittelklassifikation

- **Getreide**: Buchweizen, Gerste, Hafer, Hirse, Mais, Reis, Roggen, Sorghumhirse, Weizen, Wildreis
- **Hülsenfrüchte**: Bohnen, Erbsen, Linsen
- **Stärkehaltiges Gemüse**: Karotten, Kartoffeln, Pastinaken, Schwarzwurzeln, Süßkartoffeln, Topinambur, Winterkürbisse (Eichel-, Banana-, Butternuss-, Hokkaidokürbis), Yamswurzeln
- **Grünes, gelbes und orangefarbenes (nicht stärkehaltiges) Gemüse**: Aubergine, Blattkohl, Blumenkohl, Brokkoli, Frühlingszwiebeln, grüne Bohnen, Grünkohl, Knoblauch, Lauch, Okraschoten, Pak Choi, Paprika, Radieschen, Rhabarber, Rosenkohl, Schnittlauch, Sellerie, Senfblätter, Sommerkürbisse, Spinat, weiße Rüben, Weißkohl, Zucchini, Zwiebeln
- **Obst**: Ananas, Äpfel, Aprikosen, Bananen, Beeren, Feigen, Grapefruit, Japanische Mispeln (Loquats), Kakis, Kirschen, Mandarinen, Mangos, Melonen, Nektarinen, Orangen, Papayas, Pfirsiche, Pflaumen, Wassermelonen, Weintrauben

Die wahre Paläo-Diät

In allen Regionen der Erde, in denen wir auf fitte, gesunde Menschen treffen, bestätigt sich: Gesunde Gesellschaften beziehen den Großteil ihrer Kalorien aus Stärke. Eine Schüssel Reis ist in Japan, China oder anderen asiatischen Ländern Grundbestandteil jeder traditionellen Mahlzeit, und dazu gibt es oft noch Süßkartoffeln und Buchweizen. Solche Beispiele findet man in der gesamten Menschheitsgeschichte. Die Inkas in Südamerika ernährten sich vorwiegend von Kartoffeln. Für mehr Kraft ergänzten ihre Krieger die Mahlzeiten vor einer Schlacht mit Quinoa. Die Mayas und Azteken in Mittelamerika waren für ihren Maisverzehr bekannt. Der Stärkelieferant der Alten Ägypter war Weizen. In der Zivilisationsgeschichte der Menschheit gibt es sechs grundlegende Energielieferanten: Gerste, Mais, Hirse, Kartoffeln, Reis und Weizen.

Wenn die Karte Sie nicht überzeugen kann, dann vielleicht die Wissenschaft: In den letzten 13 000 Jahren war Stärke das Grundnahrungsmittel aller gesunden, großen, erfolgreichen Völker. In der Tat weisen neue Entdeckungen auf noch frühere, stärkebasierte Ernährungsweisen hin.

In Ohalo II, einer 23 000 Jahre alten Ausgrabungsstätte in Israel, haben Archäologen neben Hütten, Herdstellen und Gräbern auch Spuren von Weizen, Gerste, Eicheln, Mandeln, Pistazien, Beeren, Feigen und Weintrauben gefunden.[1] Andere Funde zeigen, dass Zwiebeln und Knollenfrüchte (Pflanzen, die ihre Energie in unterirdischen Knollen speichern, wie etwa Taroknollen) in Afrika schon vor 30 000 Jahren wichtige Nahrungsgrundlage waren.[2]

Entgegen der allgemeinen Überzeugung, dass die steinzeitliche Ernährung in Europa vorwiegend aus tierischer Nahrung bestand, fand man bei altsteinzeitlichen (paläolithischen) Ausgrabungen in Italien, Russland und der Tschechischen Republik Mahlwerkzeuge zusammen mit stärkehaltigen Getreidekörnern von Wildpflanzen. Diese Funde deuten an, dass die Verarbeitung von Gemüse und Stärke, und wahrscheinlich das Mahlen von Mehl, in Europa schon vor 30 000 Jahren oder noch früher weit verbreitet waren.[3] Funde im heutigen Mosambik lassen darauf schließen, dass

STÄRKE-ESSER IN DER GESCHICHTE

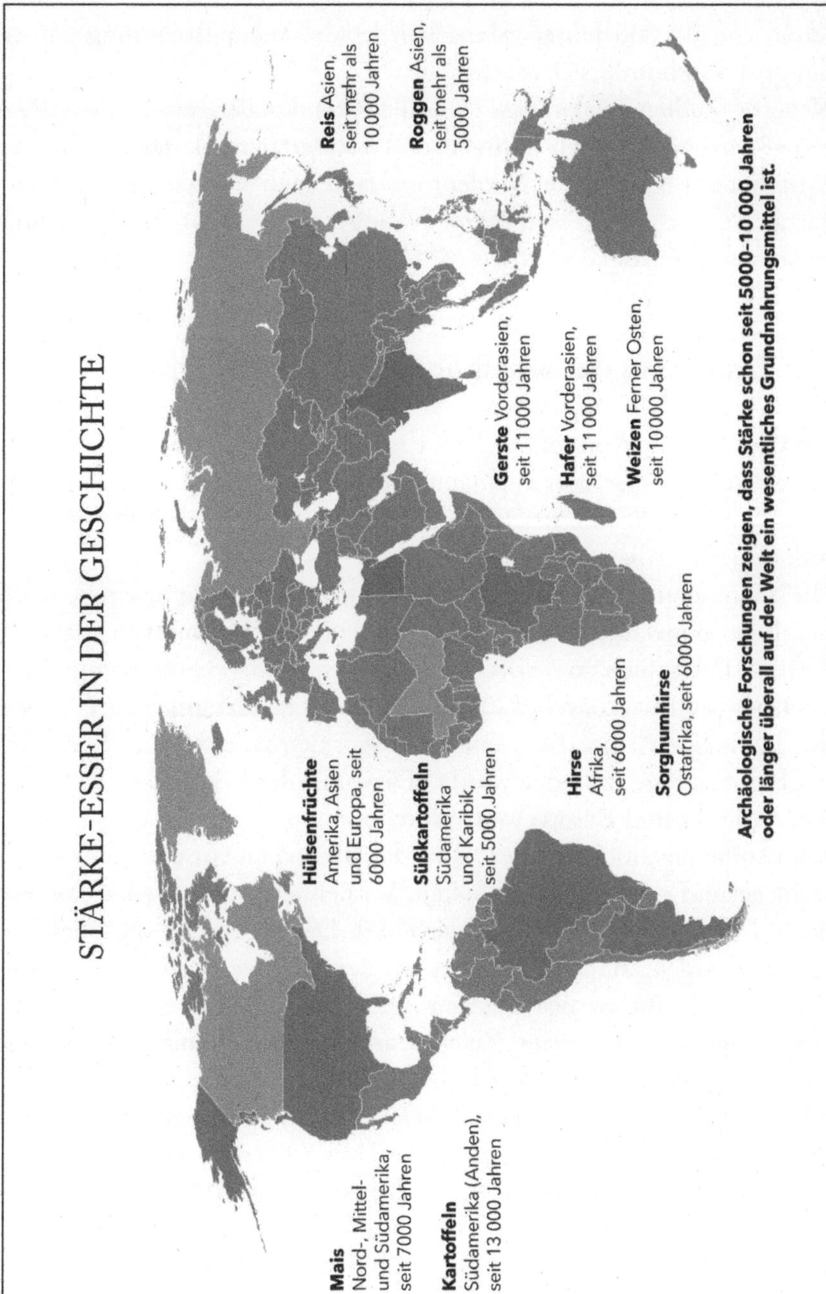

Archäologische Forschungen zeigen, dass Stärke schon seit 5000–10 000 Jahren oder länger überall auf der Welt ein wesentliches Grundnahrungsmittel ist.

schon vor 105 000 Jahren Menschen lebten, deren Ernährung auf dem Süßgras Sorghumhirse basierte.[4]
Neueste Studien zeigen, dass auch die Neandertaler verschiedene Pflanzen aßen. Zwischen den Zähnen von Neandertalerskeletten vom warmen Mittelmeer bis ins kalte Nordeuropa fand man stärkehaltige Getreidekörner.[5] Sie scheinen sogar schon Pflanzenteile gekocht zu haben, um sie besser verdauen zu können.

Die Ernährung der wohlhabenden Alten Ägypter

Befürworter einer proteinreichen Ernährung führen Studien an, um zu beweisen, dass Herzerkrankungen, die bei ägyptischen Mumien festgestellt wurden, auf ihre hauptsächlich vegetarische Ernährung zurückzuführen seien.[6] Aber stimmt das?
Die Computertomographie erlaubt es Wissenschaftlern, einen Körper dreidimensional darzustellen – fast so, als ob man hineinsehen könnte. Im April 2011 erschien im *Journal of the American College of Cardiology* ein Artikel, der beschrieb, dass bei 20 von 44 ägyptischen Mumien bei CT-Scans der Herzregion Anzeichen einer Arteriosklerose, also einer Verkalkung der Herzarterien, gefunden wurde.[7] Diese Art der Erkrankung ist heute in Nordamerika und Europa weit verbreitet.
Man sollte eigentlich meinen, dass die Menschen vor etwa 3500 Jahren recht gesund gelebt haben müssten. Schließlich gab es weder Fast Food noch Tabak, und sie bewegten sich viel. Dennoch zeigt die Forschung, dass diejenigen, die einbalsamiert wurden, sich wesentlich reichhaltiger ernährten als ihre weniger reichen Zeitgenossen.[8] Neben Arteriosklerose wiesen die reichen Ägypter Zeichen anderer Erkrankungen wie Übergewicht, Zahnerkrankungen und Gallensteine auf, die wir heute als Zivilisationskrankheiten bezeichnen.[9–11] Bei einem mumifizierten Kind wurde *Spina bifida* (offener Rücken) diagnostiziert.[12] Da man vermutet, dass diese Fehlbildung auf einen Mangel an Folsäure im Mutterleib zurückzuführen ist, hat die Mutter des Kindes vermutlich viel tierische Nahrung und wenig folsäurereiche Stärke, Obst und Gemüse gegessen.

Gallensteine bilden sich typischerweise, wenn der Cholesterinwert der Galle zu hoch ist – häufig aufgrund einer Ernährung mit hohem tierischen Anteil. Wissenschaftler fanden bei der Untersuchung einer 3500 Jahre alten Mumie dieselben Gallensäuren wie in der heutigen Zeit.[11] Das bedeutet, dass die ägyptischen Aristokraten sich damals ebenfalls reichhaltig ernährten. Laut Forschung wurden wohl nur die reichsten Ägypter – die Königsfamilie und die Priester – mumifiziert. Diese Privilegierten hatten auch Zugang zu den reichhaltigsten Speisen. Sie litten aber auch an Erkrankungen, die bei der sich vorwiegend vegetarisch ernährenden, einfachen Bevölkerung nicht vorkamen. Hieroglyphen an den Wänden der ägyptischen Tempel zeigen königliche Festmahle mit Rind-, Schaf- und Ziegenfleisch, Geflügel, Brot und Kuchen. Diese Nahrungsmittel wurden auch als Grabbeigaben in den Pyramiden gefunden und sollten den Verstorbenen das Leben im Jenseits versüßen. Man schätzt, dass die Ernährung der ägyptischen Elite zu 50 Prozent aus Fett (hauptsächlich gesättigte Fettsäuren) bestand – ganz ähnlich wie die moderne Ernährung in der westlichen Welt.[8] Haaranalysen bei Mumien (eine der verlässlichsten Indikatoren in Bezug auf Ernährung) zeigen, dass ihre Ernährungsweise unserer heutigen Ernährung sehr ähnlich war.[13]
Die Mumien liefern also eindeutige Beweise, dass die wohlgenährte ägyptische Oberschicht aus denselben Gründen wie wir an Herz- und Arterienerkrankungen, Übergewicht und anderen, heute weit verbreiteten Krankheiten litt: Ihre Ernährung basierte auf tierischen Lebensmitteln und enthielt zu wenig Stärke. Für die restlichen Ägypter waren solche festlichen Speisen glücklicherweise selten. Wir haben dieses Glück nicht. Damals wie heute hat ein schwelgerisches Leben seinen Preis.

Die Speisekarte der Krieger

Im Lauf der Geschichte haben Männer und Frauen, die sich von Getreide, Gemüse und Obst ernährten, die größten Leistungen erbracht. Die großen Eroberer Europas und Asiens wie die Armeen Alexander des Großen (356–323 v. Chr.) und Dschingis Khans (1162–1227) ernährten sich auf

Stärkebasis. Caesars Legionen sollen sich sogar beschwert haben, wenn sie zu viel Fleisch bekamen. Sie kämpften lieber auf einer soliden Getreidegrundlage.[14]

Bei Ausgrabungen im Westen der Türkei, im antiken Ephesus, fand man kürzlich auf einem 20 Quadratmeter großen Areal an der Straße vom Zentrum zum Artemistempel die Überreste von 60 römischen Gladiatoren, die vor über 1800 Jahren kämpften und starben.[15] Analysen ihrer Knochen zeigten, dass die berüchtigten Kämpfer der Antike sich vorwiegend vegan ernährten. In zeitgenössischen Berichten werden die Gladiatoren auch als *hordearii*, Gerstenesser, bezeichnet, da Gerste den Großteil ihrer Ernährung ausmachte. Sie verlieh ihren Muskeln und Knochen die Kraft und Ausdauer, die sie für ihren Kampf um Leben und Tod benötigten.

Unsere DNS beweist: Wir sollten Stärke essen

Experten sind sich seit Langem einig, dass der Stoffwechsel von Primaten – einschließlich dem Menschen – auf eine pflanzliche Ernährung ausgelegt ist. Unsere Anatomie und Physiognomie verlangen danach. Die natürliche Ernährung des Schimpansen, unseres nächsten Verwandten, ist fast ausschließlich vegetarisch. Sie besteht aus Obst, Blättern und verderblichem Gemüse. In der Trockenzeit, wenn Früchte rar sind, essen die Schimpansen Nüsse, Samen, Blüten und Rinde.

Genetische Tests haben gezeigt, dass Stärke am besten für die Entwicklung von Menschen ist.[16] Die DNS von Menschen und Schimpansen ist fast identisch. Einer der winzigen Unterschiede besteht darin, dass wir Stärke besser verdauen können, eine wichtige evolutionäre Entwicklung. Untersuchungen des genetischen Codes von Amylase, dem Enzym, das Stärke in Zucker umwandelt, fanden heraus, dass Menschen durchschnittlich sechs Kopien dieses Gens besitzen. »Niedrigere« Primaten haben hingegen nur zwei Kopien.[16] Der menschliche Speichel produziert daher sechs- bis achtmal so viel Amylase. Durch ihre geringe Stärkeverwertung ist der Lebensraum der Schimpansen und anderer Großaffen auf den tropischen Dschungel am Äquator begrenzt, wo sie das ganze Jahr reichlich

Früchte und verderbliches Gemüse zur Deckung ihres Kalorienbedarfs finden. Die Fähigkeit, Stärke zu verdauen, erlaubte es dem Menschen, sich auf dem gesamten Globus auszubreiten.

Als die frühen Menschen von Afrika nach Norden und Süden wanderten, waren sie auf stärkehaltige Knollen und Getreide angewiesen, denn sie lieferten ihnen die nötigen Kalorien für die harten Winter, wenn die Früchte des Sommers und Herbstes verschwunden waren. Stärkehaltige Nahrung war überall auf der Welt verbreitet und einfach zu sammeln. Ihr Kalorienreichtum lieferte auch die Energie, die der Mensch brauchte, um seine Gehirnkapazität und -größe gegenüber den niederen Primaten zu verdreifachen.[17]

Andere Verwendungen für Stärke

In reiner Form ist Stärke ein weißes, geruchs- und geschmackloses Pulver. Stärkekörner sind nicht wasserlöslich, sie quellen unter Hitzeeinwirkung aber auf und werden gallertartig. Das Stärkegel kühlt zu einer Paste aus, die als Verdickungsmittel, Steifmacher oder Klebstoff genutzt werden kann. (Erinnern Sie sich an den Kleister, mit dem Pappmaché hergestellt wird? Aber auch gekochter Haferbrei oder Polenta werden beim Abkühlen klebrig.) Stärke ist ein wichtiger Bestandteil von Waschmitteln, Medikamenten, Kosmetika und Puder. Ihr größtes Einsatzgebiet neben Nahrungsmitteln ist die Papiererzeugung. In der Bauindustrie wird sie für Gipskarton, Stuckarbeiten, Klebstoffe und Leim verwendet. Stärke ist industriell vielseitig nutzbar.

Stärke zurückgewinnen

Mit Ausnahme einiger Privilegierter haben die Menschen ihre Energie in der Geschichte hauptsächlich aus Stärke gewonnen. Das Leben änderte sich erst Mitte des 19. Jahrhunderts durch den enormen Reichtum, den die industrielle Revolution schuf. Die erfolgreiche Nutzung fossiler Brennstoffe brachte Millionen und Abermillionen Menschen in den regelmäßigen Genuss von Fleisch, Geflügel und Milchprodukten – Speisen, die zuvor nur der Oberschicht zugänglich waren. Das Ergebnis ist offensichtlich: Inzwischen sehen wir alle aus wie aufgeblähte Adelige.

Wenn wir zu viel Fett konsumieren, sucht unser Körper nach einem geeigneten Speicherort – normalerweise an Bauch, Po und Oberschenkeln. Das Fett, das wir essen, tragen wir buchstäblich mit uns herum. Stärke liefert uns Energie und reichlich Nährstoffe, ohne sichtbar als Fett gespeichert zu werden. Ganz im Gegenteil: Sie liefert uns Proteine, essenzielle Fettsäuren, Vitamine und Mineralien, die unseren Körper wie eine gut geölte Maschine laufen lassen.

Stärkereiche Nahrung ist sauber verbrennende Energie, nur 1 bis 8 Prozent der Kalorien stammt von Fett. Sie ist äußerst cholesterinarm und überträgt keine Krankheitserreger wie Salmonellen, E.coli-Bakterien oder Prionen (Proteine, die vermutlich BSE verursachen) – es sei denn, sie ist mit Tierabfällen oder -gewebe in Kontakt gekommen. Sie kann keine giftigen Chemikalien wie DDT oder Quecksilber einlagern und ist auch ansonsten völlig unbelastet, wenn sie nicht vom Menschen mit Pestiziden verunreinigt wurde.

Einige Stärke-Lebensmittel wie Kartoffeln oder Süßkartoffen sind Vollnahrungsmittel, d.h. sie enthalten alle für den Menschen notwendigen Nährstoffe – mit Ausnahme von Vitamin B_{12}. (Mehr zu Vitaminen und Nahrungsergänzungen in Kapitel 11.) Getreide und Hülsenfrüchte bieten nicht ganz so viel wie Kartoffeln, aber wenn man seine Ernährung mit ein wenig Vitamin A und C aus Obst und grünem oder gelbem Gemüse ergänzt, bekommt man alles, was man braucht. Für eine ausgewogene, gesunde Ernährung sind keine tierischen Proteine oder Milchprodukte nötig. (Mehr zu diesem Thema in Kapitel 7 und 8.)

Stärkereiche Nahrung ist nicht nur gesund, sondern sie sättigt auch. Ihr hoher Kohlenhydratgehalt stimuliert die Rezeptoren für süße Aromen an der Zungenspitze – dort, wo kulinarische Genüsse entstehen. Bei ausreichendem Stärkeverzehr schüttet der Körper Hormone aus, und es laufen Prozesse im Gehirn ab, die für ein langes Sättigungsgefühl sorgen. Ihr guter Geschmack, die nahrhaften Kohlenhydrate und das angenehm sättigende Gefühl sind auch der Grund dafür, dass wir stärkereiche Speisen wie Reis, Nudeln, Kartoffeln und Bohnen als »Seelennahrung« bezeichnen. Stärke ist bekanntermaßen ein großartiger Energielieferant. Leistungssportler – vom Diskuswerfer über den Skateboarder bis hin zum Marathonläufer – verlassen sich auf ihre energiebringende Wirkung. Bei den vielen sofort verfügbaren Kalorien sollte man meinen, dass Stärke zu Gewichtsproblemen führt, aber dem ist nicht so. Denn der Körper reguliert die Verwendung der Kohlenhydrate, die wir aus Stärke gewinnen. Selbst wenn wir zu viel Stärke zu uns nehmen, verbrennt der Köper sie eher zu Wärme und Energie, als sie in Form von Körperfett einzulagern.[18]

> *An Ihrem Ansatz gefällt mir vor allem, dass er für mich nachvollziehbar ist. Ich weiß, was Stärke ist, und kann stärkereiche Nahrungsmittel einfach erkennen. Ich kann sie sogar in meinem Garten anbauen. Proteine, Kohlenhydrate und Fette sind mir zu abstrakt, und ich wüsste auch nicht, wie ich sie anbauen sollte. Solche Konzepte haben für mich nichts mit dem zu tun, was ich auf dem Teller habe.*
>
> *Caroline Graettinger*

Die Wahrheit ist wohlbekannt

Schon seit den 1950er-Jahren hört man den vernünftigen Rat, weniger Fleisch und Milchprodukte und dafür mehr Gemüse, Obst und Vollkornprodukte zu essen – auch wenn die Lebensmittelindustrie ihn gerne mit viel Tamtam zu übertönen versucht. Dr. D. Mark Hegstedt von der Harvard School of Public Health schrieb 1977 in seinem Bericht des US-Senatsausschusses für Ernährung und menschliche Bedürfnisse: »Ich möchte betonen, dass es viele und zunehmend mehr Forschungsergebnisse gibt, die stark darauf hinweisen und teilweise sogar belegen, dass eine der wichtigsten Krankheits- und Todesursachen in den USA mit unserer

Ernährung zusammenhängt. Ich schließe koronare Arterienerkrankungen, die für fast die Hälfte der Todesfälle in den USA verantwortlich sind, einige der häufigsten Krebsformen, Bluthochdruck, Diabetes, Übergewicht sowie andere chronische Erkrankungen mit ein.«[19]

2002 veröffentlichte die Weltgesundheitsorganisation (WHO) einen Bericht, der den steigenden Verzehr industriell verarbeiteter Lebensmittel, tierischer Erzeugnisse (Fleisch und Milchprodukte) und Fette als Grund für die globale Zunahme an Übergewichtigen, Diabetikern und Herzkranken verantwortlich machte. Der Bericht sagte vorher, dass 2020 ein Drittel der weltweiten Erkrankungen chronische, nichtübertragbare Krankheiten sein würden, die meisten mit großer Wahrscheinlichkeit ernährungsbedingt.[20]

Unsere Unfähigkeit, auf die bekannten Fakten zu reagieren, hat zur größten Gesundheitskrise der Menschheit geführt. Weltweit sind 1,1 Milliarden Menschen übergewichtig und 213 Millionen adipös. 18 Millionen sterben jährlich an Herzerkrankungen, mehr als 197 Millionen haben Diabetes, und die Hälfte aller Menschen ernährt sich nach westlichem Vorbild und erkrankt an lebensbedrohlichen Krebsformen.[21]

Es leiden aber nicht nur die Kranken. Neben explodierenden Patientenzahlen erleben wir Umweltkatastrophen, die größtenteils ebenfalls mit unserer Vorliebe für Fleisch zusammenhängen. Wie wir in Kapitel 6 sehen werden, ist die Viehzucht einer der drei Hauptfaktoren für unsere heutigen Umweltprobleme wie den Klimawandel.[22]

Sie werden immer wieder feststellen, dass wir durch eine gesunde, stärkebasierte Ernährung nicht nur unserem Körper etwas Gutes tun, sondern zu Veränderungen beitragen, die weit über das Essen auf unserem Teller hinausgehen. Ein allgemeines Umdenken könnte ein drastisches Schrumpfen der Pharma- und Medizinindustrie bedeuten, da Erkrankungen wie Übergewicht, Herzkrankheiten, Typ-2-Diabetes, Arthritis und Verdauungsstörungen vorgebeugt werden könnte.

Die *High-Carb-Diät* kann Ihnen helfen, Gewicht zu verlieren, Ihr Wohlbefinden zu steigern und – ohne zusätzlichen Aufwand – durch Reduzierung der globalen Erwärmung zu einem gesünderen und für kommende Generationen nachhaltigeren Planeten beizutragen. Finden Sie heraus, ob die Stärke-Diät das hält, was sie verspricht, und probieren Sie sie aus.

Kapitel 2

Passionierte Stärke-Anhänger sind gesund und schön

Meine Frau Mary und ich saßen im Restaurant Guayamas im kalifornischen Tiburon direkt nördlich der Golden Gate Bridge an einem Tisch in der Bucht und genossen gedämpfte Mais-Tamales mit schwarzen Bohnen. Am Nachbartisch saßen drei elegant gekleidete Damen mit üppigen Figuren. Während wir aßen, sah ich, wie beschwerlich der Weg zum WC und zurück für alle drei war.

Ich sah Mary an und dachte: »Diese Frauen sind mindestens zehn Jahre jünger als meine Frau, und sie alle haben körperliche Beschwerden.« Was haben sie davon? Nur wegen dem Essen? Als die Meeresbrise das fettige Fischaroma ihrer frittierten Muscheln und Garnelen zu uns herüberwehte, musste ich daran denken, wie sehr ihnen die McDougall-Diät das Leben erleichtern könnte. In diesem Moment wünschte ich mir, ich hätte ihnen meine Visitenkarte oder ein Exemplar meines Buchs überreichen können, ohne sie zu brüskieren.

Wo sind all die hübschen Frauen und die gut aussehenden Männer hin? Die Menschen geben Tausende Dollar für Kleidung, Autos, Make-up, Parfüm und Schönheits-OPs aus, nur um nach ihrem eigenen Empfinden besser auszusehen. Und doch opfern sie ihre Gesundheit für ungesundes Essen, für das sie eine Vorliebe entwickelt haben. Dabei weigern sie sich, der Tatsache ins Auge zu sehen, dass dieses Essen sie in ganz ähnlicher Weise abhängig und krank macht wie Zigaretten, Alkohol oder Rauschgift. Viel zu wenige wissen, dass sie Gesundheit und Schönheit auch umsonst haben können.

Die Wahrheit ist simpel und leicht zu verstehen

Den meisten Menschen wurde eingebläut: »Iss keine Stärke, denn Stärke wird in Zucker umgewandelt, der wiederum in Fett, und davon wird man dick.« Wenn das wahr wäre, müssten 1,73 Milliarden Asiaten, die sich auf Basis von Reis ernähren, übergewichtig sein. Dann müssten Menschen, die aus Japan oder von den Philippinen in den Westen übersiedeln und mehr Fleisch essen, gesünder und schlanker werden. Aber das genaue Gegenteil ist der Fall.[1]

Kartoffeln machen dick, oder? Warum waren die Bewohner Perus, die wir auf der McDougall-Adventure-Reise trafen und die sich vorwiegend von Kartoffeln ernähren, so schlank und stark? Auf der Suche nach den am jugendlichsten aussehenden, gesündesten und schlanksten Menschen wird man schnell in der Bevölkerung Japans, Chinas, Koreas, Thailands, Indonesiens und der Philippinen fündig.[2] Die Menschen dort ernähren sich hauptsächlich von Reis und Gemüse. In Mexiko trafen wir auf dem Land Menschen, die sich von Mais, Bohnen und Kürbis ernährten. Niemand dort war übergewichtig oder auf Diät. Im Inland Papua-Neuguineas ernähren sich Männer, Frauen und Kinder fast ausschließlich von Süßkartoffeln. Sie brauchen keine Diät-Programme, um schlank zu bleiben. In den ländlichen Gegenden Afrikas bilden stärkehaltige Nahrungsmittel wie Yamswurzeln, Maniok, Hirse und Bohnen die Grundlage der Ernährung. Weltweit sind die Völker, die sich vorwiegend von Stärke ernähren, die schlanksten und fittesten. Forscht man weiter, stößt man auf die Tatsache, dass Diabetes, Arthritis, Gallenblasenentzündungen, Verstopfung, Verdauungsstörungen, Multiple Sklerose, Herzerkrankungen und Brust-, Prostata- und Darmkrebs dort eher selten sind. Die Ernährungsweisen dort konzentrieren sich auf große Stärkemengen, und sie sind gesund.

Stärke macht fit

Unser Stoffwechsel ist genetisch darauf ausgelegt, Stärke effizient zu nutzen. Weder Willenskraft, noch Diäten oder Wunschdenken werden an diesem Fakt etwas ändern. Der einfachste Weg zu Gesundheit und gutem Aussehen ist, die Nahrung zu essen, für die wir gemacht sind. Es gibt noch weitere Vorteile.

Stärke macht satt: Unser Hungertrieb hält uns am Leben. Man kann ihn nicht betrügen, indem man vom Tisch aufsteht, die Gabel zwischen den Bissen weglegt, kleine Portionen isst oder Kalorien zählt. Wir können uns das mit Hunger verbundene Unbehagen nicht abgewöhnen, egal, wie lange wir es auch versuchen mögen.

Was wir aber kontrollieren können, sind die Lebensmittel, die wir zu uns nehmen. Fleisch, Milchprodukte, tierische Fette und Pflanzenöle führen zu Gewichtszunahme und Krankheit. Stärke, Gemüse und Obst halten uns schlank, fit und gesund.

Sie kennen vermutlich die Aussage, eine Kalorie sei nun mal eine Kalorie in Bezug auf unser Körpergewicht. Das ist nicht wahr, besonders wenn es um Sättigungsgefühl und um Fettpolster geht. Drei verschiedene Nahrungsbestandteile versorgen uns mit dem Treibstoff, den wir Kalorien nennen: Proteine, Fette und Kohlenhydrate. Stärkereiche Nahrungsmittel wie Mais, Bohnen, Kartoffeln und Reis sind reich an Kohlenhydraten und Ballaststoffen, aber fettarm.

Um unseren Hunger zu stillen, müssen wir zunächst unseren Magen füllen. Im Gegensatz zu Käse (4 Kalorien pro Gramm), Fleisch (4 Kalorien pro Gramm) und Ölen (9 Kalorien pro Gramm) liefert Stärke nur etwa 1 Kalorie pro Gramm. Sie liefert uns also Energie mit nur einem Viertel der Kalorien von Käse und Fleisch oder einem Neuntel der Kalorien aus Öl. Außerdem ist Stärke sehr sättigend. Studien zum Sättigungsgefühl von Lebensmitteln zeigen, dass Kohlenhydrate wesentlich länger satt machen als Fette. Wer also Stärke isst, fühlt sich lange Zeit satt, während wir nach einer fettigen, öligen Mahlzeit schon bald wieder Hunger verspüren und wieder essen wollen.[3–5]

Bevor ich verstand, wie wichtig eine stärkebasierte Ernährung ist, bestanden meine Mahlzeiten aus rotem Fleisch (keine Kohlenhydrate), Hühnchen (keine Kohlenhydrate), Fisch (keine Kohlenhydrate), Käse (2 Prozent Kohlenhydrate) sowie tierischen und pflanzlichen Fetten (keine Kohlenhydrate). Bei solchen Mahlzeiten hatte ich auch nach einem vollen Teller noch Heißhunger. Nach dem zweiten Teller fühlte ich mich körperlich voll, wollte aber immer noch mehr. Nach einem dritten Teller kohlenhydratarmer Kost gab mein Körper endlich das Stoppsignal: Ich fühlte mich vollgestopft und hatte Schmerzen. Dennoch erinnere ich mich, dass ich oft dachte: »Wenn ich noch Platz hätte, würde ich noch ein Kotelett nachlegen, so hungrig bin ich.« Eine Zeit lang dachte ich, ich wäre süchtig nach Essen. Ich hatte schließlich extrem viel gegessen und war immer noch nicht befriedigt. Erst als ich anfing, ausreichende Mengen sättigender Kohlenhydrate zu mir zu nehmen, erkannte ich, dass ich von meiner »Sucht«, die allgemein als »Zwanghaftes Essen« bezeichnet wird, durch diese einfache Ernährungsumstellung völlig geheilt war.

Zu viel Stärke bedeutet nicht mehr Körperfett: Allgemein heißt es, der aus Stärke gewonnene Zucker würde schnell in Fett umgewandelt, das sich dann an Bauch, Hüften und Po anlagert. Wer die Forschungsberichte liest, wird aber feststellen, dass Wissenschaftler diesen Irrglauben einhellig für falsch halten![6–14] Nach dem Verzehr von komplexen Kohlenhydraten spaltet unser Körper diese in Einfachzucker auf. Sie werden vom Blut absorbiert und beliefern so Billiarden von Körperzellen mit Energie. Wenn wir mehr Kohlenhydrate essen, als unser Körper benötigt, speichert er bis zu 2 Pfund Glykogen unsichtbar in Muskeln und Leber. Wenn wir über unseren täglichen Bedarf und über unsere Speicherkapazität (in Glykogen) hinaus Kohlenhydrate zu uns nehmen, verbrennt unser Körper den Überschuss als Körperwärme bei ganz normalen körperlichen Aktivitäten wie Gehen, Tippen, Gartenarbeit oder Herumzappeln.[10,14,15]

Die Umwandlung von Zucker in Fett wird auch *De-novo-Lipogenese* genannt. Schweine und Kühe nutzen diesen Prozess, um Kohlenhydrate aus Getreiden und Gräsern in kalorienreiche Fette umzuwandeln.[6] Daher ist ihr Fleisch so beliebt. Auch Bienen wandeln Honig (einfache Kohlenhydrate) in Wachs (Fettsäuren und Alkohol) um.

Wir Menschen können Kohlenhydrate nur sehr schwer in Fett umwandeln. Unter normalen Bedingungen tut unser Körper es sogar gar nicht.[6–15] Im Labor haben Menschen, die große Mengen an Einfachzucker zu sich genommen haben, allerdings einen kleinen Teil der Kohlenhydrate auch in Fett verwandelt. Bei einer Studie, bei der schlanke wie adipöse Frauen täglich 50 Prozent mehr Kalorien zu sich nahmen und dazu noch 90 Gramm raffinierten Zucker, produzierten diese täglich weniger als 4 Gramm Fett.[11] Das sind nur 36 zusätzliche Kalorien, die als Fett eingelagert werden. Man müsste sich also fast vier Monate lang mit Zucker und 50 Prozent mehr Kalorien vollstopfen, um knapp 1 Pfund Körpergewicht zuzulegen.

Die Warnung, Kohlenhydrate würden in Körperfett verwandelt, ist schlichtweg falsch. Selbst erhebliche Mengen an raffinierten und verarbeiteten Kohlenhydraten führen nur zu einer belanglosen Menge an Körperfett.[6–15] Bei tierischen und pflanzlichen Fetten ist dies allerdings anders. Kreuzfahrtpassagiere nehmen auf einer 7-tägigen Reise aufgrund reichlich mit Fleisch, Käse, öligem Gemüse und fettreichen Desserts beladenen Büfetts im Durchschnitt 3,5 Kilogramm zu. Man kann es nicht oft genug sagen: Das Fett, das wir essen, tragen wir mit uns herum.

Fett ist die Stoffwechselreserve für magere Zeiten: Nach dem Verzehr von Milchprodukten, Fleisch, Nüssen, Ölen und anderen fettreichen Speisen wird das Fett über den Darm in den Blutkreislauf abgegeben. Über diesen gelangt es zu den Fettzellen und wird dort gespeichert. Dieser Prozess, also die Umwandlung vom Fett auf dem Löffel in Körperfett, verbrennt nur 3 Prozent der konsumierten Kalorien.[12] Die Umwandlung geschieht mühelos nach jeder fettigen Mahlzeit. Wer sein Körperfett chemisch untersuchen lässt, wird dort die Fette finden, die er häufig konsumiert.[16–19] Margarine und ungehärtete Pflanzenfette sorgen für große Mengen an Transfetten im Fettspeicher des Körpers. Bei häufigem Verzehr von Meeresfisch zeigt sich ein hoher Anteil an Omega-3-Fettsäuren. Der Spruch »Das landet direkt auf den Hüften« umschreibt die westliche Ernährung genau. Stärke enthält nur wenig Fett, das wir einlagern könnten.

Stärke lässt uns vor Lebenskraft sprühen: Jedes Jahr nehmen Millionen von Menschen ab, ohne ihre Gesundheit zu verbessern. Tatsächlich werden viele von Diäten krank. Eines der besten Beispiele sind die früher so beliebten, proteinreichen Diäten nach dem Vorbild von Atkins. Sie basieren auf extremem Kohlenhydratverzicht, was zu Erkrankungen führt (die häufig mit Ketose, einer Stoffwechselstörung, enden). Wenn Menschen krank werden, verlieren sie Appetit und Gewicht. Diese Methode, Gewicht zu verlieren, entspricht dem Gewichtsverlust von Patienten durch die Medikamente während einer Chemotherapie.[20] Menschen wirken und verhalten sich bei einer kohlenhydratarmen Ernährung ungesund.

Bei kohlenhydratreicher Kost hingegen strahlen sie vor Lebenskraft und verlieren überschüssiges Körperfett. Ausdauerathleten profitieren von »Carbo loading« (großen Kohlenhydratmengen vor dem Wettkampf). Eine stärkebasierte Ernährung verbessert zudem die Blutversorgung. Die Haut bekommt einen rosigen Glanz. Ölige Haut, Mitesser und Akne sind passé. Durch Gewichtsverlust und deutliche Linderung von Arthritisbeschwerden fühlen sich Menschen energiegeladen, vital und jünger.

Sehr geehrter Dr. McDougall,

als ich mit meinem Nachbarn sprach, fiel ihm auf, dass ich abgenommen habe. Ich kann meinen Mantel wieder zuknöpfen! Er meinte, ich sähe großartig aus, sollte so weiter machen und die Finger von Kartoffelpüree lassen. Wir haben beide tolle Kartoffelpüree-Rezepte. Natürlich habe ich ihm nicht widersprochen, aber Kartoffelpüree mit Gemüse sind an vielen Tagen meine Hauptmahlzeit. Es gibt so viele Missverständnisse über Stärke. Kein Wunder, dass die Menschen dick sind und Diäten versagen.

Nach ein paar Wochen mit Ihrer Ernährungsform stellte ich fest, dass mein Heißhunger auf Fleisch, Milchprodukte und Öle verschwunden war. Ich bin von Kaffee mit Sahne und Honig auf heißes Zitronenwasser umgestiegen. Meine Fressgelüste sind wie weggeblasen. Ich hatte letzte Woche ein paar sehr stressige Tage, aber statt mich zur Beruhigung vollzustopfen, habe ich einfach Kartoffelpüree mit Brokkoli, Spinat und Mais gegessen. Das ist meine Leibspeise und zudem äußerst sättigend – mehr brauchte ich nicht. Kein Stress mehr mit dem Essen. Welch großartiger Ernährungsplan.

Mit freundlichen Grüßen,
Suzanne Browne

Das Stärke-Experiment

In den 1970er-Jahren führten Forscher des Human Nutrition Department an meiner Heimatuniversität, der Michigan State University, ein Experiment durch. Sie baten 16 leicht übergewichtige männliche Collegestudenten 8 Wochen lang täglich entweder 12 Scheiben Weißbrot (70 Kilokalorien pro Scheibe) oder Vollkornbrot (50 Kilokalorien pro Scheibe) zusätzlich zu essen. Das Brot zeigte Wirkung: Es zügelte offenbar den Appetit und schmolz den Hüftspeck, der sich durch den Verzehr von Fleisch, Milchprodukten und Pflanzenölen angesammelt hatte. Ohne bewusst darauf zu achten, verloren die Studenten Gewicht. Auch ihr allgemeiner Gesundheitszustand verbesserte sich, und ihr Cholesterinwert sank um 60 mg/dl auf 80 mg/dl.

Wenn Sie zu den wenigen Menschen gehören, die noch nicht von der Kraft der Stärke überzeugt sind, dann probieren Sie folgendes Experiment: Essen Sie einfach mehr Stärke, ohne etwas anderes bei Ihrer Ernährung wegzulassen. Wählen Sie eines oder eine Mischung aus den folgenden Lebensmitteln:

750 g gekochter Reis
400 g gekochte Maiskörner
4 Kartoffeln, gekocht und zerstampft
700 g gekochte Bohnen, Linsen oder Erbsen
400 g gekochte Spaghetti
12 Scheiben Vollkornbrot

Verteilen Sie diese 600 bis 900 Kilokalorien in Form von Getreide, Hülsenfrüchten oder stärkehaltigem Gemüse zusätzlich über den Tag und essen Sie sie zu Ihren anderen Mahlzeiten. So werden Sie die gleichen erstaunlichen Auswirkungen erfahren wie die Collegestudenten.

McDougall-Star

Cloudy Rockwell, Leiterin Finanzen und Verwaltung, Palmer, Alaska, USA

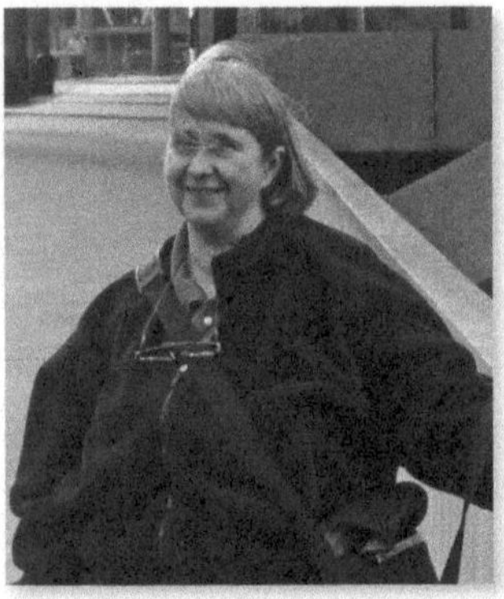

Ich bin schon immer schwergewichtig gewesen, aber bevor ich mit dieser Ernährungsform begann, war mir nicht klar, dass ich fast mein gesamtes Erwachsenenleben adipös war. Ich war zweimal bei Weight Watchers, habe Mitte der 1980er-Jahre die Fit-for-Life-Diät gemacht und die South-Beach-Diät und viele andere ausprobiert. Ich habe nie viel Gewicht verloren, auch wenn ich mich streng an die Diäten hielt. Hinterher nahm ich alles schnell wieder zu. Dieses Scheitern passt nicht zu mir! Ich bin eine intelligente, gebildete Frau, was stimmt nicht mit mir?

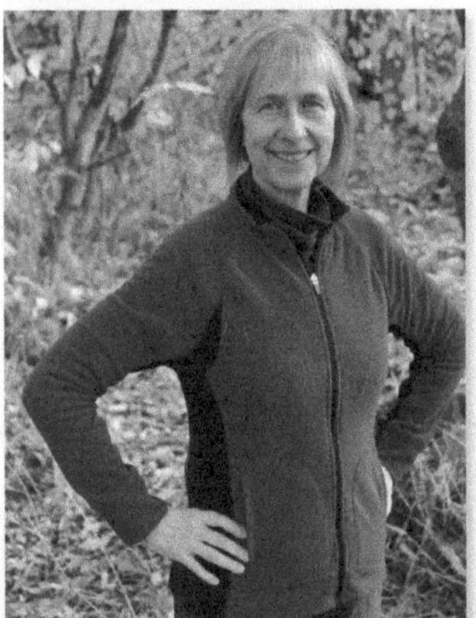

Ende 2009 wurde ich 60 und bekam nun die Auswirkungen meiner 45 Kilogramm Übergewicht bei 1,60 Meter Körpergröße deutlich zu spüren. Meine rechte Hüfte und mein rechtes Knie verursachten mir immer wieder Schmerzen. Ich konnte mich beim Putzen nicht mehr bücken, und das Bett neu zu beziehen wurde zur Qual. Als meine Kinder an Weihnachten nach Hause kamen, konnte ich das Haus nicht richtig sauber machen.

Dann stieß ich im Internet auf einen Erfahrungsbericht zu Dr. McDougall. Bei meiner ersten Einkaufstour für das Programm hatte ich starke Schmerzen – Grund genug, um sofort zu beginnen. Beim ersten Bissen

braunem Reis stiegen mir dann Tränen in die Augen! Nachdem ich 5 Jahre lang auf Kohlenhydrate verzichtet hatte, war es, als hätte ich einen alten Freund wiedergefunden! Die stärkereiche Ernährung ist sättigend und befriedigend, Einkauf und Menüplanung sind einfach.
Zwei Strategien fand ich besonders hilfreich. Die erste war, immer vorbereitet zu sein. Jedes Wochenende machte ich einen Speiseplan, für den ich einkaufte und kochte Mittag- und Abendessen für die ganze Woche. Damit bekämpfte ich mein »Ich-Ärmste-Syndrom« – das Gefühl, Hunger zu haben, aber zu wissen, dass es noch dauert, bis ich eine Mahlzeit bekomme, und deshalb einfach esse, was gerade zur Hand ist. Stattdessen entwickelte ich das »Genug-Syndrom« – ich habe genug gegessen, und das Essen zuhause ist schon vorbereitet. Zweitens entwickelte ich eine andere Haltung gegenüber Lebensmitteln, die nicht auf meinem Speiseplan standen. Ich sagte mir: »Das ist kein Essen.« Die Schokolade im Büro, der Käse zu Hause in der Schublade, die gebratenen Calamari auf dem Tisch im Restaurant waren für mich – genau wie die Tischdecke oder die Kerzen – kein Essen mehr. Ich wusste, was ich essen würde, und es wartete auf mich. Warum sollte ich in der Zwischenzeit eine Kerze knabbern?
Innerhalb eines Monats wurden die Schmerzen in Hüfte und Knie schwächer. Heute wiege ich rund 59 Kilogramm und habe mehr als 42 Kilogramm abgenommen. Dafür habe ich etwa 18 Monate gebraucht, das ist über ein halbes Kilogramm pro Woche. Ich bin von Größe 56 auf Größe 32 herunter (zugegeben, nicht bei Levis-Jeans)! Früher trug ich XXXL, heute kaufe ich Kleidung in XS. Am teuersten in dieser Zeit war es, neue Kleider zu kaufen.
Ich habe mich von jemandem, der sich einredete, recht gesund zu sein, weil er wenig Grund hatte, zum Arzt zu gehen, und so die eigene Fettleibigkeit verdrängte, in eine wirklich gesunde und vitale Person verwandelt. Ich kann meiner kleinen Enkeltochter mit dem Smartphone hinterherkrabbeln, um Fotos zu machen, und einfach wieder aufstehen. Meine Cholesterin- und Blutzuckerwerte sind normal. Ich kann 20 Minuten ohne Probleme joggen. Aus einer vorzeitig gealterten Frau ist jemand geworden, der sich auf die Zukunft freut.

Gesundheit ist attraktiv

Ich bin von meinem Vater aufgeklärt worden. Wir hatten ein enges Verhältnis und sprachen offen miteinander. Als wir eine belebte Straße entlanggingen, bemerkte er, dass ich mich nach vielen jungen Frauen umsah und sagte. »Der Grund, warum du einige dieser Mädchen besonders attraktiv findest, ist, dass sie gesund aussehen.« Meine hormongesteuerte Antwort war: »Das ist nicht gerade das Erste, worauf ich achte, Paps.«
Ich habe viele Jahre gebraucht, um zu erkennen, dass er recht hatte. Gesundheit ist von Natur aus attraktiv, denn sie dient dem Erhalt der Spezies. Wir fühlen uns sexuell zu gesunden Menschen hingezogen, da wir uns mit ihnen paaren, mit ihnen unsere Gene teilen wollen. Dieses natürliche Verhalten erhöht die Chance auf gesunde Nachkommen.
Übergewicht oder Fettleibigkeit sind ein offenkundiges Zeichen für falsche Ernährung und schlechte Gesundheit. Jugend wird mit Gesundheit assoziiert – daher empfinden wir junge Menschen als attraktiv. Wenn wir älter werden, lassen Gesundheit und Aussehen nach. Ein Vorteil einer stärkereichen Ernährung ist, dass sie uns hilft, würdevoll zu altern und den Lebensfunken zu bewahren.
Auch in allgemeinen zwischenmenschlichen Beziehungen wirkt Gesundheit anziehend. Früher war die Dorfgemeinschaft im Überlebenskampf von der Kraft ihrer einzelnen Mitglieder abhängig. Fitte, gesunde Menschen konnten jagen, sammeln und ihre Gemeinschaft verteidigen. Die Kranken waren eine Belastung und wurden häufig ausgestoßen.
Dieses Prinzip lässt sich auch auf die heutige Berufswelt übertragen. Gesundes Aussehen bedeutet, dass man wahrscheinlich mehr zum Wohl des Unternehmens beitragen kann. Kräftige Angestellte arbeiten härter, länger, taktisch geschickter und effizienter – sie sind wertvolle Mitarbeiter. Gesundheit sorgt also für eine Ausstrahlung, die sich in besseren Erfolgschancen niederschlägt. Die *High-Carb-Diät* bietet Ihnen die Chance, gesund und attraktiv zu sein.

Genussmenschen können nicht Maß halten

Meine Urgroßmutter Laura Bristow wurde mit einer »ausgewogenen Ernährung« 106 Jahre alt. Ich erinnere mich, dass sie, als ich klein war, sagte: »Johnny, du isst zu viel Fleisch. Das macht dich krank.«
Jahre später, als ich 31 war und fast völlig auf Fleisch verzichtete, war sie 102 und bat mich, sie zu McDonalds zu fahren und ihr einen Hamburger zu kaufen – einen dünnen Fladen aus Rinderhack mit zwei Scheiben Gurke, je einem Klecks Senf und Ketchup, und das zwischen zwei pappigen Brötchenhälften. Sie schnitt den Hamburger in vier Viertel, hielt mir eines vors Gesicht und sagte: »Wenn du ein wenig mehr Fleisch äßest, wärst du gesünder.« Sie aß zwei der Viertel und hob sich den Rest für später auf. Meine Urgroßmutter aß traditionelles amerikanisches Essen in winzigen Portionen, trank jeden Morgen eine Vierteltasse verdünnten Kaffee und an Feiertagen ein kleines Glas Rotwein. Im Gegensatz zu mir war sie maßvoll bis in die Fingerspitzen.
Ich bin kein zurückhaltender Mensch, genau wie die meisten meiner Patienten. Als ich jung war, startete ich mit einigen Tassen starkem Kaffee in den Tag. Ich ging zu All-You-Can-Eat-Büffets, aß Fast Food und rauchte zwei Päckchen Zigaretten am Tag. Abends entspannte ich mich gerne bei einem oder zwei Whiskeys. Dafür habe ich einen hohen Preis bezahlt. Ich hatte einen Cholesterinwert von 335 mg/dl (Milligramm pro Deziliter), 23 Kilogramm zu viel Körperfett, eine große Unterleibsoperation und einen lähmenden Schlaganfall – und das alles, bevor ich überhaupt 25 war.
Ich weiß, dass nicht alle Menschen so exzessiv leben wie ich. Aber die meisten Menschen gestehen sich zumindest einen dieser übermäßigen Genüsse zu, und das ist häufig reichhaltiges Essen. Für Genussmenschen wie uns enden Versuche, Maß zu halten, meist erfolglos.
Der Leitsatz »Alles in Maßen« wird bis heute gepredigt. Er hat früher schon nicht funktioniert und funktioniert für die meisten auch heute nicht. Oder haben Sie schon einmal einen Raucher getroffen, der durch weniger rauchen aufgehört hat, oder einen Alkoholiker, der mit nur einem Drink am Tag oder durch den Wechsel zu Bier trocken geworden ist? Wir Menschen im Westen sind süchtig nach Steaks, Käse und Pasteten.

Uns mit Miniportionen unserer größten Laster zu verlocken, ist keine Lösung. Kleine Portionen Hähnchen, Bratensauce, Kekse oder Eis sind für die meisten Folter – und einer der Hauptgründe, warum Diäten scheitern. Die erschreckende Erkenntnis, dass fast alle Bewohner der westlichen Welt übergewichtig sind und/oder an lebensverkürzenden Krankheiten leiden, sollte Mediziner eigentlich in Aufruhr versetzen. Sie müssten nach einem Ende dieser sinnlosen Leiden verlangen, koste es, was es wolle. Stattdessen scheint unser angestammtes Recht auf reichhaltiges Essen den Verlust des Vaters oder Ehemanns durch Herzinfarkt, das Erkranken der Mutter an Brustkrebs oder das Erblinden eines Freundes durch Diabetes zu akzeptablen Konsequenzen zu machen. Um diese ernährungsbedingten Tragödien zu mildern, rät man uns, etwas weniger davon zu essen.

Mein ganzes Leben lang war ich stets mit voller Begeisterung bei der Sache, ob in der Schule, bei Hobbys, im Sport. So bin ich nun mal, und es ist sogar wissenschaftlich belegt, dass unsere Charaktereigenschaften – wie unsere Haarfarbe – genetisch festgelegt sind.[21,22] Die Erfahrungen meiner Kindheit haben meine Überschwänglichkeit gefördert. Selbst wenn ich wollte, aus mir wird kein maßvoller Mensch mehr. Aber ich liebe das Leben und möchte nicht, dass mich meine Überschwänglichkeit umbringt – wie sie es in jungen Jahren schon einmal fast getan hätte. Deshalb habe ich nach einer wirkungsvollen Lösung gesucht.

Heute versuche ich, all diese überschüssige Energie eher positiv für mich als destruktiv gegen mich einzusetzen. Ich habe gelernt, gesundes Essen zu genießen, und esse mittlerweile ohne jedes Schuldgefühl. Windsurfen ist eine meiner Leidenschaften, und ich liebe es, meinen Enkel bei langen Spaziergängen Huckepack zu tragen. Mein Lieblingsgetränk ist Mineralwasser – und ich trinke viel davon. Mit anderen Worten: Ich koste mein Leben in vollen Zügen aus.

Genuss und Gesundheit müssen sich nicht ausschließen, solange man sich die Zeit nimmt, zu lernen, welche Genüsse gesund und welche ungesund sind. Der irische Schriftsteller Oscar Wilde hat einmal gesagt: »Zurückhaltung ist tödlich. Nichts ist so erfolgreich wie das Übermaß.« Ich möchte Sie ermutigen, sich diese Worte zu Herzen zu nehmen und das Leben mit Begeisterung und gesundheitsförderndem Verhalten zu genießen.

Kapitel 3

Die fünf schlimmsten Gifte in tierischer Nahrung

Die Vorteile der stärkebasierten Ernährung gehen weit über reine Gewichtskontrolle und besseres Aussehen hinaus. Wer stärkereiche statt tierischer Lebensmittel zu sich nimmt, schützt sich vor einer Vielzahl von Krankheiten und körperlichen Schädigungen, die mit der typischen westlichen Ernährung verbunden sind. Wenn meine Aussagen über die Gefahren unserer Ernährung dramatisch klingen, dann nur, weil ich sie als Arzt absolut ernst meine. Das, was uns allgemein als ausgewogene, gesunde Ernährung verkauft wird – auch von den Experten des amerikanischen Landwirtschaftsministeriums USDA (United States Department of Agriculture) – ist in der Tat Gift für uns Menschen.

Wenn ein Lebensmittel schädlich ist, denken wir, es müsste uns direkt nach dem Verzehr schlecht gehen. Wir alle haben schon als Kind die Erfahrung gemacht, dass es keine gute Idee ist, sich auf der Kirmes den Bauch mit Würstchen und Zuckerwatte vollzuschlagen und dann Achterbahn zu fahren. Wer viel reist, hat meistens auch Mittel gegen Durchfall und Erbrechen in seiner Reiseapotheke. Wer aufmerksam die Nachrichten verfolgt, meidet bestimmte Lebensmittel, die wegen Verunreinigung mit E.coli-Bakterien, Listerien oder Salmonellen zurückgerufen werden. Den wenigsten ist aber bewusst, dass viele Lebensmittel, die wir essen und von denen uns nicht plötzlich schlecht wird, auf lange Sicht noch viel schädlicher sein können. Fleisch, Geflügel, Fisch, Meeresfrüchte, Milch und Eier sind langsamer wirkende Gifte, aber sie sind genauso gefährlich wie die, auf die unser Körper sofort reagiert. (Gifte sind per

Definition Stoffe, die – vor allem durch chemische Prozesse – zu Beschwerden, Krankheiten oder zum Tod führen.) Lebensmittel geraten selten unter Verdacht, wenn jemand zeitverzögert an Herzproblemen, Krebs oder Gelenksentzündungen erkrankt. Da zwischen dem Auftreten der Symptome und dem Verzehr der schädlichen Lebensmittel bis zu vier Jahrzehnte liegen können, denken die meisten, diese Nahrungsmittel seien sicher. In der Tat führt das in ihnen enthaltene Überangebot an Proteinen, Fetten, Cholesterin, Methionin (einer schwefelhaltigen Aminosäure) und Lebensmittelsäuren vom allerersten Bissen an ins Verderben.

Ursache und Wirkung

Was wäre, wenn wir die Folgen unserer Essenswahl sofort spüren würden? Wenn Spiegeleier zu heftigen Bauchschmerzen führten, dem Rippchen sofort ein Schlaganfall folgte oder eine Woche nach dem gegrillten Käsesandwich ein dicker Tumor auftauchen würde? Würden wir diese Lebensmittel weiter essen? Wahrscheinlich nicht. Wenn die Folgen so schnell auftreten würden, dass wir sie direkt mit unserer Nahrung in Verbindung bringen könnten, würden die meisten das große Risiko tierischer Nahrungsmittel erkennen. Da die Folgen aber nicht sofort auftreten, sehen wir uns ein wenig genauer an, was diese Lebensmittel bei uns bewirken.

Was wir essen, haben wir genauso in der Hand, wie andere Entscheidungen. Müssten wir nach einer Zigarette direkt eine Woche ans Beatmungsgerät, oder fielen wir nach einer Flasche Gin mit Leberzirrhose ins Koma, würden wohl nur wenige zu diesen Giften greifen. Wir tun es aber, und das obwohl diese Gifte einige unangenehme direkte Wirkungen haben. Aber der momentan empfundene Genuss siegt über die späteren Folgeschäden. Es gibt aber einen fundamentalen Unterschied zwischen den Gefahren durch tierische Nahrungsmittel und denen durch Zigaretten oder Alkohol. Bei Zigaretten und Alkohol sind die Gefahren allgemein bekannt. Wir kennen die Fakten.

Fleisch, Geflügel, Fisch, Meeresfrüchte, Käse, Milch und Eier werden aber als geeignete und sogar als wichtige Bestandteile einer gesunden Ernährung gehandelt. Viele Menschen essen diese riskanten Nahrungsmittel im guten Glauben, sie seien nahrhaft und gesund. Die meisten wissen, dass zu viel Fett, Cholesterin und Kalorien zu ernährungsbedingten Erkrankungen führen können, das hält sie aber nicht vom Verzehr dieser Nahrungsmittel ab. Manche Menschen essen sie nur noch zu besonderen Anlässen oder greifen auf »abgespeckte« Versionen ihrer Lieblingsspeisen zurück. Die inhärenten Gefahren, die mit dem Verzehr dieser Nahrungsmittel verbunden sind, erkennen wir schlicht deshalb nicht, da uns niemand wirklich davor warnt. Ärzte, Ernährungsberater und die Werbung der Lebensmittelindustrie leiten uns fehl. Es ist kein bewusster Versuch, uns zu schädigen, es ist schlicht »das Geschäft«.

Den Kunden ablenken und dann langsam umbringen

Lebensmittelkonzerne nutzen »Alleinstellungsmerkmale«, um ihre Produkte zu bewerben. Egal ob Fleisch, Käse, Eier oder Huhn – jede Branche positioniert ihr Produkt, indem sie Eigenschaften unterstreicht, die wir mit dem Produkt assoziieren sollen. Diese Art der Werbung hat uns überzeugt, dass das Kalzium in Milch und Käse unsere Knochen stärkt. Rindfleisch liefert uns Eisen, und Huhn ist eine ausgezeichnete Proteinquelle. Fisch bietet uns Omega-3-Fettsäuren für die Nerven. Zumindest ist es das, was die Industrie uns vermittelt. Aber entsprechen all diese angepriesenen Vorzüge auch den Tatsachen? Erzählt man uns die ganze Wahrheit?

Die Marketingstrategen der Fleisch- und Käseindustrie haben uns überzeugt, dass Kalzium, Eisen und Proteine lebenswichtige Nährstoffe sind, die wir in großen Mengen benötigen. Im Essen und als Nahrungsergänzungsmittel sollen sie Mangelerscheinungen verhindern. Diese Nährstoffe sind in der Tat lebensnotwendig. Was das Marketing der Lebensmittel- und Pharmaindustrie uns aber verschweigt, ist, dass Erkrankungen aufgrund von Mangel an diesen Nährstoffen heute praktisch unbekannt sind.

McDougall-Star

Jeff Armstrong, Grundschullehrer, Sacramento, Kalifornien, USA

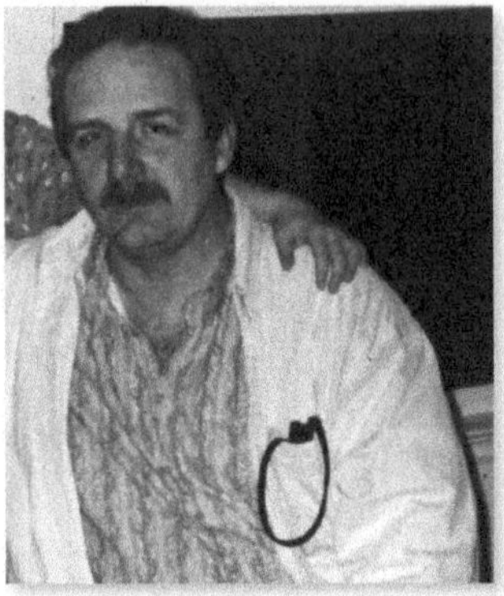

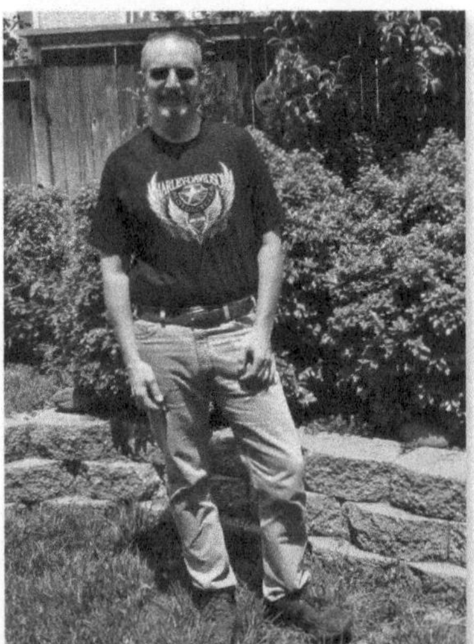

Ich bin in den 1950er- und 1960er-Jahren aufgewachsen, als Fleisch preiswert war. Ende der 1960er-Jahre war es so billig, dass meine Mutter zwei- bis dreimal die Woche Steak zubereitete – es war einfach und schnell. Bis ich 19 war, behielt ich eine halbwegs passable Figur. Ich war nie wirklich sportlich, aber ab dem 19. Lebensjahr legte ich Pfund um Pfund zu. Aus gepflegten 86 Kilogramm bei 1,94 Meter Körpergröße wurden 100 Kilogramm und dann 110 Kilogramm. Ich bekam Angst und probierte die Atkins-Diät. Innerhalb weniger Monate mit einem Pfund Bacon zum Frühstück und mittags und abends Burger ohne Brötchen war ich tatsächlich 16 Kilogramm los. Es war ein Wunder. Nur hatte das Wunder einen Preis. Meine Haut war fettig, ich hatte Schlafprobleme, war den ganzen Tag nervös und bekam nach etwa drei Monaten Schmerzen im unteren Rücken. Nach einiger Zeit begriff ich, dass die Schmerzen von meinen überlasteten Nieren kamen. Kein Wunder. Also verabschiedete ich mich von Atkins, nahm innerhalb von sechs Monaten alles wieder zu und noch einmal 5 Kilogramm mehr. Nach mehreren weiteren erfolglosen Diätversuchen schickte mir meine Mutter Infomaterial zur McDougall-Diät.

Mein Geburtstag steht an, und da ist es mal wieder Zeit, Bilanz zu ziehen. Morgen werde ich 57, und es ist zehn Jahre her, dass ich die McDougall-Methode ausprobiert habe. Sie sagen, Sie nehmen Dank gerne an, also schreibe auch ich Ihnen, um Danke zu sagen. Dank Ihnen habe ich von 138 Kilogramm Maximalgewicht 54 Kilogramm abnehmen können und wiege heute weniger als in meiner Jugend. Mein Cholesterinwert ist von 271 auf 127 mg/dl gefallen (welchen Unterschied die Zahlenreihenfolge doch macht), meine Lieblingsjeans passt besser denn je, und dank Ihnen fühle ich mich endlich wohl in meinem Körper. Meine Arthritis ist verschwunden, meine Schlafapnoe Geschichte, ich spüre nichts mehr von meiner Laktoseintoleranz, mein Zwerchfellbruch hat sich erledigt, ich habe kein Vorhofflimmern mehr und selbst mein hartnäckiger Nagelpilz ist weg – haben Sie das schon mal gehört?
Meine Freunde und Kollegen sind sich weiter sicher, dass ich strengen Verzicht übe, aber das tue ich nicht. Ich bin mit der einfachen Ernährung aus Reis, Bohnen, Mais, Grüngemüse, Kartoffeln und anderen Gemüsen völlig glücklich und esse manche Kombinationen immer und immer wieder. Ich gehe jeden Tag sechseinhalb bis acht Kilometer mit dem Hund spazieren und freue mich drei- bis viermal die Woche aufs Fitnessstudio. Mein Hausarzt meint, er habe bisher nur drei oder vier Patienten gehabt, die das geschafft haben. Aber Sie und ich wissen, dass jeder das kann.
Als meine Frau schließlich überzeugt war und mit einstieg, nahm sie 18 Kilogramm ab. Sie fühlt sich nun um einiges wohler. Ihr Cholesterinwert ist um 80 Punkte gesunken, und sie geht inzwischen fünfmal die Woche ins Fitnessstudio. Sie hat an Ihrem 10-Tage-Programm in Santa Rosa und an Auffrischungskursen teilgenommen. Bei den vielen Fehlinformationen die wir zum Thema Ernährung hören, haben wir nun beschlossen, jedes Jahr mindestens zu einem McDougall-Wochenende zu kommen, um uns auf den neuesten Stand zu bringen und unsere Batterien aufzuladen.

Zudem deckt pflanzliche Nahrung unseren Bedarf an Kalzium, Eisen und Proteinen locker ab. Nichts deutet darauf hin, dass der hohe Gehalt bestimmter Nährstoffe in Fleisch, Geflügel, Milchprodukten oder Eiern irgendeinen Vorteil brächte. Vielmehr fehlt bei einem hohen Anteil eines Nährstoffs meist ein anderer. Milch und Käse sind eisenarm, Fleisch, Geflügel und Eier enthalten (außer in der Eierschale) praktisch kein Kalzium. Sie sind keine ausgewogenen Nahrungsmittel. Ihr Verzehr führt zu einem Überangebot an einem und einem Mangel an einem anderen Nährstoff. Die überschüssigen Nährstoffe stellen aber ein hohes Risiko dar.

In meinen 44 Jahren als praktizierender Arzt ist mir noch kein Patient begegnet, der von Kartoffeln, Süßkartoffeln, Mais, Reis, Bohnen, Obst oder Gemüse krank geworden wäre – außer nach dem Verzehr von verdorbener Ware oder bei einer seltenen Allergie oder Nahrungsmittelintoleranz.

Was ich jedoch täglich sehe, sind schwerste Erkrankungen, die vom Verzehr von tierischer Nahrung herrühren: Herzinfarkte, Schlaganfälle, Typ-2-Diabetes, Arthritis, Osteoporose und Krebs. Und dabei ist es ganz egal, ob die Lebensmittel industriell hergestellt sind, also stark verarbeitet und mit Zusätzen behandelt wurden,oder vom Biobauern oder aus dem eigenen Garten stammen. Alle tierische Nahrung macht in den Mengen, in der sie in der westlichen Welt verzehrt wird, krank, weil sie für den Menschen schlicht die falsche Nahrung ist.

Tierische Lebensmittel gleichen sich sehr

Alle tierischen Nahrungsmittel liefern praktisch dieselben Nährstoffe und haben in etwa denselben Einfluss auf die Gesundheit. Es ist egal, ob wir das Fleisch von Kuh, Schwein, Schaf, Lamm oder Huhn grillen, Eier vom Huhn oder Ente braten oder Milch von Kuh, Ziege oder Schaf trinken. Die Marketingexperten der Lebensmittelindustrie möchten uns zwar etwas anderes weismachen, Fakt ist aber, dass diese Nahrungsmittel vom Nährwert her fast identisch sind.

Wie wir wissen, besteht tierische Nahrung aus großen Mengen Proteinen, Fett und Cholesterin und enthält einen hohen Anteil der schwefelhaltigen Aminosäure Methionin und andere Säurebildner. Die Zusammensetzung bleibt gleich, ob wir nun eines dieser Nahrungsmittel essen oder sie mit anderen Lebensmitteln kombinieren.
Bis auf die Einfachzucker in Milch und Honig enthalten tierische Nahrungsmittel praktisch keine Kohlenhydrate und keinerlei Ballaststoffe.

Fünf wichtige Bestandteile in tierischer und pflanzlicher Nahrung

	Rindfleisch	Hühnerfleisch	Käse	Eier	Durchschnitt
Eiweiß	37	46	25	32	35
Fett	57	51	74	61	61
Cholesterin	32	36	26	272	92
Methionin	268	335	162	251	254
Säurelast	6,3	7,0	10	8,2	8

	Bohnen	Reis	Kartoffeln	Süßkartoffeln	Durchschnitt
Eiweiß	27	9	8	7	13
Fett	4	8	1	1	4
Cholesterin	0	0	0	0	0
Methionin	98	66	50	41	64
Säurelast	1	1	-5	-9	-3

Anmerkung: Die Angaben für Eiweiß und Fett entsprechen dem Anteil an der Gesamtkalorienzahl in Prozent, Cholesterin und Methionin sind in Milligramm pro 100 Kalorien angegeben. Die Säurelast entspricht der Säurebelastung der Niere pro 100 Kalorien. (Negative Zahlen bedeuten, das Nahrungsmittel ist basisch.)

Auch die Gruppe der stärkehaltigen, pflanzlichen Lebensmittel hat mehr oder weniger identische Eigenschaften. Sie liefern viele Kohlenhydrate und Ballaststoffe, wenig Fett und Säurebildner und so gut wie kein Cholesterin. Sie enthalten durchschnittlich ausreichende, aber keine übermäßigen Mengen an Proteinen. Sie liefern also wesentlich mehr Nährstoffe, die für uns gut sind, und wenig bis kaum Stoffe, die uns krank machen.

Vergleich der potenziell gefährlichen Inhaltsstoffe in tierischer und stärkehaltiger Nahrung (Durchschnittswerte)

	Tierische Nahrung	Stärkehaltige Nahrung	Verhältnis tierische zu stärkehaltiger Nahrung (gerundet)
Eiweiß	35	13	3:1
Fett	61	4	15:1
Cholesterin	92	0	100:1
Methionin	254	64	4:1
Säurelast	8	-3	10:1

Anmerkung: Die Angaben für Eiweiß und Fett entsprechen dem Anteil an der Gesamtkalorienzahl in Prozent, Cholesterin und Methionin sind in Milligramm pro 100 Kalorien angegeben. Die Säurelast entspricht der Säurebelastung der Niere pro 100 Kalorien. (Negative Zahlen bedeuten, das Nahrungsmittel ist basisch.)

Fünf Bestandteile tierischer Nahrung, die uns vergiften

Unser Körper kann nur eine bestimmte Menge an Eiweiß (Protein), Fett, Cholesterin, schwefelhaltigen Aminosäuren und Säurebildnern verkraften. Wenn wir mehr davon zu uns nehmen, als der Körper verarbeiten, neutralisieren und/oder beseitigen kann, wirken diese Stoffe als Gifte. Bei der typisch westlichen Ernährung häufen sich die giftigen Nebenprodukte täglich an. Wie die oben stehende Tabelle zeigt, überfluten uns tierische Nahrungsmittel förmlich mit diesen Stoffen.

Und als ob das noch nicht genug wäre, addieren und verstärken sich ihre Auswirkungen. Zu viel Protein, Methionin und Säurebildner schwächen mit der Zeit unsere Knochen. Zu viele Fettsäuren und Cholesterin verstopfen unsere Arterien und erhöhen das Krebsrisiko. Diese fünf Komponenten, mit denen uns tierische Nahrung in viel größeren Mengen versorgt, als wir nutzen oder ausscheiden können, schädigen uns auf vielseitige Weise. Sehen wir uns die potenziellen Toxine einmal einzeln an.

Toxin: Eiweiß (Proteine)

Wenn wir mehr als unseren täglichen Bedarf an Proteinen zu uns nehmen, versucht der Körper den Überschuss auszuscheiden. Dies geschieht hauptsächlich über Leber und Nieren. Manche Menschen bemerken vielleicht einen starken Geruch nach Harnstoff in ihrem Schweiß und Urin – ein Anzeichen für Proteinüberschuss. (Auch andere Aminosäuren lassen sich am Geruch erkennen. Die meisten von uns kennen nach dem Verzehr von Spargel den Geruch von Asparagin im Urin.)
Ein Proteinüberschuss macht sich selbst bei gesunden Menschen bemerkbar. Im Durchschnitt büßen wir in 70 Lebensjahren durch überschüssigen Genuss von tierischen Proteinen ein Viertel unserer Nierenfunktion ein.[1,2] Bei Vorschädigungen von Leber und Niere wird dieser Prozess beschleunigt und hat Organversagen zur Folge.[3–7] Zu viel Eiweiß schädigt auch die Knochen. Mit jeder doppelt so hohen Proteinaufnahme wie normal erhöht sich die über den Urin ausgeschiedene Kalziummenge um 50 Prozent und damit das Risiko von Osteoporose und Nierensteinen.[8]

Toxin: Fett

Ein Gutachten aus den Jahren 2007 bis 2008 stellte fest, dass 68 Prozent der Erwachsenen in den USA übergewichtig sind und einen BMI zwischen 25 und 30 haben – der Normalwert liegt bei 18,5 bis 24,5.[9] Mehr als jeder Dritte (33,8 Prozent) war mit einem BMI über 30,9 adipös. (Der BMI errechnet sich aus dem Körpergewicht in Kilogramm, geteilt durch die Körpergröße in Metern zum Quadrat.)
Fette aus der Nahrung speichert der Körper als Körperfett.[10] Ebenso speichert er Fett in Leber, Herz und Muskeln. Fetteinlagerungen in diesen Organen sind ein Anzeichen für die sogenannte Insulinresistenz, die zu Herzerkrankungen, Schlaganfällen und Typ-2-Diabetes beiträgt.[11] Übergewicht belastet aber auch die Gelenke, was zu Gelenkverschleiß an Hüfte und Knien führt. Zu viel Fett in der Nahrung und zu viel Körpergewicht verändern den gesamten Zellstoffwechsel und können die Entwicklung bestimmter Krebsarten fördern.[12]

Toxin: Cholesterin

Cholesterin ist vorwiegend in tierischen Lebensmitteln enthalten, in Pflanzen nur in unbedeutenden Mengen.[13] Wie alle Tiere produzieren wir die von uns benötigten Cholesterinmengen selbst. Leider scheidet unser Körper nur wenig mehr als die benötigte Menge aus. Nehmen wir also durch tierische Nahrung wesentlich mehr Cholesterin zu uns, als wir brauchen, sammelt sich der Überschuss in Haut, Sehnen und in den Arterien an. Dort ist Cholesterin eine der Hauptursachen für Gefäßerkrankungen von Herz und Gehirn, die zu Herzinfarkten und Schlaganfällen führen.[14] Cholesterin begünstigt zudem die Entwicklung von Krebs.[15]

Toxin: Methionin

Die schwefelhaltige Aminosäure ist in Fleisch, Geflügel, Fisch, Eiern und Käse in großen Mengen enthalten. Wir kennen sie vor allem als Ursache für den Schwefelgestank verdorbener Eier. Im Körper verursacht Schwefel Mundgeruch, Körpergeruch sowie faulig riechenden Stuhl und Blähungen. Das aus tierischen Nahrungsmitteln aufgenommene Methionin wandelt unser Körper in die Aminosäure Homocystein um, die in großen Mengen als Risikofaktor für Herzinfarkte, Schlaganfälle und arterielle Erkrankungen der Beine, Blutgerinsel in den Venen, Demenz, Alzheimer und Depressionen gilt.[16] Schwefel begünstigt das Wachstum bösartiger Tumore. Es ist bekannt für seine giftige Wirkung auf das Darmgewebe und kann Darmentzündungen auslösen.[17,18]

Letztlich verstoffwechseln wir schwefelhaltige Aminosäuren einschließlich Methionin zu Schwefelsäure, eine der stärksten Säuren in der Natur. Die kräftigen Säuren aus der Nahrung können Knochen auflösen und zu Nierensteinen führen.

Toxin: Säuren aus Lebensmitteln

Tierische Lebensmittel stecken voller Säurebildner. Nach ihrem Verzehr setzen unsere Knochen basische Stoffe wie Carbonat, Citrat und Natrium frei, um die Säuren zu neutralisieren und den Säurehaushalt des Körpers wieder auszugleichen.[19–23] Mit der Zeit schwächt dieser Prozess die Knochen und führt zu Osteoporose. Säuren aus tierischen Lebensmitteln steigern auch den Anteil des Stresshormons Cortisol im Körper[24], das Knochenschwund auslösen kann. Durch die ständige Überversorgung mit Säuren aus tierischer Nahrung scheiden wir praktisch unsere Knochen über den Urin aus.

Der Pfad der Entgiftung ist mit Stärke gepflastert

Wer weniger tierische Nahrungsmittel zu sich nimmt, vermindert sofort die Belastung des Körpers mit diesen fünf Toxinen und reduziert gleichzeitig die Aufnahme von Bakterien, Viren, Parasiten und Prionen (diese lösen Krankheiten wie etwa BSE bei Rindern aus).[25,26] Am besten ersetzt man diese Toxine durch Vollkornprodukte, Hülsenfrüchte und stärkehaltiges Gemüse – Nahrungsmittel, die uns mit allen nötigen Nährstoffen versorgen und uns ausreichend Kohlenhydrate liefern, um gesättigt und energiegeladen zu sein. Selbst Menschen, die bereits Anzeichen einer Erkrankung durch zu häufigen Verzehr von Fleisch, Milchprodukten und Eiern zeigen, kann dies helfen. Stärke hat die großartige Eigenschaft, dem Körper zu helfen, sich selbst zu heilen.

Kapitel 4

Selbstheilungskräfte bei stärkebasierter Diät

Drei Viertel aller Krankheiten, an denen die Menschen in den Industrienationen leiden, sind langjährige, chronische Erkrankungen wie Adipositas, Herzerkrankungen, Typ-2-Diabetes, Arthritis und Krebs. Gemeinsam ist den erkrankten Menschen eine Ernährung, die reich an Fleisch, Milchprodukten, Fetten und verarbeiteten Nahrungsmitteln ist. Die Ursachenforschung deutet die Lösung an: Wenn wir die im wörtlichen Sinne »belastenden« Nahrungsmittel durch gesunde Stärke, Gemüse und Obst ersetzen, können wir die persönliche, soziale und ökonomische Belastung durch diese chronischen Erkrankungen mindern, wenn nicht eliminieren. Stärke unterstützt die Selbstheilungskräfte des Körpers, indem sie ihn ideal mit Kohlenhydraten, Proteinen, Ballaststoffen, Fett, Vitaminen und Mineralien sowie Antioxidantien und anderen pflanzlichen Stoffen versorgt. Im Gegensatz zu den übrigen Nahrungsmitteln enthält stärkebasierte Nahrung keine bedeutenden Mengen an Cholesterin, gesättigten oder Transfettsäuren, tierischen Proteinen, Säurebildnern, chemischen Toxinen oder krankheitserregenden Mikroben.

Den Teufelskreis der Schädigung durchbrechen

Wenn unsere Gesundheit sich verschlechtert, bedeutet das nicht, dass unser Körper uns im Stich lässt. Er bemüht sich jede Sekunde um Selbstheilung. Die Patienten, die zu mir kommen, haben aber meist schon Abertausende

Schädigungen an Arterien, Gelenken und Gewebe erlitten, und das nur aufgrund ihrer Ernährung. Krankheiten entstehen, wenn der Schaden unsere Selbstheilungskräfte überfordert.
Damit die Selbstheilung funktioniert, muss der Prozess sich umkehren. Es geht darum, dem Körper die Gelegenheit zu geben, für jeden Schritt zurück zwei Schritte (oder mehr) vorwärts zu machen – oder noch besser, durch eine gesunde Lebensweise Rückschritte zu vermeiden.
Man muss sich bewusst machen, dass es irgendwann zu irreversiblen Schäden kommt, wenn man seinen Körper diesen Verletzungen zu lange aussetzt. Irgendwann reichen die Selbstheilungskräfte nicht mehr aus. Glücklicherweise sind die meisten von uns noch nicht in dieser Situation. Es gibt noch Hoffnung, und die Lösung liegt in unserer Hand. Wenn wir das Fortschreiten des krankhaften Prozesses umkehren wollen, müssen wir die Schädigungen stoppen. In fast allen Fällen bedeutet dies, die Ernährung auf eine Stärkebasis umzustellen, die die Gesundheit fördert. Auf diese Weise werden die fünf Ernährungsgifte Proteine, Fett, Cholesterin, schwefelhaltige Aminosäuren und Säurebildner aus der Nahrung gestrichen. Man nimmt nun pflanzliche Nahrungsmittel mit idealen Nährstoffen zu sich, die die Selbstheilungskräfte des Körpers fördern.

Der Körper möchte gesund sein

Es gibt zahlreiche Beispiele, wie der Körper sich trotz der vielen Schädigungen, die unsere schlechten Gewohnheiten ihm zufügen, selbst heilt. Raucher inhalieren täglich giftige Dämpfe und schädigen mit jedem Zug ihre Lunge. Die Lunge wehrt sich durch Entzündung und produziert Schleim, um das Gift binden und abhusten zu können. Weil das Nikotin im Tabak süchtig macht, schädigen wir unsere Lunge wieder und wieder. Irgendwann sterben Teile der Lunge ab und werden durch Narbengewebe ersetzt. Es kommt zu verringerter Lungenkapazität durch Emphyseme. Die chronische Schädigung kann auch zu Lungenkrebs führen. Eine schwere Lungenschädigung ist aber nicht unvermeidlich. Viele Raucher finden die Kraft aufzuhören, bevor die Schäden irreversibel werden. Die

Lunge heilt, so gut sie kann, und der ehemalige Raucher kann nach einiger Zeit wieder tief und befreit durchatmen.
Leberschäden durch Alkohol und Hautbeeinträchtigungen durch zu viel Sonne sind andere Beispiele für Schädigungen durch schlechte Gewohnheiten. Auch hier ist die erste Reaktion des Körpers das Auftreten von Entzündungen – ein wichtiger Schritt, um sich von Verletzungen oder Infektionen zu erholen. Das Gewebe wird heiß, schwillt an und schmerzt, während Plasma und weiße Blutkörperchen in den verletzten Regionen ihr heilendes Werk tun. Das Immunsystem übernimmt und setzt biochemische Prozesse in Gang, die schließlich zu einer gesundheitlichen Verbesserung führen. Je früher wir schädigendes Verhalten einstellen, desto schneller und vollständiger kann der Körper sich heilen und die Spuren beseitigen.

Erstaunliche Selbstheilungskräfte des Körpers

Als Arzt habe ich häufiger Gelegenheit gehabt, Selbstheilungskräfte beobachten zu dürfen. Dennoch hat mich nichts mehr beeindruckt als die wundersame Genesung nach einem massiven Trauma. Während meiner Ausbildung am The Queen's Medical Center in Hawaii wurde eines Abends ein junger Mann nach einem Motorradunfall schwer verletzt in die Notaufnahme gebracht. Aus seinem rechten Oberschenkel ragte ein gesplitterter Knochen, aus einer 30 Zentimeter langen Wunde am linken Unterarm strömte Blut, die Haut der linken Wange und der Stirn war bei seiner Rutschpartie über den Asphalt abgeschabt worden und die Röntgenaufnahme zeigte eine Schädelfraktur und viele gebrochene Rippen. Ich fürchtete, er würde nicht überleben.
Die Knochen des jungen Mannes wurden gerichtet, seine Wunden gesäubert und noch in der Notaufnahme genäht. Aber es waren die Selbstheilungskräfte seines Körpers, die letztendlich eine Heilung ermöglichten.
Der Heilungsprozess begann praktisch sofort nach dem Unfall. Blutplättchen und Blutgerinnungsproteine versiegelten Abertausende verletzte Blutgefäße.

McDougall-Star

Robert Cross, Anwalt, Sacramento, Kalifornien, USA

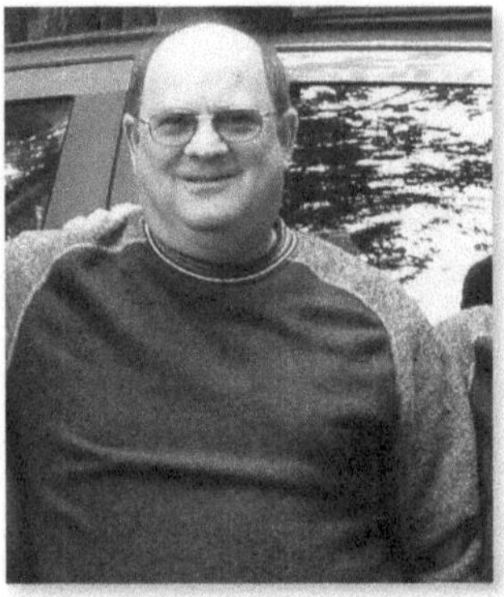

Ich wurde sehr nervös, als der Tag meiner nächsten Herzuntersuchung näher rückte. Im Vorjahr hatten die Tests zwei große Bereiche gezeigt, in denen mein Herz mit zu wenig Blut versorgt wurde. Damals hatte ich beim Belastungs-EKG Brustschmerzen und konnte meine Herzfrequenz kaum auf 82 Prozent des für einen 62-Jährigen normalen Maximums bringen. Mein Arzt empfahl mir Medikamente, eine Angiographie und eine Herzoperation, eine sogenannte Angioplastie. Aus Angst vor der Operation und weiteren Schäden begann ich mit Dr. McDougalls fettarmer, stärkebasierter Ernährung, von der ich im Internet gelesen hatte. Fast vom ersten Tag an hatte ich selbst beim Sport keine Brustschmerzen mehr. Ein Jahr später muss ich keine Cholesterintabletten mehr nehmen, und mein Cholesterinwert ist von 294 mg/dl auf 160 mg/ dl gesunken. Mein LDL-Cholesterin ist sogar von 212 auf 60 mg/dl gefallen. Auch meine Blutdruckmedikamente bin ich los, und bei der ärztlichen Kontrolle heute war mein Blutdruck bei 100/70 mmHg. Ich konnte meine Diabetes-Medikamente absetzen, und mein letzter HbA1c-Wert (Langzeit-Blutzuckerwert) lag mit etwa 6 Prozent völlig im Normbe-

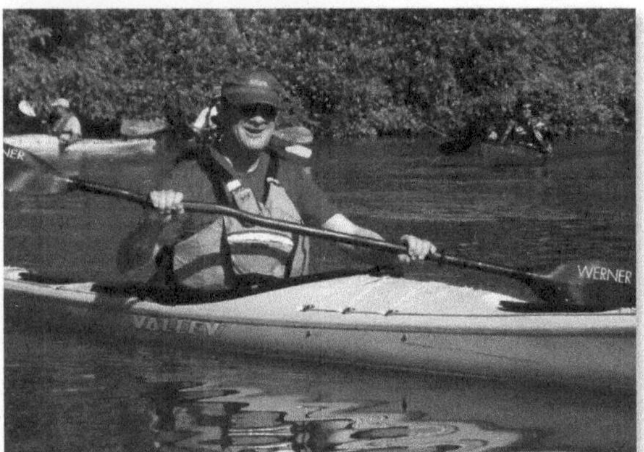

reich. Außerdem habe ich im letzten Jahr 27 Kilogramm abgenommen. Ich bin so froh, meine Werte wieder unter Kontrolle zu haben und medikamentenfrei zu sein. Ich fühle mich leicht, energiegeladen und direkt ein Jahrzehnt jünger. Trotzdem war ich nervös, was die Untersuchung ergeben würde.
Bei meiner Herzkontrolle hatte ich keine Schmerzen in der Brust, bekam meine Herzfrequenz sogar bis auf 160 Schläge pro Minute – höher als der Arzt es erwartet hatte. Als ich aufhören durfte, hatte ich immer noch Reserven. Die großen Bereiche meines Herzens, die unterversorgt gewesen waren, waren nun fast wieder normal durchblutet. Zurück bleibt eine kleine Schwäche, die mein Kardiologe als gering beschreibt. Er hat die Werte zwar nicht als komplett normal bezeichnet, sagte aber, sie hätten sich enorm verbessert und wichen nur noch leicht ab. Ich hatte das Gefühl, er hatte Angst, ich würde meine Diät nicht weiterführen, wenn er mir sagte, alles sei in Ordnung. Aber er braucht sich deswegen keine Sorgen machen. Ich weiß nun, dass die Ursache für das, was schiefgelaufen ist, meine Ernährung war. Ich möchte ergänzen, dass auch nach fast vier Jahren weiterhin alles in Ordnung ist. Mein Cholesterin liegt nun bei 139, und ich habe weitere 2 Kilogramm abgenommen. Ich habe keine gesundheitlichen Probleme mehr und benötige keine Medikamente.

In den folgenden Stunden wanderten weiße Blutkörperchen zu den Wunden, um sie vor Infektionen zu schützen. In seinem zerfetzten Gewebe und um die gebrochenen Knochen sammelte sich Flüssigkeit. Die Schwellungen in Oberschenkel, Schulter und Gesicht hielten über Wochen an und halfen, seine Knochen an Ort und Stelle zu halten. Schmerzen verhinderten, dass er sich bewegte und so möglicherweise weitere Verletzungen erlitt.

Bald begann das verletzte Gewebe mit der Regeneration. Besondere Zellen, sogenannte Fibroblasten, legten im Bindegewebe neue Strukturen an, während Osteoblasten ihre Arbeit in den Knochen aufnahmen. Über mehrere Monate produzierten Replikatorzellen neue Muskeln, Haut, Knochen und Narben und formten dabei die verletzten Stellen so um, dass der Körper fast wieder wie vor dem Unfall aussah und funktionierte.

Innerhalb einer Woche nach seinem beinahe tödlichen Unfall lief der tapfere junge Mann bereits wieder auf Krücken herum. Nach zehn Tagen konnten die Fäden an Arm und Bein gezogen werden, nach sechs Wochen fiel der Schorf von den Wunden im Gesicht, und es zeigte sich zarte, rosafarbene Haut mit neuen Haarfollikeln und zartem Bartwuchs. Seine gebrochenen Rippen waren nach sieben Wochen stabil und schmerzfrei, und nach drei Monaten konnte er ohne Krücken normal gehen. Der Schmerz war fast verschwunden, aber die Erinnerung war noch frisch. Er verkaufte sein Motorrad, um eine Wiederholung dieser massiven Verletzungen zu vermeiden.

Dieser erstaunliche dreimonatige Heilungsprozess – vom fast Todgeweihten zum völlig Geheilten – war wahrlich ein Wunder.

Seine Verletzungen stammten alle von einem einzigen Aufprall mit enormer Wucht. Bei den chronischen Erkrankungen, die ich behandle, kommt es über lange Zeit zu Tausenden winziger Schädigungen der Arterien, Gelenke und anderem Gewebe. Aber auch wenn sich Art und Entstehung der Verletzung unterscheiden, sind die Mechanismen der Selbstheilung bei akuten wie chronischen Erkrankungen weitgehend dieselben.

Damals vermutete ich und heute weiß ich, dass wenn sich der Körper nach so massiven Verletzungen wie bei einem Motorradunfall heilen kann, dann kann er sich von fast allem heilen, wenn er die Chance dazu bekommt – selbst bei so schweren chronischen Krankheiten wie Herzerkrankungen und Arthritis – und manchmal sogar bei Krebs. Ich habe dies bei Patienten immer wieder erlebt. Aber jedes einzelne Mal ist die Kraft des Körpers zur spontanen Selbstheilung ein kleines Wunder.

Selbstheilungskräfte von Herzerkrankungen

Anhänger der McDougall-Ernährung möchten häufig andere mit ihrer eigenen Erfolgsgeschichte inspirieren. Die folgenden Fälle zeigen Erfolge im Kampf gegen Herzerkrankungen, Gelenkentzündungen und Krebs. Weitere Beispiele in diesem Buch erzählen von anderen Herausforderungen, die meine Patienten und Anhänger bewältigt haben. Mehr inspirierende Beispiele, Bilder und Interviews finden Sie im Bereich »McDougall-Stars« auf meiner Website (www.drmcdougall.com/star.html). Alle Erfahrungsberichte zeugen von den erstaunlichen Selbstheilungskräften des Körpers, aber auch vom Stolz, den Menschen empfinden, wenn sie aktiv an ihrer Selbstheilung arbeiten.
Die Fleisch-, Geflügel- und Milchprodukte, die Robert über sechs Jahrzehnte aß, machten ihn krank. Sie förderten die Bildung kleiner, pickelähnlicher Wunden an den Innenseiten seiner Arterien. Einige diese Pickel brachen auf, sodass sich Blutpfropfen bildeten. Das Narbengewebe, das sich um die Wunden und Risse bildete, verstopfte die Arterien weiter und verringerte den Blutfluss durch sein Herz.

Häufige Arterienerkrankungen

Arterieller Verschluss der Darmgefäße
Degenerative Bandscheibenerkrankung
Herzinfarkt
Hörsturz
Impotenz
Makuladegeneration (Netzhaut)
Nierenversagen
Periphere arterielle Verschlusskrankheit (Beine)
Schlaganfall
Wundbrand

McDougall-Star

Juliea Baker, College-Studentin, Bay Area, Kalifornien, USA

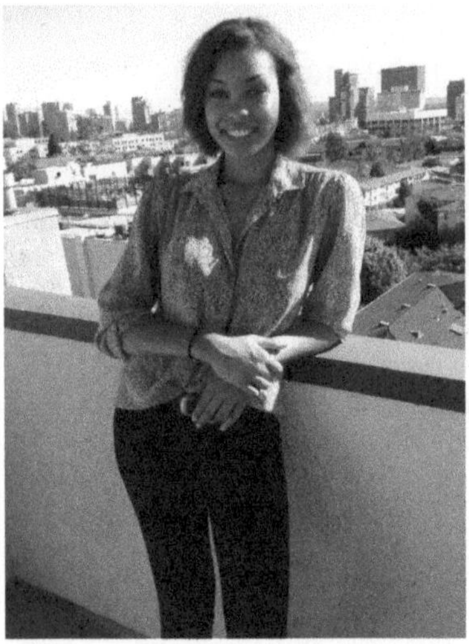

Mit 15 Jahren wachte ich eines Morgens mit starken Kieferschmerzen auf. Mein Arzt fand nichts, und der Schmerz verschwand so plötzlich, wie er gekommen war. Bald schmerzte eine Schulter, dann die andere. Wieder verschwand der Schmerz. Als er dann im Knie auftauchte, brachte meine Mutter mich zum Kinderarzt. Ein Jahr nach dem ersten Schmerz bekam ich Medikamente. Folgende Weihnachten waren meine Knöchel so geschwollen, dass ich einen Ring mit 2 Zentimetern Durchmesser nicht überstreifen konnte. Selbst Hände schütteln tat weh. Ich wurde depressiv. Als mein Rheumafaktor in die Höhe schoss und die Autoantikörper zunahmen, diagnostizierte der Arzt Juvenile idiopathische Arthritis. Mein Körper griff sich selber an.

Ich bekam eine niedrige Dosis des Medikaments Methotrexat verordnet, um mein Immunsystem zu unterdrücken. Dieses Medikament wird bei schweren rheumatischen Erkrankungen und bei der Krebstherapie eingesetzt. Die möglichen Nebenwirkungen schockierten mich so, dass ich mich weigerte, es zu nehmen. Meine Mutter stimmte mir zu.

Meine Mutter und ich lasen damals Alicia Silverstones Buch über vegane Ernährung: *Meine Rezepte für eine bessere Welt.* Das Buch gab verschiedene Ärzte an, die glaubten, Arthritis könne durch Ernährung geheilt werden, darunter auch Dr. John McDougall. Meine Mutter schrieb ihm eine E-Mail. Er antwortete und empfahl uns Produkte, weitere Bücher und eine Ernährungsweise ohne Fleisch, Milchprodukte, Eier, Weizen und Soja. Er sagte, nach vier Monaten sollte ich mich besser fühlen.

Nach 2 Monaten fühlte ich mich 90 Prozent besser. Bis auf leichte Knöchelschwellungen waren die Schmerzen weg. Als sie wiederkehrten, empfahl Dr. McDougall, die Lebensmittel kritisch zu prüfen. Schließlich fand meine Mutter eine Packung Frühstücksflocken, die Eiweiß enthielt. Es stellte sich heraus, dass Eier und Milchprodukte bei mir unmittelbar Entzündungen und Gelenkschmerzen hervorrufen.
Aus eigener Erfahrung weiß ich nun, dass rheumatoide Arthritis durch die richtige Ernährung geheilt werden kann. Dank der von Dr. McDougall empfohlenen stärkebasierten Ernährung habe ich heute keine Schmerzen, keine entstellten Gelenke und muss keine starken Medikamente nehmen, die meine Leber schädigen können. Ich bin eine gesunde, 18-jährige Studentin und blicke gesund und glücklich in die Zukunft.

Vor seinen Untersuchungen wusste er nicht, dass dies die Ursache seiner Brustschmerzen beim Sport war. Er wusste aber, dass seine Werte bei Cholesterin, Blutdruck und Blutzucker ständig stiegen. Sein Kardiologe sah ein hohes Risiko für einen Herzinfarkt oder Schlaganfall.
Als Robert seine Ernährung von tierischen Lebensmitteln auf Stärke, Gemüse und Obst umstellte, registrierte er starke Veränderungen. Sein Cholesterinwert, Blutdruck und Blutzucker wurden wieder normal. Er konnte ohne Brustschmerzen Sport machen, war leistungsstärker und konnte sogar seine Medikamente absetzen – und das alles nur durch seine Ernährungsumstellung.

Verbreitete Autoimmunerkrankungen

Colitis ulcerosa
Dermatomyositis
Diabetes (Typ 1)
Lupus erythematodes
Morbus Crohn
Multiple Sklerose
Perniziöse Anämie (Morbus Biermer)
Polymyositis
Psoriasisarthritis
Rheumatoide Arthritis
Schuppenflechte (Psoriasis)
Sklerodermie (Bindegewebserkrankung)
Spondylitis ankylosans (Morbus Bechterew)
Thyreoiditis (aufgrund einer Schilddrüsenunterfunktion)
Unspezifische entzündliche Gelenkserkrankungen
Uveitis (Augenhautentzündung)
Vitiligo (Weißfleckenkrankheit)

Selbstheilung von Arthritis

Julia litt an heißen, geschwollenen, schmerzenden Gelenken, die typisch für Arthritis sind. Ihr Immunsystem war durch die jahrelange Ernährung mit tierischen Lebensmitteln und Pflanzenfetten stark angegriffen. Es ist

daher kaum überraschend, dass die Ernährungsumstellung ihre Situation verbesserte. Dass die Besserung so schnell – schon binnen weniger Tage – einsetzte, zeigt, wie stark sich unsere Ernährung auf unser Wohlbefinden und die Selbstheilungskräfte unseres Körpers auswirkt.
Als Juliea tierische Eiweiße aus ihrer Ernährung strich, hörte ihr Körper sofort auf, die Antikörper zu bilden, die ihre Gelenke angriffen. Ich habe dies wieder und wieder erlebt. Das Ergebnis ist praktisch ein sofortiger Rückgang von Schmerzen und Schwellungen. Wenn die schmerzhafte Entzündung nach 4–7 Tagen zurückgeht, heilt der Körper weiter. Nach 4 Monaten ohne »freie« Öle (Öle, die aus den ursprünglichen Nahrungsmitteln, in denen sie vorkommen, herausgetrennt werden) wie Oliven- oder Maiskeimöl und tierische Nahrungsmittel, geht es mehr als 70 Prozent der Arthritispatienten erheblich besser, oder sie sind sogar vollständig geheilt.

Selbstheilungskräfte bei Krebs

Krebs entsteht und vermehrt sich durch ungesunde Komponenten in der fleisch- und milchproduktreichen westlichen Ernährung. Vegetarier sind grundsätzlich gesünder und haben eine niedrigere Krebsrate als andere Menschen in derselben Umgebung. Die Ursache ist dieselbe wie bei Herzerkrankungen und rheumatoider Arthritis: Ungesunde Ernährung führt zu wiederholten Verletzungen. Der Körper versucht, sich durch Entzündungen zu helfen, die in chronischer Form in allen Phasen der Tumorentwicklung – Initiation, Promotion und Progression – eine Rolle spielen.

Berichte von Spontanremission (Heilung) bei Krebserkrankungen

Brustkrebs
Darmkrebs
Gehirntumor
Melanom
Nierenkrebs
Prostatakrebs

McDougall-Star

Ruth Heidrich, Triathletin, Hawaii, USA

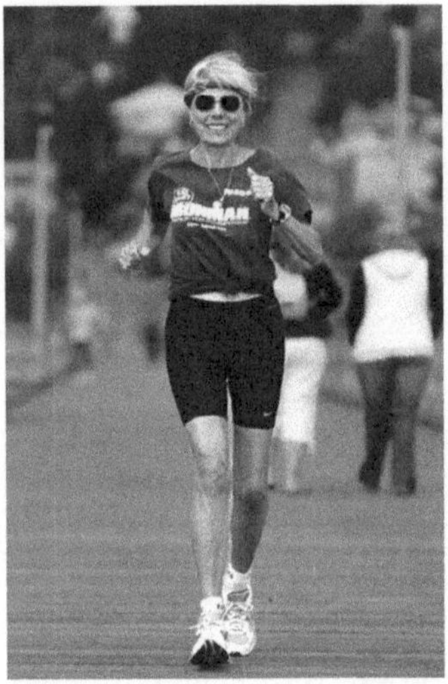

Die ersten 47 Jahre meines Lebens lief alles glatt. Ich fühlte mich gesund. 14 Jahre lang lief ich täglich, absolvierte drei Marathons und aß, wie ich dachte, gesunde Kost – mit viel magerem Geflügel und Fisch und fettarmen Milchprodukten. Ich wusste nicht, dass in meiner rechten Brust ein Tumor wuchs – bis er die Größe eines Golfballs hatte. Als der Knoten entdeckt wurde, wurde ich schleunigst operiert. Noch während ich mich von der Operation erholte, bekam ich die schlechte Nachricht: Der Tumor war bösartig. Später informierte mich der Arzt, dass sich der Krebs in der ganzen Brust sowie in Knochen und einem Lungenflügel ausgebreitet hatte. Meine Prognose war nicht gut. Noch im Krankenhaus fand ich in einer Zeitschrift eine Anzeige, die nach Freiwilligen für eine Brustkrebsstudie im Zusammenhang mit einer Diät suchte, und meldete mich. Ich verließ Dr. McDougalls Büro nach unserem Treffen 1982 mit einem Plan für eine fettarme, vegane Ernährung. Diese Diät hat mein Leben verändert. Ich bin heute krebsfrei. Seit meiner Diagnose vor drei Jahrzehnten habe ich den Ironman Thriathlon sechsmal beendet, bin 67 Marathons gelaufen, habe tausende Pokale gewonnen und bin mit dem Titel »Eine der zehn fittesten Frauen Nordamerikas« ausgezeichnet worden. Mit 74 lag mein »Fitness-Alter« bei 32. Ich habe sogar ein Buch darüber geschrieben: *Der Lauf meines Lebens: Im Kampf gegen den Brustkrebs zur Ironwoman.*

Erklärungen für die Mikrotraumata, die Krebs auslösen und fördern, konzentrieren sich auf Strahlung und Chemikalien sowie Substanzen, die in Tabak und Nahrungsmitteln vorkommen. Glücklicherweise bedeutet das Auftreten von Krebs nicht, dass der Körper alle Versuche der Selbstheilung einstellt. Bei einer Krebsdiagnose sollte man nicht die Hoffnung verlieren, sondern die Signale des Körpers beachten und aktiv werden.

Selbstheilung von anderen Erkrankungen

- Akne
- Adipositas (Fettleibigkeit)
- Arterielle Hypertonie (Bluthochdruck)
- Asthma
- Cholezystitis (Gallenblasenentzündung)
- chronischer Durchfall
- Diabetes (Typ 2)
- erhöhte Cholesterinwerte
- Verstopfung

Die Liste ist noch viel länger. Die Selbstheilungskräfte unseres Körpers lassen uns nicht im Stich. Geben Sie ihnen eine Chance.

Chronische Krankheiten müssen nicht chronisch bleiben

Ungesunde Essgewohnheiten in Kombination mit Nikotin-, Kaffee- und Alkoholgenuss sowie Drogenmissbrauch sind schon seit der Antike als Auslöser vieler Krankheiten bekannt. Wichtig ist, diese erlernten Verhaltensweisen und Gewohnheiten als Quelle ständiger Verletzungen des eigenen Körpers zu erkennen und ein für allemal abzustellen.
Die Umstellung ist eine Herausforderung. Hat man aber das Übel einmal erkannt, fällt sie leichter. Am Anfang steht die simple Erkenntnis: Eine fettarme Ernährung auf Stärkebasis, kombiniert mit Gemüse und Obst,

sowie der Verzicht auf tierische Nahrungsmittel und »freie« Öle (wie Oliven- oder Maiskeimöl) beugt Krankheiten am besten vor, unterstützt die Selbstheilungskräfte des Körpers und führt anhaltend zu Gewichtsverlust. Es liegt an jedem selbst, den Schritt Richtung Gesundheit und Selbstheilung zu wagen. Diese Ernährungsumstellung bietet viele Vorteile.
Hunderte weitere Erfolgs- und Selbstheilungsberichte von McDougall-Stars sowie wissenschaftliche Studien, die positive Prognosen unterstützen, finden Sie auf meiner Website: www.drmcdougall.com.

Kapitel 5

Die Ernährungspolitik des amerikanischen Landwirtschaftsministeriums

Wir US-Amerikaner verlassen uns darauf, dass unser Landwirtschaftsministerium, die USDA (United States Department of Agriculture), uns bei der Auswahl gesunder Lebensmittel hilft. Aber handelt es wirklich in unserem Interesse?
Im Jahr 2010 gab die USDA zwei Empfehlungen heraus, die den Verzehr von stärkehaltigem Gemüse und Getreide begrenzten – von genau den Lebensmitteln, die unsere größte Hoffnung gegen die derzeitigen Epidemien von Fettleibigkeit, Diabetes und Herzleiden sowie anderer Krankheiten sind. Diese Lebensmittel haben den Großteil der Menschheit durch die Geschichte hindurch am Leben gehalten. Sie ernähren weiterhin einen Großteil der Weltbevölkerung, der sich Fleisch, Milchprodukte und verarbeitete Nahrungsmittel nicht leisten kann, und belasten unsere Umwelt am wenigsten.

Die Empfehlungen der USDA

In seinem Report *School Meals: Building Blocks for Healthy Children (Schulmahlzeiten: Grundlagen für gesunde Kinder)* aus dem Jahr 2010 empfahl das USDA-Komitee für Nahrungsstandards an Schulen, stärkehaltige Gemüse wie Kartoffeln und Mais auf 150–200 Gramm pro Schüler und Schulwoche zu begrenzen.[1] Stattdessen werden die Kinder ermutigt, Truthahn,

Würstchen, Käseomelett, Teigtaschen mit Hackfleischfüllung, Hot Dogs, Hamburger, Pizza, Roastbeef, Kochschinken, Kakao und Margarine zu sich zu nehmen. Man muss kein Ernährungswissenschaftler sein, um zu erkennen, dass hier etwas schiefläuft.

Eine zweite Verordnung verhinderte, dass bedürftige Familien Kartoffeln mit Lebensmittelcoupons kaufen können.[2] Das Sonderernährungsprogramm für Frauen, Säuglinge und Kinder (WIC) gibt Müttern Gutscheine, mit denen sie für ihre Familie einkaufen können. Sie gelten aber nur für WIC-genehmigte Lebensmittel, und nach den neuesten Richtlinien waren Kartoffeln von der Liste gestrichen. Die Familien konnten also mit einem Coupon Butter, saure Sahne und Käse für einen Kartoffelauflauf kaufen und ihn mit einem Glas Milch runterspülen, aber die einzige gesunde Zutat des Essens, die Kartoffeln, nicht.

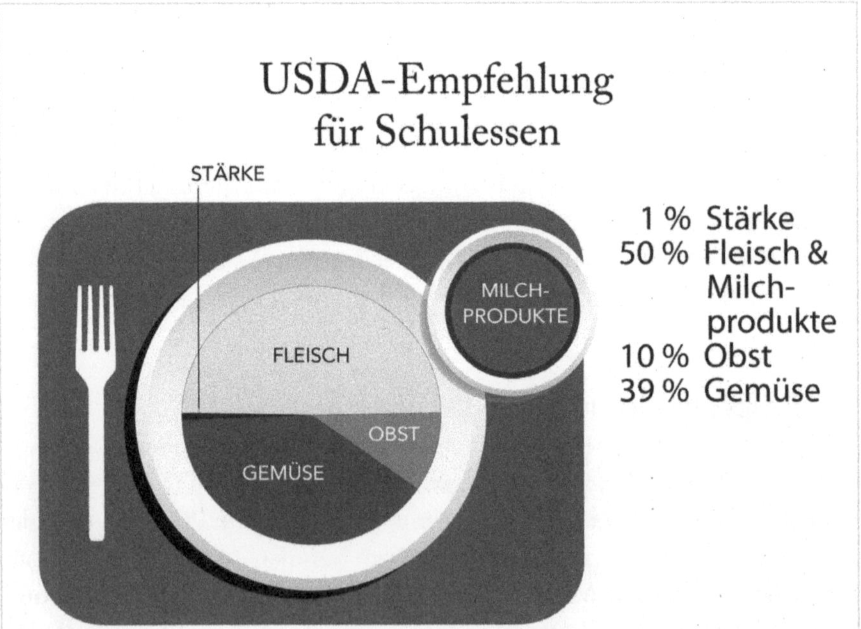

Die Problematik dieser Empfehlungen

Die beiden Empfehlungen gehen davon aus, dass eine Begrenzung von stärkehaltigen Nahrungsmitteln zu einem stärkeren Verzehr von grünem, gelbem und orangefarbenem Gemüse anregt. Das mag vorteilhaft erscheinen, denn je bunter das Gemüse, desto mehr Vitamine und Antioxidantien enthält es vermutlich und desto gesünder mag es sein, aber diese einfache Schlussfolgerung greift zu kurz.

Denn isst man weniger Stärke und mehr fettarmes Gemüse, bleibt ein Hungergefühl zurück. (Stellen Sie sich einen Teller Brokkoli, Blumenkohl, Blattsalat, Grünkohl und Zuckerschoten zum Frühstück vor.) Um satt zu werden, benötigen wir schlicht noch einen zusätzlichen Kalorienlieferanten. Laut der Empfehlungen der USDA sind dazu am besten Fleisch, Milchprodukte, Eier, Fertigprodukte und Öle geeignet. Diese Nahrungsmittel sind aber nicht nur die Wurzel vieler Gesundheitsprobleme, sondern gehören auch zu den teuersten Produkten im Supermarkt. Bei einer stärkearmen Ernährung haben es bedürftige Familien schwer, mit ihrem Essensgeld bis zum Monatsende auszukommen.

Würde die Gesundheitspolitik gesundes, stärkehaltiges Essen propagieren, würden Kinder mit vertrautem Wohlfühlessen versorgt, das Gaumen und Magen zusagt. Statt mit fettem, zusammengepresstem Fleisch und gezuckerter Milch würden sie sich den Bauch mit Vollkornprodukten, Bohnen und Kartoffeln (stärkehaltigem Gemüse) vollschlagen und so eine gesunde Ernährung fürs Leben erlernen. Dieselben Vorteile kämen den Empfängern von Essensgutscheinen zugute, und es würde ihnen leichter fallen, jeden Tag im Monat ausreichend Essen auf den Tisch zu bringen. Der Staat würde durch eine steigende Produktivität und sinkende Gesundheitskosten Geld sparen. Das wäre für alle Seiten ein Gewinn.

Wenn aber die Menschen von diesen Empfehlungen nicht profitieren, wer profitiert dann davon? Was steckt dahinter, dass gesunde, sättigende und beliebte Stärkelieferanten wie Kartoffeln gestrichen und durch Lebensmittel ersetzt werden, die als ungesund bekannt sind?

Ob nun Absicht oder ungeplanter Nebeneffekt, es ist vor allem die Fleisch, Geflügel, Eier und Milch produzierende und verarbeitende Industrie, die

von einem gesteigerten Konsum dieser Waren profitiert.
Um dies zu verstehen, muss man einige Fakten über die USDA kennen.

Wer lenkt den Traktor der USDA?

Als der Kongress 1862 das US-Landwirtschaftsministerium (USDA) gründete, nannte Abraham Lincoln es das »Ministerium des Volkes«. Damals machten Landwirte und ihre Familien rund die Hälfte der US-Bevölkerung aus. (Zum Vergleich: Heute geben weniger als 1 Prozent der US-Bevölkerung Landwirt als ihren Beruf an.) Die Aufgaben des Ministeriums wurden 1906 mit dem Pure Food and Drug Act (einem der ersten Verbraucherschutzgesetze) erweitert. Dies geschah als Reaktion auf Upton Sinclairs Roman *Der Dschungel*, der die brutale Wirklichkeit der Schlachthöfe anprangerte.
Die Zahl der US-Landwirte erreichte 1935 mit 6,8 Millionen ihren Höchststand. In den USA lebten damals etwas mehr als 127 Millionen Menschen, sodass auf jeden 19. Amerikaner ein Landwirt kam. Bis 2005 hatte sich die US-Bevölkerung mehr als verdoppelt und nur vier Konzerne (Tyson, Cargill, Swift & Company und National Beef Packing Company) kontrollierten die Verarbeitung von 84 Prozent des gesamten Rindfleischs der Nation.[3] Drei dieser vier Unternehmen verarbeiteten – mit einem anderen vierten – 64 Prozent des Schweinefleischs im Land. Auch die Verarbeitung von Huhn und Pute lag vorwiegend bei vier Unternehmen.[3]
Statt das Allgemeinwohl im Auge zu haben, ist das Ministerium durch seine Verbindungen zur Agrarindustrie korrupt geworden und ignoriert wissenschaftliche Beweise, die sich gegen die Interessen der Industrie wenden. Der Widerspruch zwischen Abhängigkeiten einerseits und Verpflichtungen andererseits ist eines der Kernprobleme im bislang erfolglosen Kampf gegen Fettleibigkeit und andere ernährungsbedingte Krankheiten. Egal wie simpel die Lösung ist, wir werden sie nie umsetzen können, solange Agrarindustrie und Gesundheit in der Hand desselben Ministeriums liegen.

Ernährungsempfehlungen für Amerikaner

Erst in den 1970er-Jahren übernahm die USDA die Kontrolle von Ernährungsprogrammen und wurde so zur nationalen Autorität für Ernährungsempfehlungen. Seit 1980 geben die USDA und das US-Gesundheitsministerium (Department of Health and Human Services, HHS) gemeinsam Ernährungsempfehlungen heraus, die unter anderem die staatliche Politik und die Finanzierung von Ernährungsprogrammen beeinflussen. Ein Büro der HHS und eines der USDA koordinieren zusammen die Herausgabe dieser Richtlinien.
Ein wichtiger Faktor, der die Ernährungspolitik der US-Nation stark beeinflusst, ist die »Drehtür«, die aus führenden Industrievertretern Gesetzgeber und Regierungsverantwortliche macht und sie dann wieder in die Industrie zurück entlässt. Mitglieder der USDA sind bekannt für ihre engen Kontakte zu Vereinigungen der Lebensmittelindustrie wie der National Cattlemen's Beef Association, dem National Pork Board, dem National Livestock and Meat Board, dem American Egg Board, ConAgra Foods, dem National Dairy Council und zum Dairy Management.[4,5] Mit anderen Worten: Gesundheitsfürsorge, Ernährungspolitik und Agrarwirtschaft teilen sich ein gemütliches großes Bett.
Als Teil ihrer erweiterten Aufgaben ist die USDA heute nicht nur für die Lebensmittelsicherheit zuständig, sondern auch für die Bekämpfung der Zivilisationskrankheit Fettleibigkeit. Eine ihrer Hauptaufgaben ist aber weiterhin die Förderung der Landwirtschaft. Diese zwiespältigen und oftmals gegensätzlichen Aufgaben führen zusammen mit dem Lobbyismus der Konzerne zu Interessenskonflikten. Das stellt die Motive und Glaubwürdigkeit des Ministeriums und seiner Empfehlungen natürlich infrage. Wie kann der Verbraucher wissen, ob Käse und Milch empfohlen werden, weil sie wirklich gut und gesund sind oder weil das die Industrie stützt, die das Ministerium fördern soll?
Größtenteils können wir die Motivation hinter Ernährungsempfehlungen und den damit verbundenen Gesetzen nicht erkennen. Die Berichte der USDA geben keinen Hinweis auf ihre widerstreitenden Interessen. Was im Sinne der Agrarindustrie ist, ist aber oft nicht im Sinne der Verbrau-

cher und ihrer Gesundheit. Mit der Interpretation der Empfehlungen lässt man uns aber allein. Nach fast 40 Jahren, in denen ich Patienten geholfen habe, ihre Gesundheit durch eine Ernährungsumstellung zu verbessern, denke ich aber, die einzig mögliche Schlussfolgerung liegt auf der Hand: Die USDA, die einst zum Schutz der Interessen einer landwirtschaftlich geprägten Gesellschaft gegründet wurde, hat sich in 150 Jahren von einem »Ministerium des Volkes« zu einem »Ministerium der Agrarindustrie« gewandelt, das hauptsächlich die Interessen der großen und einflussreichen Lebensmittelkonzerne vertritt.

Ernährungsempfehlungen für Amerikaner 2010: Ein großer Schritt vorwärts

Im Juli 2010 reagierte ich auf den Aufruf der USDA, ihre Ernährungsempfehlungen zu kommentieren, und schlug vor, man möge die lange positive Geschichte von stärkehaltigen Lebensmitteln anerkennen und die teils befangenen und falschen Aussagen der Wissenschaft zugunsten der Viehzucht und fleischverarbeitenden Industrie überdenken.[6]

Im darauffolgenden Januar erfuhr ich, dass die USDA erfreulicherweise ihre Ernährungsempfehlungen geändert und weniger industriefreundlich, sondern eher im Sinne der Verbraucher formuliert hatte.[7] Man empfahl den Bürgern »nährstoffdichte Lebensmittel und Getränke wie Gemüse, Obst, Vollkornprodukte, fettfreie oder fettarme Milch und Milchprodukte, Meeresfrüchte, mageres Fleisch und Geflügel, Eier, Bohnen und Erbsen sowie Nüsse und Samen zu bevorzugen«.

In unserem besten Interesse hätte man Meeresfrüchte, Fleisch, Geflügel, Eier und Milchprodukte streichen sollen, aber zumindest betont die neue Richtlinie die Bedeutung von Vollkornprodukten, Gemüse (stärkehaltiges wie -freies), Hülsenfrüchten und Obst. Ebenso geht der Bericht auf die DASH-Diät (Dietary Approaches to Stop Hypertension) und mediterrane Ernährungsweisen ein sowie auf die Vorzüge von vegetarischer und veganer Ernährung. Dies ist in der Tat ein großer Schritt in die richtige Richtung.

Die Richtlinie empfiehlt: »Genießen Sie Ihr Essen, aber essen Sie weniger.« Das mag vernünftig klingen, aber ist es ein Rat, den die Menschen befolgen können und werden? Wenn wir die Mengen, die wir essen, so gut unter Kontrolle haben, warum werden dann überall zunehmend Riesen- und Jumboportionen angeboten? Warum sind dann so viele Menschen übergewichtig? Damit die Bevölkerung gesund bleibt, könnten wir empfehlen, weniger krankmachende Lebensmitteln zu verzehren und uns stattdessen mit Wohlfühlessen satt zu essen: mit Stärkelieferanten.

Der neue Bericht der USDA geht leider nicht auf die wichtige Rolle der Stärke ein – als Sattmacher ohne die schädlichen Auswirkungen, die der Verzehr von Fleisch, Geflügel, Milchprodukten und Fett mit sich bringt. Gesunde und sättigende Kalorien sind aber die Basis jeder erfolgreichen Ernährung, und Stärke erfüllt diese Voraussetzungen perfekt. In weiten Teilen versieht der Bericht Stärke leider mit negativen Konnotationen, erwähnt »veredelte Stärke«, die »ebenso wie gehärtete Fette, Zucker und Salz stark reduziert oder gemieden werden sollte«. Die Empfehlungen sind so ungenau, dass man sie leicht als Postulat einer kohlenhydratarmen und proteinreichen Ernährung (vom Atkins-Typ) interpretieren kann, die höchst gefährlich ist.

Ärzte erheben ihre Stimme

Ich sitze im wissenschaftlichen Beirat des Physicians Committee for Responsible Medicine (PCRM; www.pcrm.org), einer gemeinnützigen Organisation zur Förderung der Ethik und Wirksamkeit der Präventionsmedizin. Das PCRM hat die USDA und das HHS aufgrund der Richtlinien von 2010 mit folgender Begründung verklagt:

> *Das Problem ist die Wortwahl. Im Hinblick auf gesunde Nahrungsmittel, die man in größeren Mengen verzehren sollte, sind die Richtlinien eindeutig. Sie ermutigen zum Verzehr von Obst, Gemüse und Vollkornprodukten. Im Hinblick auf Nahrungsmittel (z. B. Fleisch und Käse), die reduziert werden sollten, verstecken sich die Richtlinien aber offensichtlich aus*

Angst, bestimmte Lebensmittelproduzenten zu verärgern, hinter biochemischen Begriffen anstatt konkrete Lebensmittel aufzulisten. So fordern sie dazu auf, weniger »Cholesterin«, »gesättigte Fettsäuren« und »gehärtete Fette« zu sich zu nehmen. Obwohl Milchprodukte in der Ernährung der US-Bürger für mehr als 30 Prozent der gesättigten (»schlechten«) Fettsäuren verantwortlich sind, verschleiern die Richtlinien dies, indem sie Milchprodukte als Einzelkategorien nennen, wie etwa Käse (8,5 Prozent), Butter (2,9 Prozent), Vollmilch (3,4 Prozent), fettreduzierte Milch (1,5 Prozent), milchhaltige Desserts (5,6 Prozent) und Pizza (5,9 Prozent), sodass ihr ungesunder Ernährungsbeitrag schwieriger erkennbar ist.[8]

Die PCRM forderte, die Portionsangaben in den Richtlinien so umzuschreiben, dass die Risiken des Fleisch- und Milchproduktverzehrs klarer daraus hervorgehen. Die Klage schloss auch Bedenken gegen Mitglieder des Beraterstabs ein, die enge Verbindungen zur Fleisch- und Milchindustrie hatten. So war ein Mitglied früher als Berater für McDonalds tätig, und ein anderes arbeitete für das Danone-Institut.[8]

Dies ist nicht das erste Mal, dass das PCRM die USDA und ihre Verbindung zur Agrarindustrie anprangert. 2001 hat unsere Organisation einen Gerichtsstreit gegen die USDA gewonnen, in dem es darum ging, den starken Einfluss der Fleisch-, Milch- und Geflügelindustrie auf die Ernährungspolitik der USA offenzulegen. Richter James Robertson entschied, die USDA verstoße gegen nationales Recht, indem sie Dokumente zurückhielt, die die Voreingenommenheit ihres Beraterstabs belegten.[9]

Unsere Organisation hat weitere Ungereimtheiten offengelegt wie etwa, dass rund 16 Milliarden Dollar Landwirtschaftssubventionen zu einem großen Teil in die Nahrungsmittel fließen, von denen wir laut der Empfehlungen derselben Behörde weniger essen sollen.[10]

Zum ursprünglichen Konzept der vier Nahrungsmittelgruppen der USDA von 1956, die später zur Ernährungspyramide weiterentwickelt wurde, hat das PCRM eine eigene Version erstellt.[11] Darin empfiehlt es täglich fünf oder mehr Portionen Vollkornprodukte, mindestens vier Portionen

Gemüse, mindestens drei Mal Obst und zwei Mal Hülsenfrüchte. Diese Richtlinien spiegeln den derzeitigen Wissens- und Forschungsstand zur Bedeutung von Ballaststoffen, zum Risiko von Cholesterin und Fetten und zur krankheitsvorbeugenden Wirkung vieler Nährstoffe, die sich ausschließlich in pflanzlicher Nahrung finden. Sie erklären zudem, dass Pflanzen erstklassige Protein- und Kalziumlieferanten sind. Daher müssen Fleisch und Milchprodukte, die früher als einzige Protein- und Kalziumquellen galten, nicht mehr notwendiger Teil der Ernährung sein. In Wahrheit sind sie aufgrund von Cholesterin, Fett, Chemikalien, Keimen und anderen Schadstoffe mit einer gesunden Ernährung nicht vereinbar.
Es ist noch viel zu tun, bis sich die USDA wieder vom »Ministerium der Agrarindustrie« zu seiner ursprünglichen Aufgabe als »Ministerium des Volkes« zurückentwickelt.

Das Blatt wendet sich

Lässt man einmal die beschriebenen Bedenken in Bezug auf Lobbyismus, Einflussnahme und Formulierungen beiseite, so lässt die Ernährungsrichtlinie von 2010 keinen Zweifel daran, welche Nahrungsmittel für uns am gesündesten sind und welche ungesund. Sie gibt vor, wie wir gesünder werden und unsere exorbitanten Gesundheitskosten senken können.
Die neuen Richtlinien verkünden nun offiziell, was ich seit nunmehr fast vier Jahrzehnten predige. Seit 1983 bis in die frühen 1990er-Jahre waren meine Bücher mit einfachen Ernährungslösungen zu komplexen Gesundheitsproblemen absolute Bestseller. In den frühen 1990er-Jahren riet mein Verleger, es wäre Zeit, meinen Stil zu ändern. Eine Redakteurin erklärte meine Bücher für veraltet. Neue Diätbücher würden eine proteinreiche, kohlenhydratarme Ernährung propagieren. »Dr. McDougall«, sagte sie, »bitte gehen Sie doch in Ihren zukünftigen Büchern auf diesen Trend ein.« Ich erinnerte sie daran, dass die gesamte ernstzunehmende Forschung den Verzehr von tierischen Produkten für Herzerkrankungen, Krebs, Diabetes und Übergewicht verantwortlich machte. Andererseits belege die Forschung der letzten 70 Jahre die gesundheitsfördernde Wir-

kung einer Ernährung auf Basis von Stärke, Gemüse und Obst. Ich erklärte ihr zudem, ich sei nicht im Buchgeschäft, allein um Geld zu machen, sondern um den Menschen zu besserer Gesundheit zu verhelfen. Nach sechs Bestsellern und über einer Million verkaufter Exemplare trennte ich mich also von meinem Verlag. Die Zeit gab der Redakteurin recht: Diät- und Ernährungsratgeber entwickelten sich genau in die von ihr vorhergesagte Richtung. Aber auch ich behielt recht, denn diese Ernährung macht die Menschen krank, während mein Ansatz gesund ist.

Ich freue mich, dass sich das Blatt nun endlich wendet und die USDA Gemüse ins Zentrum einer gesunden Ernährung gerückt hat. Jeder sollte sich dafür einsetzen, dass wir auf lange Sicht die Gesundheit der Menschen verbessern und Gelder, die derzeit an die Agrarindustrie verschwendet werden, für bessere Zwecke nutzen können.

Kapitel 6

Wir essen den Planeten zu Tode

Das Ziel meiner stärkereichen Ernährung ist es, Gesundheit und Wohlbefinden durch eine einfache Ernährungsumstellung sicherzustellen. Aber wie wohl können wir uns überhaupt angesichts verheerender Umweltzerstörungen fühlen? Neben Zivilisationskrankheiten wie Adipositas, Diabetes und anderen bedrohlichen Erkrankungen müssen wir uns Problemen mit unvorhersehbaren Auswirkungen wie dem Klimawandel und Umweltzerstörung stellen. Obendrein leidet ein großer Teil der Weltbevölkerung an Unterernährung und Hunger, während wir im Überfluss schwelgen. Aber wir sind in der glücklichen Situation, dass wir durch dieselbe Methode, mit der wir unsere Gesundheit bewahren, auch die Umwelt- und Ernährungsprobleme unseres Planeten lindern. Wir verbessern die eigene Gesundheit und können gleichzeitig die Welt ohne zusätzlichen Aufwand ein Stück besser machen.

Unsere Ernährung geht nicht nur uns selbst etwas an

Wer seinen Teller mit Fleisch, Geflügel, Meeresfrüchten, Eiern und Milchprodukten voll lädt, schadet nicht nur seiner eigenen Gesundheit. Was wie eine sehr persönliche Entscheidung aussieht, hat dramatische Auswirkungen, die über unsere unmittelbare Umwelt und unser Wohlergehen hinausgehen. Die Entscheidung, was wir essen, wirkt sich auf alle Lebewesen aus, die auf der Erde leben, und auf den Planeten selbst.

- Wir leiden immer häufiger an chronischen, ernährungsbedingten Zivilisationskrankheiten, die unsere Gesundheit schädigen. Vor allem verzehren wir zu viel Eiweiß, Fett und Cholesterin. (Auch unser Zucker- und Salzverzehr liegen zu hoch, doch dies ist bei Weitem nicht so gefährlich, wie der Verzehr tierischer Nahrungsmittel.)
- Gleichzeitig verpassen wir die Chance, die reichlich vorhandenen, gesundheitsfördernden Nahungsbestandteile wie Ballaststoffe und komplexe Kohlenhydrate aus pflanzlicher Nahrung zu nutzen.
- Wir häufen immense Staatsschulden an – auch aufgrund der Kostenlawine eines Gesundheitssystems, das sich um eine durch falsche Ernährung immer kränker werdende Gesellschaft kümmern muss.
- Tierische Nahrungsmittel sind eine der Hauptursachen für den Klimawandel. Durch die Art, wie wir unser Nutzvieh halten, schlachten und industriell verarbeiten, wird er weiter verschärft. Zudem produzieren die Tiere Unmengen an Methangas, das die Ozonschicht zerstört.
- Die Produktion tierischer Nahrungsmittel verschlingt einen Großteil der Ressourcen, die wir zur Ernährung der hungernden Bevölkerungen der Welt nutzen könnten. Zur Erzeugung von 1 Pfund Rindfleisch werden 7 Pfund Getreide verbraucht, für 1 Pfund Schweinefleisch 4 Pfund Getreide und für 1 Pfund Hühnerfleisch noch 2 Pfund Getreide.[1,2]

Die globale Gesundheitskrise

Wir stecken mitten in einer globalen Gesundheitskrise. Über 1,1 Milliarden Menschen sind übergewichtig, fast genau so viele – rund eine Milliarde – sind Hypertoniker (leiden an Bluthochdruck), 312 Millionen sind fettleibig und 197 Millionen leiden an Diabetes.[3] Als Folge dieser chronischen Krankheiten sterben 18 Millionen Menschen jährlich an Herzerkrankungen. Diese Krankheiten bringen die Opfer aber meist erst um, wenn sie ihr fortpflanzungsfähiges Alter überschritten und ihre ungesunden Gewohnheiten an die nächste Generation weitergegeben haben. Was für ein Teufelskreis …

Man sollte meinen, die führenden Politiker der Welt würden gemeinsam gegen diese Katastrophe menschlichen Leids kämpfen. Sie erkennen aber noch nicht einmal die Hauptursache dieses Leids an: die weltweite Abhängigkeit von Fleisch- und Milchprodukten. Schließlich profitieren Politik und Wirtschaft, wenn sie diese Wahrheit unter den Teppich kehren. Tatsächlich sind die Bemühungen, die Öffentlichkeit über das Problem aufzuklären und zu einem anderen Essverhalten zu bewegen, so gering, dass man meinen könnte, der Zusammenhang zwischen tierischer Nahrung und Zivilisationskrankheiten sei wissenschaftlich nicht eindeutig belegt. Doch genau das ist er und zudem in erschreckendem Ausmaß. Man muss kein Mediziner sein, um sie zu verstehen.

Umweltzerstörung

Mit unseren drastisch zunehmenden chronischen Erkrankungen gehen ständige und immer verheerendere Umweltkatastrophen einher. Man kann es überall beobachten: Wetterphänomene werden unberechenbarer, intensiver und zerstörerischer. An beiden Enden der Skala werden ständig neue Temperaturrekorde erreicht, Hurricanes, Tornados, Überschwemmungen und Dürren nehmen zu. Viele unserer wertvollsten Pflanzen- und Tierarten sind vom Aussterben bedroht. Krankheiten verbreiten sich. Ernten fallen aus. Wir treiben Raubbau mit unseren Ressourcen und lenken die Erde an den Abgrund. Viele Wissenschaftler warnen, dass unser Planet erst für den Menschen und dann für alle Lebewesen unbewohnbar werden wird, wenn wir nichts unternehmen.[4,5]

Manche sagen, unsere einzige Chance auf Rettung sei die radikale Verminderung der Weltbevölkerung von derzeit 7 Milliarden Menschen. Schwarzseher meinen, ein Atomkrieg oder eine Virus-Pandemie würden dies von selbst erledigen. Aber haben wir keine andere Wahl? Oder sollte man nicht zuerst weniger drastische Maßnahmen prüfen, wie das Ende der Abhängigkeit von tierischen Nahrungsmitteln? Wir könnten damit Zeit gewinnen und uns anderen drängenden Problemen widmen, beispielsweise der Abhängigkeit von fossilen Brennstoffen.

Viehzucht und globale Erwärmung

Es ist nichts Neues mehr, dass die Viehzucht eine wichtige Ursache der globalen Erwärmung ist. Sie ist für 17 Prozent der Treibhausgase verantwortlich. Das ist mehr als die 14 Prozent, die alle Transportarten weltweit beisteuern.[6] Warum richten wir unsere Aufmerksamkeit also nicht auf die größte und offensichtlichste Ursache unserer globalen Probleme?

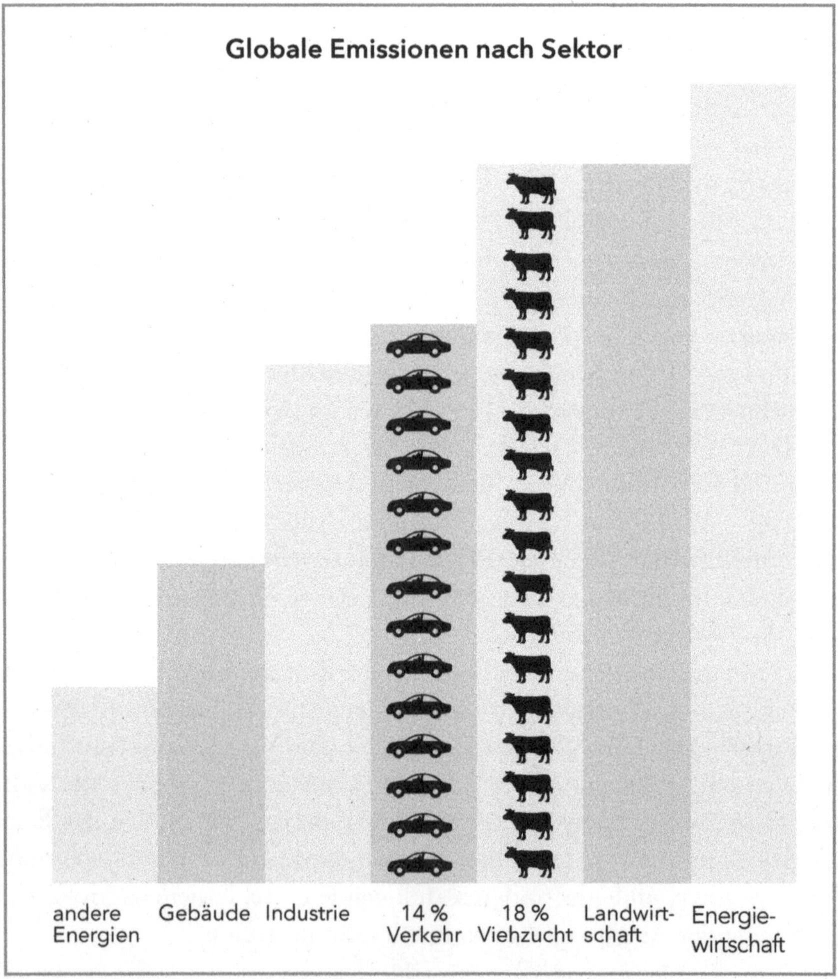

Der 2006 erschienene Bericht der Vereinten Nationen, *Livestock's Long Shadow: Environmental Issues and Options (Der lange Schatten der Viehzucht: Umweltprobleme und Lösungsansätze)*, schlussfolgert: »Die Viehwirtschaft hat einen beträchtlichen Einfluss auf die Wasser- und Landreserven der Erde, auf die Artenvielfalt, und sie trägt erheblich zum Klimawandel bei.«[6] Das Wort »vegetarisch« kommt auf den 407 Seiten des Berichts dennoch nur viermal vor, »vegan« überhaupt nicht. Eine aussagekräftige Diskussion der offensichtlichen Lösung des Problems wird vermieden.

Hennig Steinfeld lebt in Rom und ist Leiter der Abteilung Viehzuchtpolitik der Ernährungs- und Landwirtschaftsorganisation der Vereinten Nationen. Der studierte Agrarökonom arbeitet nun seit 15 Jahren im Bereich Landwirtschaft und Viehzuchtpolitik mit Schwerpunkt Umweltproblematik, Armut und Gesundheitswesen. Er ist zudem Mitautor des besagten UN-Berichts. Man sollte vermuten, dass Dr. Steinfeld im Zuge seiner Arbeit Erkenntnisse über Ursache und Wirkung des globalen Problems erlangt hat. Er kommentiert: »Die Viehzucht ist einer der Hauptverursacher der heutigen schweren Umweltprobleme. Um die Situation zu verbessern, sind dringend Maßnahmen erforderlich …« Die Weltbevölkerung dazu zu ermutigen, sich vegan zu ernähren, erscheint ihm aber offenbar keine machbare Lösung.[7]

Auswirkungen der Viehwirtschaft auf die Umwelt

- Die Viehwirtschaft ist für 17 Prozent der weltweiten Treibhausgase (CO_2-Äquivalente) verantwortlich. Der gesamte weltweite Verkehr kommt nur auf 14 Prozent.

- Die Viehwirtschaft produziert zudem andere toxische Gase wie Distickstoffmonoxid, Methan und Ammoniak.

- Das Treibhauspotenzial von Distickstoffmonoxid liegt 296-mal höher als das von Kohlendioxid, das von Methan ist 23-mal höher.

Landschäden

- Weidendes Vieh belegt etwa 26 Prozent der eisfreien Landmasse der Erde. Ein Drittel der verfügbaren Landmasse wird zudem genutzt, um das für die Viehzucht nötige Futter zu produzieren.

- Die Rodung der Wälder zur Gewinnung neuer Ackerfläche ist der Hauptgrund der Entwaldung. In Lateinamerika sind 70 Prozent des Regenwaldes der Schaffung von Weideland zum Opfer gefallen. Diese Wälder sind aber als »Lunge der Erde« notwendig, um die Treibhausgase aus der Atmosphäre zu filtern.

Wasserschäden

- Die Viehzuchtindustrie ist einer der größten Wasserverbraucher. Außerdem trägt sie zum übermäßigen Algenwachstum, zum Sinken des Sauerstoffgehalts in den Gewässern und zur Erosion der Korallenriffe bei.

- Die Viehzucht verschmutzt das Wasser mit den Exkrementen der Tiere, mit Antibiotika, Hormonen, Chemikalien aus Gerbereien und den beim Anbau von Futterpflanzen eingesetzten Pestiziden.

- Die Viehzucht ist in den USA für 55 Prozent der Bodenerosion und Sedimentation verantwortlich, für 37 Prozent der Pestizide, 50 Prozent der Antibiotika und ein Drittel des Stickstoffs und Phosphors, der die Trinkwasserquellen verschmutzt.

- Die verbreitete Überweidung stört den Wasserkreislauf und reduziert so die Wasserreserven über und unter der Erde.

Artenverlust

– Die Beweidung großer Landflächen in Kombination mit der Erschöpfung der Nutzpflanzen trägt zum Aussterben von Pflanzen- und Tierarten bei, die dem Konkurrenzdruck nicht standhalten.

Quelle: *Livestock's Long Shadow: Environmental Issues and Options*, United Nations, 2006[6]

Dr. Steinfeld versäumt es leider, einen Grund zu nennen, warum diese Lösung nicht umsetzbar ist. Stattdessen empfiehlt der Bericht ein besseres Weide-, Dünge- und Bewässerungsmanagement und eine Futteränderung, um die toxischen Fäkal- und Gasausscheidungen von Kühen, Schweinen und Schafen zu verringern. Wie bitte? Wir stellen die Ernährung unseres Nutzviehs um, aber bloß nicht unsere eigene? Dieser Bericht wird in der Tat keinem Bauchschmerzen bereiten, seine Empfehlungen werden aber auch keinen signifikanten Effekt erzielen.

Nur 3,2 Prozent der US-Bevölkerung – etwa 7,3 Millionen Menschen – bezeichnen sich als Vegetarier. (2014 waren es laut dem Institut für Demoskopie Allensbach in Deutschland 7,8 Prozent). Die meisten von ihnen verzehren Milch, Käse und Eier.[8] Nur etwa 0,5 Prozent der US-Bevölkerung, etwa 1 Million Menschen, leben vegan und verzichten auf jegliche Tierprodukte. (In Deutschland liegt der Anteil auch unter 0,5 Prozent, etwa 700 000 Deutsche ernähren sich vegan.). Weitere 10 Prozent der Erwachsenen, also 22,8 Millionen US-Amerikaner, ernähren sich laut eigener Aussage vorwiegend vegetarisch. (Auch in Deutschland sind etwa 11 Prozent der Bevölkerung sogenannte Flexitarier, die sich vorwiegend vegetarisch ernähren.) Es ist wissenschaftlich belegt, dass steigende Zahlen vegan oder vegetarisch lebender Menschen *deutliche Effekte* erzielen.

Bei einigen führenden Persönlichkeiten der USA bahnt sich ein Wandel an. Was haben Bill Clinton, Steve Wynn, John Mackey und Mike Tyson gemeinsam? Diese vier einflussreichen Persönlichkeiten haben sich öffentlich zu einer veganen Ernährung bekannt.[9] Ansonsten haben der

Expräsident, der Hotel-Tycoon, der Einzelhandelsunternehmer und der Exboxstar wenig gemeinsam. Nun könnte man ein solch öffentliches Bekenntnis für leichtsinnig halten. Gemeinhin gelten Veganer als schwach. Man denkt sofort an blasse, lustlose Ökos, die im Bioladen versauern. Aber diese vier Männer müssen einen Grund haben, sich gegen dieses Vorurteil zu wenden und es auch noch zu widerlegen. Ich vermute, zumindest einer ihrer Gründe war der persönliche Gewinn. Je älter wir werden und je stärker unsere Gesundheit nachlässt, desto wichtiger wird ein Jungbrunnen. Viele Menschen verändern ihr Leben drastisch, und manche ersetzen sogar Hamburger und Speck durch Gerste und Bohnen.

Bevölkerungsexplosion

Bis kurz vor Ende des 20. Jahrhunderts ernährten sich weltweit geschätzt zwei Milliarden Menschen vorwiegend von tierischer Nahrung, während sich zweimal so viele Menschen – rund vier Milliarden – hauptsächlich von pflanzlicher Nahrung ernährten.[10] Diese Zahlen verändern sich rapide. Man schätzt, dass die Weltbevölkerung bis Mitte des 21. Jahrhunderts auf neun Milliarden Menschen anwächst – ein Wachstum von sechs Millionen Menschen pro Monat. Gleichzeitig steigen die Einkommen in den Entwicklungs- und Schwellenländern, vor allem in China, Indien, Brasilien und Argentinien. Damit steigt aber auch der Konsum von teurem Fleisch, Milchprodukten und verarbeiteten Nahrungsmitteln. Diese Lebensmittel sind in mehrfacher Hinsicht kostspielig, denn sie sind nicht nur in Produktion und Erwerb teurer, sondern belasten die Umwelt stärker und verursachen mehr Gesundheitsprobleme.

Man schätzt, dass die Erde rund eine bis zwei Milliarden nach US-Lebensstandard (an Einkommen, Gesundheit, Nahrung, persönlicher Würde und Freiheit) lebende Menschen ernähren kann.[11] Der Anteil der USA würde 100 bis 200 Millionen ausmachen. Die Weltbevölkerung beträgt aber bereits sieben Milliarden, die der USA 312 Millionen. Bei der derzeitigen Wachstumsrate benötigten wir vier Erden oder mehr, um allen diesen Lebensstandard zu ermöglichen und sie nach typisch amerikanischer oder europäischer Ernährungsweise zu ernähren.[12] Uns bleiben drei Möglichkeiten zur Lösung der weltweiten Überbevölkerung: Geburtenkontrolle (für die meisten nicht akzeptabel), Steigerung der Agrarproduktion oder einen Ernährungswandel.

1978 setzte China eine Ein-Kind-Politik durch, um die sozialen, ökonomischen und ökologischen Probleme des Landes zu lindern. Man schätzt, dass diese Politik in den letzten 30 Jahren 400 Millionen Geburten verhindert hat.[13] Die Weltbevölkerung so zu reduzieren, würde massive Investitionen in die pränatale Medizin und die Geburtenkontrolle erfordern. Selbst wenn die Menschheit die Fortpflanzung völlig einstellte, würde eine Halbierung der Weltbevölkerung länger als zwei Generationen dauern. Kriege, Hunger und Krankheiten könnten dies beschleunigen, aber diese Katastrophen gilt es schließlich zu vermeiden. Freiwillige Bevölkerungskontrolle allein ist zu langwierig, um den Planeten zu erhalten.

Wäre es nicht möglich alle durch eine gesteigerte Agrarproduktion zu ernähren? Die Nahrungsproduktion wurde zwar in den letzten 50 Jahren stark erhöht, aber diese Maßnahmen können angesichts des Klimawandels nicht so weitergehen. In Russland haben Brände Hunderttausende Hektar Getreide zerstört. Kanadas Weizenernte wurde durch starke Regenfälle dezimiert. In Argentinien verdorrte die Sojaernte. In Australien vernichteten Fluten einen Großteil der Weizenernte. Zunehmend unberechenbare Wetterverhältnisse machen langfristige Agrarplanung fast unmöglich.

Durch unseren Umgang mit Nahrungspflanzen forcieren wir den Nahrungsmangel weiter. Derzeit wird ein Drittel der Maisernte der USA zur Produktion von Bioethanol verwendet. Wir können und müssen unseren Äckern weiterhin möglichst viele gesunde Kalorien abpressen. Aber selbst bei weiterer Produktionssteigerung ist es unmöglich, die steigenden Bedürfnisse der Viehzucht mit unseren Agrarressourcen zu decken.

Hunger tötet nicht, der Mensch tötet

In den letzten Jahren konnten wir beobachten, wie sich die Menschen im Nahen Osten und in Nordafrika von Ägypten bis Libyen gegen ihre

Machthaber erhoben. Ihr Antrieb war der Kampf ums tägliche Überleben, der Kampf, ihre Familien mit einem minimalen Einkommen zu ernähren. Hunger ist aber nicht nur eine Bedrohung für die Gesundheit des Einzelnen oder der Bevölkerung. Er bedroht die Stabilität und Sicherheit der ganzen Welt, auch fernab dieser politisch instabilen Länder.

Der Nahe Osten und Nordafrika galten einst als Kornkammer der Welt. Dennoch haben Millionen von Menschen dort heute nicht genug zu essen. 2009 berichtete UNICEF, dass 30 Prozent der Kinder in einem halben Dutzend Länder Nordafrikas und des Nahen Ostens aufgrund von Mangelernährung an Wachstumsstörungen leiden.[14] Die UN verkündete 2011, der Brotpreis habe weltweit ein Rekordhoch erreicht. Derzeit drohen weltweit fast eine Milliarde Menschen zu verhungern, da die Preise für Grundnahrungsmittel wie Reis, Mais und Weizen ihr mageres Einkommen von weniger als einem Euro am Tag weit übersteigen.

In einer Welt, in der fast die Hälfte der Bevölkerung drastisch unterernährt ist, während die andere Hälfte sich krankhaft überernährt und teils zu Tode isst, läuft etwas grundlegend falsch. Das Vernünftigste wäre, wenn diejenigen, die im Überfluss leben, diesen Überfluss mit den Bedürftigen teilten. Und es gibt sogar eine einfache Möglichkeit, dies zu tun, ohne Lebensmittel kostspielig um die Welt zu transportieren. Würden diejenigen, die im Überfluss leben, sich für eine stärkebasierte Ernährung entscheiden, wären ausreichend Reis, Mais, Weizen und Kartoffeln (die heute als Tierfutter genutzt werden) übrig, um die gesamte Weltbevölkerung ausreichend, wenn nicht sogar großzügig, mit Nahrung zu versorgen.

Tatsächlich würde die Umnutzung von Weide- zu Ackerland unsere Nahrungsressourcen mindestens versiebenfachen: Feldfrüchte wie Kartoffeln liefern bis zu 17-mal mehr Kalorien als Vieh auf derselben Fläche.[15] Der Verbrauch fossiler Brennstoffe in der Lebensmittelproduktion könnte um den Faktor 40 gesenkt werden, bedenkt man, dass die Produktion von 1 Kilokalorie Energie aus stärkehaltigem Gemüse etwa 2 Kilokalorien fossiler Energie verbraucht (Verhältnis 1:2). Das Verhältnis bei Rindfleisch liegt teils bei 1:80.[16] Die durch falsche Ernährung entstehenden Zivilisationskrankheiten gingen zurück, die Gesundheitskosten sinken, und wir könnten einen Großteil der Menschheit vor dem Verhungern retten.

Die Suche nach Antworten und die einzige Lösung

Regierungen, Unternehmen, Gruppen und einzelne Menschen sehen eine Lösung für unsere Umweltprobleme durch das Senken des Verbrauchs von fossilen Brennstoffen – Kohle, Öl und Gas – und durch die Vermeidung von Industrieabfällen. Gleichzeitig erklären wir chronischen Krankheiten durch Kampagnen gegen Rauchen, Alkohol und Drogen, giftige Chemikalien und Infektionskrankheiten den Kampf. Wo aber bleiben die Bemühungen, die Ernährung zu ändern?

All diese Probleme könnten wir auf einen Streich lösen. Wir müssten das essen, was der Mensch lange als gesund kannte: Stärke und pflanzliche Nahrung. *Was wir essen* ist die Grundlage der Gesundheit des Menschen und der Erde. Besonders unsere Abhängigkeit von tierischen Lebensmitteln führt den Einzelnen wie die Umwelt ins Verderben. Nahrung ist reichlich vorhanden. Wir müssen uns nur für die stärkereiche entscheiden. Eine weltweite Hinwendung zu einer stärkebasierten Ernährung würde über Nacht Wirkung zeigen. Getreide, Hülsenfrüchte und Knollengemüse, die heute verfüttert werden, könnten zur Linderung des Welthungers genutzt werden. Unsere Abhängigkeit von fossilen Brennstoffen wird reduziert und die Umwelt entlastet. Sinkende Gesundheitskosten könnten zudem die Finanzminister vieler Länder aufatmen lassen.

Indem Sie Ihr persönliches Ziel verfolgen, ein paar Pfunde (oder sogar einige Dutzend Kilos) zu verlieren, Ihren Blutdruck und Blutzucker unter Kontrolle zu bringen, zukünftig auf Medikamente verzichten zu können oder den Kampf gegen Krebs aufzunehmen, ihre Depression zu lindern, wieder mehr Energie zu haben oder schlicht im Sommer sich wieder im Badeanzug wohl zu fühlen, leisten Sie der Umwelt einen großen Dienst. Wenn Sie glauben, Sie seien egoistisch, weil Sie sich um sich selber sorgen, bedenken Sie die Auswirkungen, die Ihr Handeln für Ihre Kinder, Enkelkinder und folgende Generationen hat. Wenn Sie einmal mit sich hadern und Gefahr laufen, wieder in alte Gewohnheiten zu verfallen, bedenken Sie, wie weit Sie gekommen sind und was Sie bereits bewirkt haben.

Mit Ihrer Ernährungsumstellung helfen Sie Milliarden Menschen. Sie helfen dem gesamten Planeten.

Stimmen Sie mit Ihrem Essen für eine bessere Welt

- Tun Sie etwas gegen den Hunger in der Welt: Essen Sie kein Fleisch mehr.
- Tun Sie etwas gegen die Umweltverschmutzung: Essen Sie keine Milchprodukte mehr.
- Tun Sie etwas gegen die Zerstörung der Ozeane: Essen Sie keinen Fisch mehr.

TEIL 2

Die häufigsten Fragen zu Lebensmitteln

Kapitel 7

Wenn Freunde fragen: Woher bekommst du Eiweiß?

Wie viel Eiweiß (Proteine) brauchen wir wirklich, und welche Proteine sind am besten? Diese Fragen sind der Kern endloser Debatten über den besten Weg zu dauerhaftem Gewichtsverlust und Gesundheit.
In den letzten 150 Jahren ist das Pendel immer hin und her geschwungen. Mal wurde eine extrem proteinreiche Ernährung propagiert, dann galt wieder proteinarme Nahrung als Gesundheitsgarant. Immer aber steht noch eine zweite Frage im Raum: Sollten die verzehrten Proteine tierischer oder pflanzlicher Herkunft sein?
Mittlerweile gibt eine solide Grundlagenforschung die einfache Antwort: Eine Ernährung mit ausreichendem, aber nicht übermäßigem Anteil an pflanzlichen Proteinen ist am besten. Aber warum sollte man sich von Fakten ablenken lassen. Die fleisch- und käseliebende Öffentlichkeit glaubt weiterhin an die mythischen Segnungen einer proteinreichen Ernährung. Horden von Ernährungsgurus verbreiten weiter eine falsche Botschaft.

Spielen Werbung und Wirtschaft eine Rolle?

Eine angeborene Vorliebe für Fleisch und Milchprodukte ist in Wahrheit nicht die Triebfeder des Proteinmythos. Zwar lieben viele Menschen den Geschmack dieser Lebensmittel, obwohl sie Fleisch wahrscheinlich weniger mögen würden, ließe man Salz, Zucker und Gewürze (wie Würzsaucen, die den faden Fleischgeschmack erst überdecken) einmal weg.

Aber wesentlich stärker als die schmackhaft machenden Gewürze, haben die Milliarden, die die Lebensmittelindustrie in die Werbung pumpt, dafür gesorgt, dass unser Hunger auf Rind- und Schweinefleisch, Geflügel sowie Eier, Milch und Käse nicht abebbt. Die Industrie wird zudem von Staat und Werbung unterstützt. Gemeinsam sorgen sie dafür, dass wir diese Lebensmittel für gesund halten. Tierische Nahrungsmittel sind ein großes Geschäft. Die Profiteure arbeiten mit denselben Methoden, die zahllose Menschen dazu gebracht haben, gegen ihr besseres Wissen mit dem Rauchen anzufangen, und ihnen das Aufhören unendlich erschweren. Fakten haben dem leider wenig dagegenzusetzen.

Volksmeinung ignoriert Wissenschaft

Die verzehrte Proteinmenge und die Quelle dieser Proteine sind international sehr unterschiedlich. In den meisten ländlichen Gebieten Asiens nehmen die Menschen täglich zwischen 40 bis 60 Gramm Eiweiß zu sich – vorwiegend aus Reis, anderen Stärkelieferanten und Gemüse.[1] In den westlichen Industrienationen versorgen Fleisch und Milchprodukte die Menschen täglich mit 100 bis 160 Gramm Proteinen – viermal so viel wie in Asien. Bei einer proteinreichen Diät (wie der Atkins-Diät) kann die Proteinmenge bei 200 bis 400 Gramm pro Tag liegen – das entspricht der Menge, die Eskimos, die gezwungenermaßen hauptsächlich von Meeressäugern lebten, früher zu sich nahmen.[2] *Bei proteinreicher Ernährung nehmen die Menschen also zehnmal so viel Proteine zu sich als diejenigen, die bei geringsten Proteinmengen gesund bleiben.*

Einer der frühesten Verfechter einer proteinreichen Diät war der deutsche Physiologe und Ernährungswissenschaftler Carl von Voit (1831–1908). Nach einer Studie mit Arbeitern, die täglich 3100 Kilokalorien zu sich nahmen, schlussfolgerte er unter anderem, Menschen sollten täglich 118 Gramm Proteine zu sich nehmen. Diese Zahl nannte er in seiner Ernährungsempfehlung, das als *Voit'sches Kostmaß* bekannt wurde. Sie liegt zwar innerhalb des Rahmens der typisch westlichen Ernährung, aber etwa doppelt so hoch wie die übliche Tagesaufnahme eines gesunden Asiaten.

Wie kam von Voit zu seinem Ergebnis? Da die von ihm beobachteten Arbeiter harte Arbeit leisten und ihre Einkommen verbessern konnten, ging er davon aus, dass sie sich instinktiv mit der richtigen Proteinmenge aus den besten Proteinquellen versorgten, um ihre Gesundheit und Arbeitskraft optimal zu erhalten. Andere Wissenschaftler in Europa und Amerika machten ähnliche Studien mit Arbeitern, die genug verdienten, um sich Fleisch leisten zu können, und zogen ähnliche Schlüsse. Sie empfahlen eine Ernährung mit 100–189 Gramm Eiweiß am Tag.[1,3,4] Diese »Wissenschaft« basierte auf der Annahme, der Mensch entscheide sich bei freier Wahl immer für die beste Ernährung.

Natürlich wurde damals auf Basis von Beobachtung und Hypothese geschlussfolgert und nicht nach heute anerkannten wissenschaftlichen Standards. Es wurden keine Experimente durchgeführt, kein Vergleich zu einer Kontrollgruppe weniger wohlhabender Europäer oder Amerikaner durchgeführt, die sich überwiegend von pflanzlichen Proteinen gesund ernährten.[1,4] Ebenso ließ man bei Festlegung der empfohlenen Proteinmenge Hunderte Millionen weniger wohlhabende Menschen außer acht, die in Asien, Afrika, Zentral- und Südamerika lebten und arbeiteten und deren Ernährung weniger als die Hälfte der von von Voit empfohlenen Proteinmenge enthielt (sowie kaum Fleisch oder Milchprodukte).

Wer denkt, diese Forschungsmethoden seien verlässlich, kann einmal seine eigene Untersuchungsreihe starten und beobachten, was Menschen im Supermarkt oder im Restaurant wählen. Wovon ernähren sich mehr als eine Milliarde Menschen? Von Eiscreme, Donuts und Schokoriegeln, und sie gehen zu McDonalds, Burger King und Pizza Hut. Müssen wir also annehmen, dass diese Menschen sich naturgemäß den Lebensmitteln zugewandt haben, die ihren Nährstoffbedarf am besten decken? Sollten wir unsere Nährstoffempfehlungen danach ausrichten? Die derzeitige Epidemie an Übergewicht, Typ-2-Diabetes, Herzerkrankungen und Krebs beweist ohne jeden Zweifel, dass wir *nicht* so veranlagt sind, immer nur das für uns beste, gesündeste Essen zu wählen.

Am Ärgerlichsten ist es aber, dass fast jede Studie des letzten Jahrhunderts zu anderen Ergebnissen kommt als von Voit, seine erhöhten Proteinmengen sich aber bis heute in Nährstoffempfehlungen wiederfinden.

Chittenden lag schon vor einem Jahrhundert richtig

Von Voits voreingenommene und von seinen Kollegen gestützte Haltung Ende des 19. Jahrhunderts hätte bereits 1904 ad acta gelegt werden müssen. Damals veröffentlichte Russell Henry Chittenden, Professor für Physiologische Chemie an der Yale University, seine Forschungsergebnisse zum Proteinbedarf in seinem Buch *Ökonomie in der Ernährung*.[4]

Chittenden vertrat die Ansicht, von Voit habe Ursache und Wirkung verwechselt: Die Menschen wurden nicht wohlhabender, weil sie sich proteinreich ernährten, sondern aßen Fleisch und andere proteinreiche Nahrung, weil sie es sich leisten konnten. Chittenden schrieb vor über 100 Jahren: »Wir sind Gewohnheitstiere, und unser Gaumen ist angenehm erregt von reichhaltiger tierischer Nahrung mit hohem Proteingehalt. Wir sollten uns fragen, ob unsere Ernährungsgewohnheiten nicht eher von unserem Gaumen als von wissenschaftlichen Argumenten oder tatsächlichen physiologischen Anforderungen bestimmt sind.«

Chittenden forderte, die Wissenschaft müsse ein für alle Mal den Mindestbedarf an Proteinen für eine gesunde Ernährung festlegen. Weiter deutete er an, dass ein Proteinverzehr über diese Menge hinaus besonders an Leber und Nieren zu Schäden führen könne. Er erklärte: »Fette sowie Kohlenhydrate werden im Körper, sobald sie oxidiert sind, schließlich zu einfachen gasförmigen Stoffen verbrannt … [und werden] schnell und einfach ausgeschieden … oxidierte Proteinnahrung ergibt eine Reihe kristalliner Stickstoffverbindungen, die schließlich über die Nieren abgebaut werden müssen. [Diese stickstoffbasierten Protein-Nebenprodukte] – häufig als Toxine bezeichnet – bewegen sich frei im Körper und können das System möglicherweise schädlich beeinflussen oder, falls temporär angelagert, einen spezifischen oder lokalen Einfluss haben, der nach ihrer schleunigen Entfernung verlangt.«

Mit diesen wenigen Worten fasste Chittenden die schädliche Wirkung der Ernährung auf Basis von Fleisch, Geflügel, Fisch und Milchprodukten zusammen, die bis heute viel zu wenige Ärzte verstehen. Mehr über Proteine und andere Toxine, die in tierischer Nahrung stecken, erfahren Sie in Kapitel 3.

Die Chittenden-Experimente

Sein erstes Experiment zur Festlegung des minimalen Proteinbedarfs führte Chittenden im Selbstversuch durch. Neun Monate lang nahm er nur ein Drittel der Proteinmenge, die von Voit empfahl, zu sich. In dieser Zeit verlor er 10 Prozent seines Körpergewichts (von 65 Kilogramm auf 58 Kilogramm). Seine Gesundheit blieb stabil, und er beschrieb sein Wohlbefinden mit den Worten: »Seltener auftretende Müdigkeit und Muskelverspannungen als in den vorherigen Jahren bei vollerer Ernährung.« Seine Arthritis im Knie verschwand ebenso wie seine periodischen »üblen Kopfschmerzen« und Anfälle von gallenkolikartigen Bauchschmerzen. Chittenden war bei nur 40 Gramm Eiweiß pro Tag geistig wie körperlich voll leistungsfähig.

Chittenden führte weitere wissenschaftliche Studien durch, bei denen er neben dem täglichen Essverhalten Urinproben seiner Probanden (zu denen er selbst gehörte) untersuchte, um den Proteinstoffwechsel zu analysieren. Da er sich gegen die Überzeugungen der Zeit wandte, ging er sehr sorgfältig vor. Er führte drei Beobachtungsstudien durch, um diese Ernährung unterhalb der damaligen Proteinempfehlung auf die Probe zu stellen.

Die erste Studie umfasste eine Gruppe von fünf Männern die an der Yale Universität arbeiteten. Sie waren aktiv, aber ihre Arbeit erforderte keine starke Muskelbelastung. Nach 6 Monaten mit einer Aufnahme von nur 62 Gramm Eiweiß pro Tag blieben die Probanden gesund und hatten eine positive Stickstoffbilanz – ein Indikator für einen ausgeglichenen Proteinstoffwechsel.

Die zweite Studie untersuchte 13 männliche Freiwillige des Hospital Corps der US-Marine. Ihre Arbeitsbelastung wurde als moderat beschrieben, mit wöchentlich einem Tag intensivem Fitnesstraining. Mit 61 Gramm Eiweiß pro Tag blieben die Männer über den Untersuchungszeitraum gesund.

Die letzte Studie umfasste acht Athleten, die in Yale studierten, darunter einige Hochleistungssportler. Die Studenten nahmen durchschnittlich 64 Gramm Proteine am Tag zu sich und behielten ihr Sportprogramm bei. Ihre athletische Leistungsfähigkeit verbesserte sich laut ihrer Aussagen um erstaunliche 35 Prozent.

1904 folgerte Chittenden, dass 35 bis 50 Gramm Eiweiß am Tag ausreichen, um einen Erwachsenen gesund und körperlich fit zu halten. Zahllose Studien der letzten 100 Jahre haben die Ergebnisse Chittendens immer wieder bestätigt, aber bekannt ist dies kaum. Und so herrscht weiterhin der Irrglaube: Je mehr Eiweiß, desto besser.

40 bis 60 Gramm Eiweiß reichen aus

Chittendens Schlussfolgerungen sind auch 100 Jahre später noch korrekt. Wir benötigen Eiweiß zur Erneuerung unserer Zellen, zur Hormonsynthese und zur Reparatur und Erneuerung alten Gewebes. Aber wie viel benötigen wir? Durch Verlust toter Hautzellen und anderem Gewebe sowie weiteren Prozessen verlieren wir pro Tag etwa 3 Gramm Proteine.[5] Rechnet man andere physiologische Notwendigkeiten wie Wachstum und Reparaturen hinzu, zeigen Berechnungen, dass der tägliche Bedarf bei 20 bis 30 Gramm liegt.[6,7] Dieser lässt sich durch pflanzliche Proteine decken.[1] Das US-Landwirtschaftsministerium (USDA), die WHO und alle anderen internationalen Gesundheitsorganisationen empfehlen Proteinmengen von 40 bis 60 Gramm für erwachsene Männer und Frauen, was sehr nah an Chittendens Ergebnissen liegt. Dennoch bleiben diese wohlinformierten Entscheidungsträger erstaunlich blind, wenn es um die Frage geht, ob es pflanzliche oder tierische Proteine sein sollten.

Zusammenfassung der Proteinempfehlungen (Gramm pro Tag)

Proteinreiche Diäten (z. B. nach Atkins)	200 bis 400
Typische Eskimo-Ernährung	200 bis 400
Voit'sches Kostmaß	118
Wissenschaftler Ende des 19. Jh.	100 bis 189
Typische westliche Ernährung	100 bis 160
USDA/WHO/andere Gesundheitsorganisationen	40 bis 60
Typische reisbasierte Ernährung im ländlichen Asien	40 bis 60
Chittenden	35 bis 50
McDougall	30 bis 80

Pflanzliche kontra tierische Proteine

Proteine bestehen aus 20 Aminosäuren, die in verschiedener Reihenfolge zu Ketten verbunden sind – ähnlich wie unsere Wörter aus den 26 Buchstaben unseres Alphabets zusammengesetzt sind. Pflanzen und Mikroorganismen sind in der Lage, alle 20 Aminosäuren zu synthetisieren, wir Menschen aber nur 12 davon. Man nennt diese 12 Aminosäuren »nicht essenziell«. Die restlichen acht Aminosäuren nennt man »essenzielle« Aminosäuren, da wir sie nur über die Nahrung aufnehmen, aber nicht selbst herstellen können.

Wenn wir essen, spalten die Magensäure und die Enzyme des Darmtrakts die Proteinmoleküle wieder in einzelne Aminosäuren auf. Der Körper nimmt sie in den Blutkreislauf auf und setzt sie dann zu neuen Proteinen zusammen. Diese neu geformten Proteine helfen uns, Zellen zu regenerieren, Enzyme für biochemische Reaktionen zu erzeugen und Hormone herzustellen, die Signale zwischen Zellen übertragen und andere lebenserhaltende Aufgaben übernehmen.

Da sie eine reiche Quelle komplexer Proteine sind, decken Pflanzen den Proteinbedarf der größten Säugetiere der Erde wie Elefanten, Flusspferde, Giraffen und Rinder locker ab. Sie alle ernähren sich vegetarisch. Wenn Pflanzen aber in der Lage sind, selbst den Proteinbedarf dieser riesigen Säugetiere zu decken, sollten sie dann nicht unseren Bedarf ebenfalls decken können? Genau das tun sie.

McDougall-Star

Donna Byrnes, Project Managerin Informationssysteme im Ruhestand, Amelia Island, Florida, USA

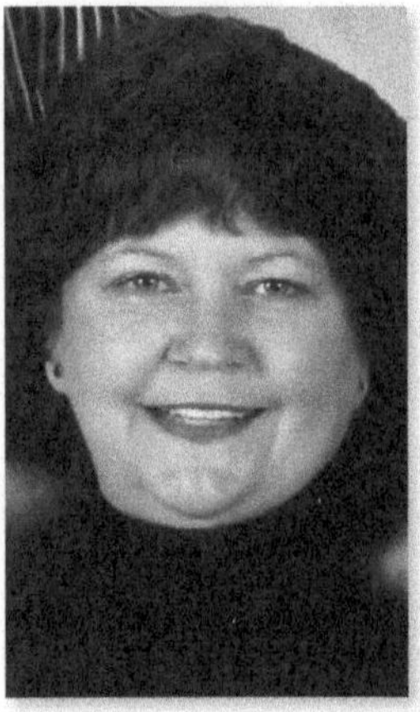

Ich wuchs in einem Vorort von New York City auf mit der typisch amerikanischen Ernährung aus Fleisch, Kartoffeln, Fertignahrung und Wurstaufschnitt. Noch bevor ich erwachsen war, war ich übergewichtig, verstopft und bekam Arthritis. Ab dem Teenageralter probierte ich über 20 Jahre lang alle Diäten, von proteinreich bis Low Carb, von Trennkost über fettarm und zuckerfrei bis hin zu einer vegetarischen Ernährung – immer mit dem Jo-Jo-Effekt.

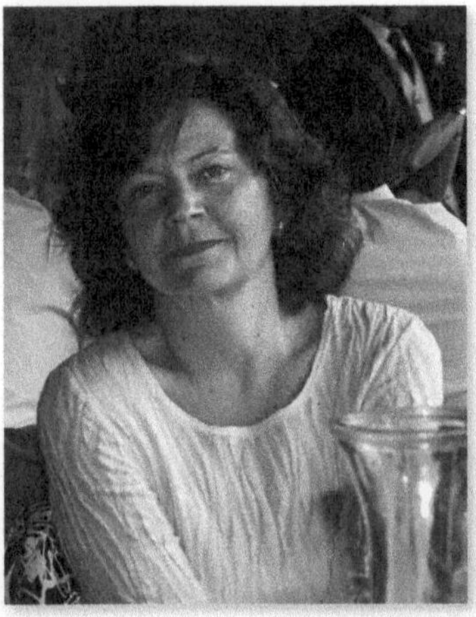

Als ich über 40 war, ließ meine Gesundheit rapide nach, es kam ein Problem nach dem anderen, bis mir schließlich alles weh tat – die Zehen schmerzten, ich hatte Arthritis in den Knien, im Bett schmerzten die Hüften, ich litt an Verstopfung, Gallenproblemen und Kopfschmerzen. Dazu kam eine Costochondritis, Hitzewallungen und Stimmungsschwankungen. Meine Gewichts- und Gesundheitsprobleme wurden immer zahlreicher und massiver. Wenn ich mich morgens nach einer schlechten Nacht aus dem Bett quälte, horchte ich auf neue Schmerzen. Wie konnte ich mich mit Mitte 40 so alt fühlen? Die Ärzte rieten mir, weniger zu essen. Sie berieten mich nicht in Ernährungsfragen, und ich wollte keine Medikamente nehmen. Ich fühlte mich wie ein physisches Wrack und war schließlich auch emotional am Ende.

Also suchte ich anderweitig nach Hilfe. Als ich auf der Website von Dr. McDougall landete, war mir sofort klar, dass er anders war. Er schlug keine Diät vor, um Gewicht zu verlieren, sondern riet stattdessen zu einer pflanzenbasierten, fettarmen, ganzheitlichen Ernährung. Beim Anblick der Seiten voller Kartoffeln, Reis, Pasta, Gemüse und Obst dachte ich: »Das kann ich!«

Zuerst ließ ich Fleisch und Alkohol weg, was mir ganz leicht fiel. Dann ließ ich Milchprodukte und Öle links liegen. Mein Körper reagierte sofort. Meine quälenden Gesundheitsprobleme fielen nach und nach von mir ab, ich fühlte mich besser und konnte wieder mehr tun. Es gab Tage völlig ohne Schmerzen, und ich konnte wieder durchschlafen. Meine Kopfschmerzen und Hitzewallungen verschwanden, die Gallenkoliken hörten auf, und die Costochondritis gab sich. Mit jeder Umstellung wurde ich energiegeladener, glücklicher und gesünder.

Als ich 35 Kilogramm verloren hatte, begann ich mit Sport. Heute hüpfe ich morgens erfrischt aus dem Bett und freue mich auf den neuen Tag. Im Februar 2008 turnte ich auf Costa Rioca bei einem McDougall-Adventure durch die Baumwipfel, letzte Woche war ich auf Wandertour entlang der Küste Oregons, und als Nächstes stehen Klettern und Wildwasserrafting im Grand Canyon an.

Was hat uns so durcheinander gebracht?

Das Missverständnis, tierische Proteine seien von besserer Qualität als pflanzliche Proteine, geht auf eine Studie von Lafayette B. Mendel und Thomas B. Osborne aus dem Jahr 1914 zurück. Darin untersuchten sie den Proteinbedarf von Laborratten, oder genauer, den Einfluss von tierischen und pflanzlichen Proteinen auf deren Wachstum.[8]

Mendel und Osborne fanden heraus, dass Ratten stärker und länger wuchsen, wenn sie tierische statt pflanzliche Proteine zu sich nahmen. Diese und andere Tierversuche führten schließlich dazu, dass Fleisch, Eier und Milchprodukte als hochwertigere Proteinquellen eingestuft wurden. Pflanzliche Proteine wurden als minderwertig abgetan. Später vermuteten Forscher, dass das in der Studie verwendete pflanzliche Futter die für Wachstum nötigen Aminosäuren nicht in ausreichender Menge enthielt. In den 1940er-Jahren fand Dr. William Rose von der University of Illinois heraus, dass 10 Aminosäuren für die Ernährung von Ratten essenziell sind.[9] Fehlt im Futter nur eine dieser Aminosäuren, führt dies zu deutlichen Mangelerscheinungen, begleitet durch starken Gewichtsverlust, Appetitlosigkeit und schließlich Tod. Füttert man Ratten mit Fleisch, Geflügel, Eiern und/oder Milch, stoppt der Prozess. Aufgrund dieser frühen Experimente mit Ratten hielt man die Aminosäurezusammensetzung tierischer Nahrung für hochwertiger. Spätere Forschung hat bestätigt, was eigentlich auf der Hand lag: Obwohl tierische Nahrung die Ratten optimal mit Aminosäuren versorgt, musste das nicht unbedingt auf den Menschen zutreffen.[10] Der Nährstoffbedarf von Menschen und Ratten unterscheidet sich erheblich. Einer der größten Unterschiede ist die Wachstumsrate. Ratten wachsen sehr schnell und erreichen bereits mit 6 Monaten ihre volle Größe. Menschen benötigen 17 Jahre, um voll auszureifen. Schnelles Wachstum erfordert eine hohe Dichte an Nährstoffen wie Proteinen und Aminosäuren. Vergleicht man die Muttermilch beider Spezies, wird der große Bedarfsunterschied klar: Die Proteinkonzentration in Rattenmilch ist zehnmal höher als in menschlicher Muttermilch.[11,12] Für die Verdopplung ihrer Größe, zu der kleine Ratten viereinhalb Tage brauchen, benötigen Babys sechs Monate. Ratten haben also einen wesentlich höheren Proteinbedarf als Menschen.

Der menschliche Protein- und Aminosäurebedarf

1942 wandte sich William Rose dem Menschen zu. Anhand derselben Methodik wie zuvor bei den Ratten untersuchte er nun den Aminosäurebedarf gesunder, männlicher Studenten.[13] Ihre Nahrung bestand aus Maisstärke, Saccharose, Butterfett, Maiskeimöl, anorganischen Salzen und den damals bekannten Vitaminen. Eiweiß erhielten sie nur in Form einer Mischung reiner Aminosäuren. Dazu bekamen sie ein braunes »Bonbon« aus konzentriertem Leberextrakt, um die fehlenden Vitamine zu ergänzen. Das Bonbon wurde mit Zucker und Pfefferminzöl verfeinert.
Rose testete den Bedarf jeder Aminosäure, indem er sie einzeln wegließ. Wurde eine essenzielle Aminosäure mehr als 2 Tage lang in unzureichender Menge zur Verfügung gestellt, klagten alle Studenten über dieselben Symptome wie Nervosität, extreme Müdigkeit und starke Appetitlosigkeit. Länger als ein paar Tage konnten die Probanden die Mangelernährung jeweils nicht durchhalten.
Rose fand heraus, dass für den Menschen nur acht Aminosäuren essenziell sind, bei Ratten sind es zehn. Der menschliche Körper kann also zwei Aminosäuren mehr selbst synthetisieren. Zudem bestimmte Rose den jeweiligen Bedarf an den für Menschen essenziellen Aminosäuren. Da er bei den untersuchten Studenten individuelle Schwankungen feststellte, ließ er bei der Festsetzung des Minimalbedarfs sicherheitshalber einen großen Spielraum: Er nahm für jede der Aminosäuren den jeweils höchsten festgestellten Bedarfswert, verdoppelte diesen für seinen »empfohlenen Wert«, den er als »definitiv sichere Nährstoffzufuhr« angab. Selbst dieser doppelte Aminosäurebedarf lässt sich leicht durch Getreide, Hülsenfrüchte und stärkehaltiges Gemüse decken. Reis und Kartoffeln allein liefern bereits alle Proteine und Aminosäuren, die Erwachsene und selbst Kinder benötigen. Alle unraffinierten Stärken und grünen, gelben und orangefarbenen Gemüse sind – so stellt sich heraus – von Natur aus perfekt auf unseren Proteinbedarf abgestimmt. Wir müssen sie nur in ausreichender Menge essen, um unseren täglichen Energiebedarf zu decken.
Auch andere Forscher untersuchten die pflanzliche Nahrung auf ihr Potenzial, unseren Proteinbedarf zu decken. Sie fanden heraus, dass Kinder,

die sich nur mit einer einzigen Stärkeart ernähren, zu gesunden, kräftigen Erwachsenen heranwachsen.[14] Das Mischen pflanzlicher Nahrung oder das Ergänzen von Aminosäuren, die der Zusammensetzung tierischer Nahrung entsprechen, bringt keinerlei Vorteil.[14]

Essenzielle Aminosäuren ausgewählter Nahrungsmittel

Aminosäuren (Gramm pro Tag)	Minimalbedarf nach Rose	Empfohlene tägliche Aufnahme nach Rose	Mais	Brauner Reis (Vollkornreis)
Tryptophan	0,25	0,50	0,66	0,71
Phenylalanin	0,28	0,56	6,13	3,1
Leucin	1,10	2,29	12,0	5,5
Isoleucin	0,7	1,4	4,1	3,0
Lysin	0,8	1,6	4,1	2,5
Valin	0,8	1,6	6,8	4,5
Methionin	0,11	0,22	2,1	1,1
Threonin	0,5	1,0	4,5	2,5
Proteine gesamt (g/3000 kcal des Lebensmittels)	20	37 (WHO)	109	64

Aminosäuren (Gramm pro Tag)	Haferflocken	Weizenmehl	Weiße Bohnen	Kartoffeln
Tryptophan	1,4	1,4	1,8	0,8
Phenylalanin	5,8	5,9	10,9	3,6
Leucin	8,1	8,0	17,0	4,1
Isoleucin	5,6	5,2	11,3	3,6
Lysin	4,0	3,2	14,7	4,4
Valin	6,4	5,5	12,1	4,4
Methionin	1,6	1,8	2,0	1,0
Threonin	3,6	3,5	8,5	3,4
Proteine gesamt (g/3000 kcal des Lebensmittels)	108	120	198	82

Essenzielle Aminosäuren ausgewählter Nahrungsmittel

Aminosäuren (Gramm pro Tag)	Süßkartoffeln	Taro-Wurzeln	Spargel	Brokkoli
Tryptophan	0,8	1,0	3,9	3,8
Phenylalanin	2,5	3,0	10,2	12,2
Leucin	2,6	5,2	14,6	16,5
Isoleucin	2,2	3,0	11,9	12,8
Lysin	2,1	3,4	15,5	14,8
Valin	3,4	3,5	16,0	17,3
Methionin	0,8	0,6	5,0	5,1
Threonin	2,1	2,7	9,9	12,5
Proteine gesamt (g/3000 kcal des Lebensmittels)	45	58	330	338

Aminosäuren (Gramm pro Tag)	Tomaten	Kürbis	Rindersteak	Eier	Milch
Tryptophan	1,4	1,5	3,1	3,8	2,3
Phenylalanin	4,3	3,0	11,2	13,9	7,7
Leucin	6,1	6,0	22,4	21,0	15,9
Isoleucin	4,4	4,3	14,3	15,7	10,3
Lysin	6,3	5,5	23,9	15,3	12,5
Valin	4,2	4,3	15,1	17,7	11,7
Methionin	1,1	1,0	6,8	7,4	3,9
Threonin	4,9	2,7	12,1	12,0	7,4
Proteine gesamt (g/3000 kcal des Lebensmittels)	150	115	276	238	160

Staat und Behörden verstehen nicht

Trotz der gut dokumentierten Fakten, dass der Mensch alle nötigen Aminosäuren zum Bau vollständiger Proteinketten aus pflanzlicher Nahrung aufnehmen kann, glauben viele Menschen das Gegenteil. Die öffentliche Meinung zeigt sich unbeeindruckt, selbst angesehene Experten verstehen die Sachlage falsch und glauben, pflanzliche Proteine würden nicht alle Aminosäuren liefern, die der Mensch braucht. Wichtige Institutionen verbreiten diese Auffassung weiterhin, genauso wie Wissenschaftler, Diätetiker, Ernährungswissenschaftler und Ärzte an Universitäten und Schulen. Sie alle liegen in diesem Punkt schlichtweg falsch. Sie begehen einen gefährlichen Fehler, denn aufgrund ihres Rats können unzählige Menschen ihr Leben lang krank und übergewichtig sein und frühzeitig sterben.

Falsche Expertenaussagen zu pflanzlichen Proteinen

- **Tufts University, Human Nutrition Research Center on Aging (2011):** »Pflanzliche Proteinquellen liefern zwar einige essenzielle Aminosäuren, bieten aber nicht immer alle essenziellen Aminosäuren in einem Nahrungsmittel. Beispielsweise enthalten Hülsenfrüchte kein Methionin, Getreide kein Lysin.«[15]

- **Tufts University, School of Medicine (2011):** »Die Qualität der Proteine aus einzelnen pflanzlichen Nahrungsmitteln ist geringer als die der meisten tierischen, da sie verschiedene essenzielle Aminosäuren nicht in ausreichender Menge liefern.«[16]

- **Harvard School of Public Health (2011):** »Anderen Proteinquellen fehlen eine oder mehrere ›essenzielle‹ Aminosäuren – d. h. Aminosäuren, die der Körper nicht selbst produzieren oder durch Umbau anderer Aminosäuren erstellen kann. Diese unvollständigen Proteine kommen meist in Früchten, Gemüsen, Getreiden und Nüssen vor.«[17]

- **Feinberg School of Medicine, Northwestern University (2011):** »Pflanzliche Proteinquellen (Getreide, Hülsenfrüchte, Nüsse und Samen) enthalten gewöhnlich die eine oder andere essenzielle Aminosäure nicht in ausreichender Menge. Daher kann die Proteinsynthese nur innerhalb des begrenzten Rahmens der verfügbaren Aminosäuren stattfinden.«[18]

- **The American Heart Association (2001):** »Obwohl pflanzliche Proteine einen großen Teil der menschlichen Ernährung ausmachen, fehlen den meisten eine oder mehrere essenzielle Aminosäuren, deshalb werden sie als unvollständige Proteine angesehen.«[19]

Die American Heart Association liegt falsch

In einem im Oktober 2001 im Journal *Circulation* der American Heart Association (AHA) veröffentlichten Positionspapier schrieben die Gesundheitsexperten des Nutrition Committee des Council on Nutrition, Physical Activity, and Metabolism der AHA: »Obwohl pflanzliche Proteine einen großen Teil der menschlichen Ernährung ausmachen, fehlen den meisten eine oder mehrere essenzielle Aminosäuren, deshalb werden sie als unvollständige Proteine angesehen.«[19]

Ich war schockiert, diese Fehlinformation in einem so angesehenen Magazin veröffentlicht zu sehen, und schrieb einen Brief an den Herausgeber, in dem ich den häufig zitierten Fehler korrigierte. Mein Brief wurde in der Juniausgabe von *Circulation* abgedruckt.[20] Das Nutrition Committee beharrte auf seiner Position, weigerte sich aber Forschungsquellen für die ursprüngliche Aussage des Autors zu nennen. Dies bewog mich, einen zweiten Brief zu verfassen, der in der Novemberausgabe 2002 erschien.[21] Aber selbst nach einer Überprüfung der Quellen, die den Standpunkt des Nutrition Committee widerlegten, weigerte sich die Vorsitzende des Komitees, Barbara Howard, zuzugeben, dass die Ergebnisse des Komitees falsch waren. Diesmal zitierte sie die Forschungsergebnisse des führenden Proteinexperten, Dr. D. Joseph Millward, um ihre Position zu verteidigen.[21] Tatsächlich aber stimmt Millwards Position nicht mit der von der AHA überein. Millward, Professor für Ernährungswissenschaften an der Universität Surrey, war bereits emeritiert, als er mit der Auseinandersetzung zwischen mir und der AHA konfrontiert wurde. Er schrieb mir per E-Mail: »Ich dachte, ich hätte meine Position in meinen Veröffentlichungen deutlich gemacht. In einem Artikel für die *Encyclopedia of Nutrition*[22] habe ich geschrieben: ›Entgegen der landläufigen Meinung ist der Unterschied von Proteinquellen in der Nahrung bezüglich der Überlegenheit tierischer gegenüber pflanzlicher Proteine viel schwerer nachzuweisen und für die menschliche Ernährung weniger relevant.‹ Dies unterscheidet sich erheblich von der Position der AHA, die meiner Ansicht nach falsch ist.«[23] Ich leitete Millwards Mail an die AHA weiter, woraufhin mehr als ein Jahrzehnt Schweigen herrschte, bis die AHA ihre Position zu Aminosäuren abmilderte. 2011 macht die AHA diese beiden Aussagen, die stark an meine Argumente von 2001 erinnern:[24]

- Man benötigt keine tierischen Nahrungsmittel, um sich ausreichend mit Proteinen zu versorgen. Auch ausschließlich pflanzliche Proteine liefern genügend essenzielle und nicht essenzielle Aminosäuren, solange die Proteinquellen variieren und der tägliche Energiebedarf gedeckt wird.
- Vollkorngetreide, Hülsenfrüchte, Gemüse, Samen und Nüsse enthalten essenzielle und nicht essenzielle Aminosäuren. Man muss sie nicht bewusst in Mahlzeiten kombinieren, um ausreichend versorgt zu sein.

Zumindest die American Heart Association hat nun die wissenschaftlich fundierten Ergebnisse akzeptiert, dass pflanzliche Nahrungsmittel essenzielle Aminosäuren in ausreichendem Maß enthalten, sodass wir gesund bleiben. Leider verbreiten die Experten der Universiäten Tufts, Harvard und Northwestern sowie die der meisten großen Universitäten und medizinischen Organisationen in den USA weiterhin ihre fehlerhaften Informationen, was für Milliarden von Menschen weltweit schwerwiegende gesundheitliche Folgen hat.

Kartoffelbasierte Ernährung liefert alle nötigen Proteine und Aminosäuren, die Männer, Frauen und Kinder benötigen

In der Geschichte gab es viele Gesellschaften – wie etwa die Landbevölkerungen Polens und Russlands zu Beginn des 19. Jahrhunderts – die gesund waren, hart arbeiteten und sich vorwiegend von Kartoffeln ernährten. In einem Experiment erhielten 1925 zwei gesunde Erwachsene – ein 25-jähriger Mann und eine 28-jährige Frau – sechs Monate lang vorwiegend Kartoffeln.[25] (Ergänzt wurden lediglich einige Lebensmittel von geringem Nährwert und mit leeren Kalorien wie reines Fett, etwas Obst, Kaffee und Tee.) Der Abschlussbericht enthält zwei wichtige Aussagen über den Wert der Kartoffel: »Sie [der Mann und die Frau] wurden der einseitigen Kartoffelernährung nicht müde und hatten kein Verlangen nach Abwechslung.« Obwohl sie körperlich aktiv waren (besonders der Mann), beschrieb man sie als »gesund bei einer Ernährungsweise, bei der der Stickstoff [die Proteine] teils ausschließlich aus Kartoffeln stammten.«

Die Kartoffel ist eine ausgezeichnete Nährstoffquelle. Sie liefert alle essenziellen Proteine und Aminosäuren, die Kinder benötigen – selbst in Zeiten von Nahrungsmangel. Elf peruanische Kinder zwischen 8 und 35 Monaten erholten sich dank Kartoffeln von Unterernährung. In ihrer Nahrung stammten alle Proteine und 75 Prozent der Kalorien von Kartoffeln.[26,27] (Die zusätzlichen Kalorien kamen von Sojabohnen, Baumwollsaatöl und Einfachzucker, die keine Proteine, Vitamine und Mineralien enthalten.) Die Forscher schlossen, dass diese einfache Ernährung den gesamten Bedarf der kleinen und heranwachsenden Kinder an Proteinen und essenziellen Aminosäuren deckte.

Anmerkung: Da die Kartoffel wenig Kalorien liefert, wurde den Kindern zusätzlich Energie in Form von Öl und Zucker gegeben, um eine weitere Gewichtsabnahme zu verhindern. Die Zugabe dieser »leeren« Kalorien hat zur Folge, dass weniger von den anderen Nährstoffen aufgenommen wurden inklusive Proteine und Aminosäuren. Dies betont den ausgezeichneten Ernährungswert der Kartoffel noch weiter und weist auf die wichtige Rolle der Kartoffel bei Gewichtsreduktion hin. Schon allein daher sind Kartoffeln für Typ-2-Diabetiker auf der Suche nach Heilung eine sinnvolle Ergänzung ihrer Ernährung.

Auch was man nicht kennt, kann einen krank machen

Die Lenker unseres Staats, denen wir die Bildung unserer Kinder anvertrauen, scheinen ahnungslos, was unseren Nährstoffbedarf angeht. Das Ergebnis ist katastrophal: Millionen von Amerikaner leiden an ernährungsbedingten Krankheiten, davon 18 Millionen an koronaren Herzerkrankungen, 25,8 Millionen an Typ-2-Diabetes, 400 000 an Multipler Sklerose und Millionen an Arthritis.

Trotz der zahllosen Nachweise, dass eine stärkebasierte Ernährung die Gesundheit der Nation drastisch verbessern und die exorbitanten Gesundheitskosen reduzieren kann, werden Sie von Ihrem Arzt und auch vom Leiter der Gesundheitsministeriums wahrscheinlich nichts über diese Lösung hören. Ein Grund dafür ist die unbegründete Angst, diese Ernährung würde zu Proteinmangel führen. An Proteinmangel leiden aber nur hungernde Menschen, also Menschen, die nicht genügend Energie- und Nährstofflieferanten verzehren können.

Diese Überzeugung der Experten führt zu einer mangelhaften Beratung durch Ärzte. Stellen Sie sich vor, Ihr Partner/Ihre Partnerin erleidet mit 35 einen massiven Herzinfarkt, erholt sich aber wieder. Sie schwören sich gegenseitig, alles zu tun, damit dies nicht wieder passiert. Beim ersten Kontrollbesuch erzählen Sie dem Arzt, die gesamte Familie wolle sich ab nun fettarm und vegan – ohne Fleisch, Eier und Milchprodukte – ernähren. Aufgrund dessen, was er im Studium und von führenden Gesundheitsorganisationen gelernt hat, könnte der Arzt sagen: »Ich rate Ihnen stark davon ab, denn pflanzliche Nahrung liefert nicht ausreichend essenzielle Aminosäuren, und Sie werden einen Proteinmangel erleiden. Eine gesunde Ernährung ist bestimmt eine gute Idee, sollte aber ausgewogen sein und hochwertige Proteine aus Fleisch, Milchprodukten und Eiern enthalten.« Wie begründet er diese Position? Mit den Aussagen verschiedener Ernährungsexperten, zu denen früher auch das Nutritions Committee der American Heart Assocuation zählten.

Stärkelieferanten sind die ideale Ernährung

Neben Proteinen hat Mutter Natur ihre pflanzlichen Nahrungsmittel mit einer gesunden Mischung aus Fett, Kohlenhydraten, Vitaminen und Mineralstoffen ausgestattet. Solange Nahrung in ausreichender Menge vorhanden ist, ist die Frage einer ausreichenden Nährstoffversorgung nicht gegeben.

Warum also sind Forscher, Ernährungsspezialisten, Ärzte, Diät-Gurus und die öffentliche Meinung so auf ein Problem fixiert, das nicht existiert? Warum geht man davon aus, dass Fleisch, Geflügel, Fisch, Eier und Milchprodukte die besten Proteinquellen sind, wenn sie den Menschen, die sie sich leisten können, von den Anfängen dieser Ernährung bis heute nur Gesundheitsprobleme eingebracht haben? Sprechen wir Menschen, die Fleisch essen, einen höheren sozialen Status zu? Verzehren wir Fleisch, um uns selbst zu erhöhen und uns von Bevölkerungsgruppen abzusetzen, die letztendlich vielleicht sogar Glück haben, dass sie sich traditionell von den Pflanzen ihrer Umgebung ernähren? Oder liegt es etwa daran, dass proteinreiche Nahrung hohe Profite erzielt und weil Plakatwände, Werbespots und die meistverkauften Bücher sie anpreisen?

Chittenden glaubte 1904 daran, Wissen und Wahrheit würden sich letztlich durchsetzen.[4] Er schrieb: »Gewohnheiten und Gefühle sind ein wichtiger Teil unseres Lebens, sodass wir keinen schnellen Wandel erwarten dürfen. Durch eine früh einsetzende, richtige Erziehung kann es jedoch möglich sein, mit der Zeit neue Standards einzuführen, die sich durchsetzen und zu einer vernünftigeren Lebensweise führen könnten.«

Leider hat sich Chittendens Hoffnung nicht erfüllt und die Gesundheit vor allem in den reichen Industrieländern mit ausreichend Ressourcen abgenommen. Das heißt aber nicht, dass es zu spät ist, diese Hoffnung doch noch zu erfüllen.

Kapitel 8

Wenn Freunde fragen: Woher bekommst du Kalzium?

Sobald Sie Freunde und Familie überzeugt haben, dass Sie bei einer stärkebasierten Ernährung nicht an Proteinmangel sterben werden, werden Sie wahrscheinlich nach anderen Nährstoffen gefragt. Am häufigsten ist die Frage: Bekommst du auch genug Kalzium? Braucht man dazu nicht Milch und Käse?

Natürlich bieten Milchprodukte reichlich Kalzium, aber sie sind bei Weitem nicht die einzige und vor allem nicht die beste Kalziumquelle. Tatsächlich gibt es jede Menge Gründe, Milchprodukte zu meiden, und nichts, das für sie spräche.

Kalzium aus dem Glas

Milch ist rein wie frisch gefallener Schnee und so vertraut wie die Berührung der eigenen Mutter. Wenn dieses Nahrungsmittel ausreicht, um Neugeborene mit allen nötigen Nährstoffen zu versorgen, muss es doch die perfekte Nährstoffquelle sein. Angeblich hört unser Bedarf an Milch nicht im Kindesalter auf. Man sagt uns, sie stärke und schütze unsere aus Kalzium gebauten Knochen auch im Erwachsenenalter. Milch verleihe unserem Körper Kraft und Stabilität. Tatsächlich möchte die Milchindustrie diese »Fakten« als wahr verkaufen, und wenn Sie diesen Milchkarton voll Unwahrheiten geglaubt haben, sind Sie nicht allein. Das habe ich auch – bis ich mich mit der Forschung zu Kalzium und Milch beschäftigt habe.

Falsche Information für starke Profite statt für starke Knochen

Die amerikanische Milchindustrie hat mit Produkten wie Milch, Joghurt, Käse, Eiscreme etc. ein Gesamtvolumen von 100 Milliarden Dollar pro Jahr. Bei solchen Einnahmen ist es einfach, jährlich rund 202 Millionen Dollar in eigene Forschung und Werbung zu pumpen, um den Mythos aufrechtzuerhalten, Milchprodukte seien nicht nur gesund, sondern zur Vermeidung von Krankheiten absolut notwendig.[1] Die Milchindustrie sagt: »Zur Deckung des Kalziumbedarfs ist häufig ein gesteigerter Konsum kalziumreicher Lebensmittel wie Milch und Milchprodukte notwendig. Leider nehmen nur wenige Amerikaner ausreichend Kalzium zu sich, was ihr Risiko, an chronischen Krankheiten wie Osteoporose zu erkranken, erhöht.«[2]
Die Einschüchterungstaktik der Milchindustrie scheint zu wirken: Im Jahr 2011 konsumierte der durchschnittliche US-Bürger 280 Kilogramm Milchprodukte, 1981 waren es noch 245 Kilogramm pro Person.[3] Der Milchverzehr von Kindern zwischen 6 und 12 Jahren ist um 106 Liter pro Kind gestiegen. Kinder unter 18 Jahren trinken 46 Prozent der gesamten konsumierten Milch, also fast die Hälfte.[4] Daher überrascht es kaum, dass 18 Prozent des Marketingbudgets der Industrie auf Schulkinder abzielt – eine Zielgruppe, die den Absatz der Supermärkte befördert, aber noch nicht wirklich beurteilen kann, was für ihre eigene Gesundheit gut ist.

Eine sprechende Kuh würde doch nicht lügen, oder?

In meiner Jugend im mittleren Westen der USA lehrte mich Kuh Elsie, dass Milch für stabile Knochen sorgt. Als ich als junger Arzt nach Hawaii zog, versicherte mir Lani Moo, dass ich ein Leben lang Milch brauche. Als ich mich in Nordkalifornien niederließ, um eine Familie zu gründen, lächelte mich Kuh Clo von den Plakatwänden herab an. Wenn es um Milch geht, gibt es wenig wirksamere Mittel als eine hübsche, Milch spendende Kuh, die alles gibt, damit man nicht Opfer eines Kalziummangels wird.
Aber, Moment mal. Haben Sie jemals jemanden getroffen, der an Kalziummangel litt? Ist Kalzium wirklich eines der lebenswichtigen Minera-

lien, das im Lieblingsprodukt der Milchindustrie reichlich vorhanden ist und ohne das unsere Knochen brechen würden?

Kalzium kommt aus dem Boden, nicht aus der Kuh

Woher bezieht diese Milch spendende Kuh ihr Kalzium? Produziert ihr Körper es? Nein! Sie bezieht es aus dem Boden. Kalzium ist ein chemisches Element und gehört zu den Mineralien. Es wird weder auf- noch abgebaut. Pflanzen nehmen Kalzium und andere Mineralien über die Wurzeln aus dem Boden auf. Während die Pflanze wächst, lagert sie in allen Pflanzenteilen Kalzium in ihren Zellen ein. Das Mineral gelangt also über kalziumreiche Pflanzen in die Kuh. Daher mein Rat: Nehmen Sie nicht den Umweg über die Kuh, sondern essen Sie gleich die Pflanzen. Sie sind die Quelle für Kalzium und andere Mineralien, die unsere Knochen stark machen – genau wie die der Kühe und sogar die der größten Landsäuger der Erde, Flusspferde und Elefanten, die übrigens völlig ohne Milch auskommen.

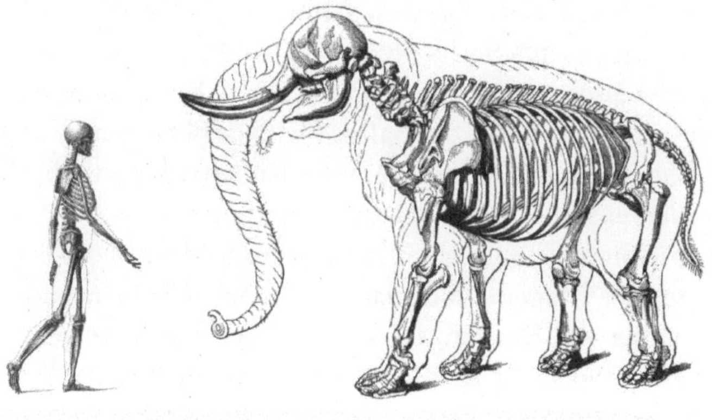

Pflanzen liefern genügend Proteine und Kalzium für große Tiere, deshalb können sie auch den Menschen ausreichend versorgen.

Wenn die größten Giganten des Tierreichs aus Pflanzen genügend Kalzium für ihre massiven Knochen beziehen, und das – abgesehen von der Muttermilch – völlig ohne Milch, sollten Pflanzen dann nicht auch in der Lage sein, uns relativ kleine Menschen ausreichend zu versorgen? Bis vor nicht allzu langer Zeit sind die meisten Menschen, nachdem sie aus dem Säuglingsalter herausgewachsen sind, völlig ohne Milch ausgekommen. In großen Teilen der Welt ist dies bis heute so. Auf Kalzium-Präparate können wir auf jeden Fall verzichten.

Das Problem ist nicht, genügend Kalzium aus der Nahrung zu erhalten. Eine pflanzliche Ernährung mit Stärke, Gemüse und Obst liefert reichlich davon. Das Problem ist, das Kalzium zu speichern. Sobald man das einmal versteht, weiß man, dass eine erhöhte Kalziumaufnahme durch Milchprodukte oder Nahrungsmittelergänzungen nicht hilft. Der einfachste Weg, die Kalziumspeicherung zu verbessern, ist der völlige Verzicht auf tierische Proteine – auch die in Käse und anderen Milchprodukten.

Kalzium ist gut, nur benötigen wir nicht so viel davon

Ich will damit nicht sagen, dass Kalzium unwichtig wäre. Es ist für alle Lebewesen lebensnotwendig, vom Mikroorganismus bis zum Säugetier. Es ist das im menschlichen Körper am häufigsten vorkommende Mineral. Ein Erwachsener trägt durchschnittlich 1 Kilogramm davon in sich, 99 Prozent davon in Form des Salzes Kalziumphosphat in den Knochen. Kalzium hat wichtige Funktionen, vom Knochenaufbau bis zur Regulierung des Nervensystems und der Blutgefäßfunktionen.

Drei Organsysteme regulieren den Kalziumhaushalt des Körpers effektiv und präzise: der Magen- und Darmtrakt, die Knochen und die Nieren. Nimmt man zu viel Kalzium zu sich, nehmen die Darmzellen das überschüssige Kalzium nicht mehr auf, und es wird über die Nieren wieder ausgeschieden. Bliebe das Kalzium im Körper, würde es seinen Weg nicht nur in die Nieren, sondern auch in Herz, Muskeln und Haut finden. Das kann schließlich zu Herz- und Nierenversagen und im schlimmsten Fall zum Tod führen.

Wer hingegen relativ wenig Kalzium zu sich nimmt, regt den Darm an, mehr davon aus der Nahrung zu ziehen, während die Nieren daran arbeiten, das bereits im Körper enthaltene Kalzium zu bewahren. Der Körper nutzt das Mineral also effizienter, sodass Kalziummangel aufgrund kalziumarmer Nahrung beim Menschen praktisch unbekannt ist – selbst bei den Milliarden von Menschen, die es nur aus pflanzlicher Nahrung beziehen.

Bantu-Frauen beziehen ausreichend Kalzium aus Pflanzen

Die Bantu-Frauen in Afrika verzehren keine Milchprodukte. Stattdessen nehmen sie täglich rund 250–400 Milligramm Kalzium aus pflanzlicher Nahrung auf. Das ist nur ein Viertel bis ein Drittel der in den USA für Frauen im gebärfähigen Alter empfohlenen Tagesdosis von 1000–1300 Milligramm. (Die Deutsche Gesellschaft für Ernährung empfiehlt 1000 Milligramm für Erwachsene.)
Bantu-Frauen bringen durchschnittlich zehn Kinder zur Welt, die sie jeweils zehn Monate lang stillen.[5] Ohne Milch zu sich zu nehmen, mit relativ wenig Kalzium aus der Nahrung, ohne Kalzium aus Nahrungsmittelergänzungen und mit der hohen Belastung wiederholter Schwangerschaften und Stillzeiten sollte man meinen, dass viele der Frauen an Osteoporose erkranken. Diese ist bei Bantu-Frauen aber praktisch unbekannt.
Erst, wenn afrikanische Frauen in Städte oder in ein westlich geprägtes Land ziehen und sich dort anders ernähren – nämlich kalziumreicher – wird Osteoporose zu einem Problem.[6] Warum aber bauen die Knochen bei zusätzlicher Aufnahme von Kalzium ab? Die neue, westliche Ernährungsweise der Frauen enthält meist einen hohen Anteil tierischer Proteine mit hoher Säurelast.[7] Wie in Kapitel 3 erläutert, beschleunigen diese Säuren die Ausscheidung von Kalzium und anderem Knochenmaterial über den Urin. Es wird mehr Kalzium ausgeschieden, als zusätzlich aufgenommen wird. So kommt es, dass die Bantu-Frauen durch die westliche Ernährung an Kalziummangel leiden.

Kann man von Kalziummangel krank werden?

Eine umfangreiche Analyse der Forschung zur globalen Ernährung zeigt praktisch keine Krankheit in Verbindung mit Kalziummangel.[8–11] Viele haben wahrscheinlich schon von Rachitis gehört, einer Knochenerweichung, die zu Frakturen und Deformationen führt. Sie kommt zumeist nur bei Kindern vor und wird in fast allen Fällen durch Vitamin-D-Mangel aufgrund von fehlendem Sonnenlicht (siehe Kapitel 11) ausgelöst. Es ist zwar möglich, durch Kalziummangel Rachitis zu bekommen, sie ist jedoch höchst selten und kommt nur bei extremer Mangelernährung vor.[12] Selbst bei den wenigen Fällen ist unklar, welche Rolle die sehr geringe Kalziumzufuhr spielt.[13]

Vielmehr dokumentiert die Fachliteratur entgegen der Werbeaussagen der Milchindustrie, dass ein Kalziumüberschuss in der Nahrung *keineswegs* für starke Knochen sorgt.[14,15] Ein Bericht in der Märzausgabe des Journals *Pediatrics* von 2005 schlussfolgert: »Es gibt kaum Hinweise zur Bestätigung der Nährstoffrichtlinien, die den verstärkten Verzehr von Milch und anderen Milchprodukten für eine verbesserte Mineralisierung der Knochen im Kindes- und Jugendalter empfehlen.«[15]

Krankheiten aufgrund von Kalziummangel sind bei Menschen, die sich natürlich ernähren, praktisch unbekannt.

Von der Industrie finanzierte Forschung zeigt: Milch hat wenig Vorteile für Erwachsene

Das National Dairy Council der USA ist der Meinung, Milch und ihre Nebenprodukte sind wichtig, wenn nicht sogar essenziell, um Osteoporose vorzubeugen. Diese Aussage widerspricht aber den Ergebnissen der Forschung zum Effekt von Kuhmilch auf die Knochengesundheit von Frauen. Bei der Analyse von 57 Studien zeigten mehr als die Hälfte (57 Prozent) keinen signifikanten Nutzen von Milchprodukten, 29 Prozent fanden einen Nutzen und 14 Prozent der Studien führten an, dass Milchprodukte den Knochen sogar schadeten.[16]

Die Analyse umfasste sieben sogenannte »randomisierte kontrollierte Studien« (die als zuverlässigste angesehene Methode), von denen sechs von der Milchindustrie finanziert wurden. Dennoch konnten sie keinen Nutzen der Milchprodukte feststellen.

Nur eine dieser randomisierten Studien befasste sich mit dem Effekt von Kuhmilch auf postmenopausale Frauen.[17] Die anderen betrachteten die Auswirkungen des Milchverzehrs auf Heranwachsende und prämenopausale Frauen oder solche, die andere Kalziumquellen als Milch nutzen. In der einzelnen Studie zu postmenopausalen Frauen verloren die Frauen, die zusätzlich Milch tranken, sogar an Knochenmasse. Die Autoren schlussfolgerten: »Der Proteingehalt der zusätzlichen Milch könnte negative Auswirkungen auf den Kalziumhaushalt haben – möglicherweise durch einen erhöhten Kalziumverlust der Nieren oder durch einen direkten Effekt auf die Knochenresorption […], was möglicherweise mit einem 30-prozentigen Anstieg der Proteinaufnahme durch die zusätzliche Milch zusammenhängt.«

Ein Leitartikel des *British Medical Journal* von 2006 bestätigt diese Ergebnisse und betont: »Die Bevölkerungen, die die größten Mengen an Kuhmilch verzehren, weisen auch die höchsten Raten an Osteoporose und Hüftfrakturen im höheren Alter auf.«[18] Es zeigt sich: Je höher der Kalziumanteil in der Ernährung, desto größer ist weltweit auch das Risiko von Frakturen.[19,20]

Der Konsum von Milchprodukten kann die Knochen also sogar schädigen. Unter allen häufig verzehrten tierischen Nahrungsmitteln belasten Hartkäse wie Parmesan den Körper sogar mit den größten Säuremengen.[21–26]

McDougall-Star

Nettie Taylor, Leiterin für religiöse Bildung an einer katholischen Kirche, Lexington, South Carolina, USA

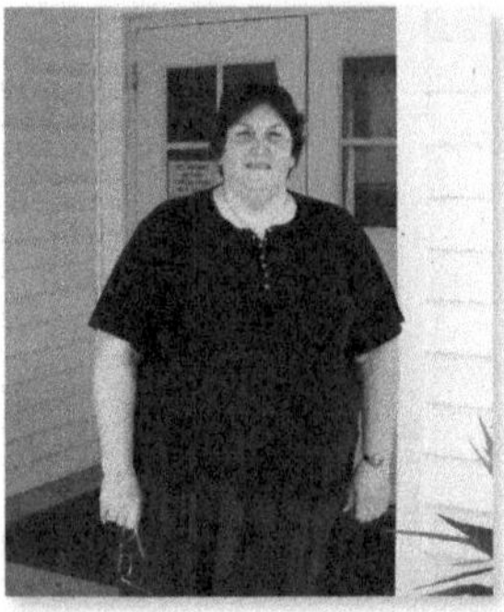

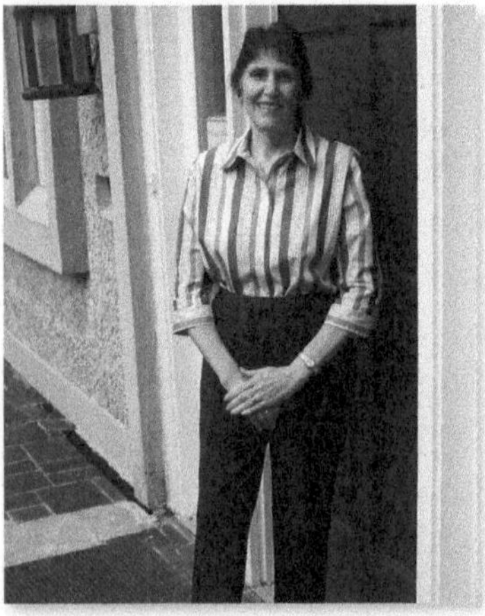

Ich habe schon vor der Highschool mit Diäten begonnen und nahm als Teenager Amphetamine, um Gewicht zu verlieren. Im College hungerte ich eine Woche lang, um in ein Kleid zu passen. Ich machte immer wieder Diäten, bis mein Gewicht während der Schwangerschaft explodierte. Bei der Geburt meines zweiten Kindes wog ich 91 Kilogramm.

Durch ein Jahr Atkins-Diät verlor ich zwar Gewicht, konnte dann aber einfach nicht mehr weitermachen, da ich mich krank fühlte. Das Gewicht kam schnell zurück. Ich probierte Weight Watchers, die Grapefruit-Diät, Jogging – alles. Mit 48 wog ich 138 Kilogramm – wiegen konnte ich mich nur noch auf der Frachtwaage in der Arbeit.

Als ich Dr. McDougall fand, beschloss ich, die stärkebasierte Ernährung zu testen, gab aber weiterhin fettarme Milch auf meine Frühstückszerealien. Mein Cholesterinwert blieb stur bei 200. Erst als ich völlig auf Milch verzichtete, fiel er auf 160. Es fiel mir erstaunlich leicht, die Diät einzuhalten, da ich so viel essen konnte, wie ich wollte. Nach etwas mehr als einem Jahr wog ich 66 Kilogramm, 72 Kilogramm weniger als mein Höchstgewicht.

Statt niedergeschlagen und fast unbeweglich fühlte ich mich glücklich und energiegeladen. Aufgrund des neuen Selbstvertrauens wagte ich nach 23 Jahren, meine bisherige Arbeit gegen einen Job zu tauschen, der mich glücklich macht.
Zwischendurch wurde der Weg noch einmal holprig, als ich nach einer Brustkrebsdiagnose und Lumpektomie Steroide gegen die Nebenwirkungen der Chemotherapie bekam. Der damit verbundene Heißhunger machte all meine Entschlossenheit zunichte, und ich aß erst wieder Süßigkeiten, dann Fleisch. Mit 58 fand ich mich auf dem Parkplatz meiner Lieblings-Fast-Food-Kette wieder und stopfte mich mit Sandwiches, Fritten, Brownies und Cola voll. Ich war wieder bei 128 Kilogramm.
Als mein Cholesterin wieder auf 250 schoss, verschrieb mein Arzt mir Medikamente. Er bestand auf Fosamax gegen Osteoporose. Brustschmerzen gepaart mit Taubheit und Kribbeln in den Füßen deuteten auf Herzprobleme und Diabetes hin. Trotz einer schmerzenden Hüfte, die mich nicht schlafen ließ, weigerte ich mich aus Angst vor Nebenwirkungen, die Tabletten zu nehmen. Mein Arzt empfahl mir eine Ernährungsberatung. Auch das lehnte ich ab, da ich die Empfehlungen kannte: Milchprodukte, »gesunde« Fette und Hähnchenbrust ohne Haut. Ich wusste aber auch, was ich zu tun hatte – zurück zur McDougall-Diät.
Ich habe in den sauren Apfel gebissen, in weniger als zwei Jahren 68 Kilogramm abgenommen, wiege jetzt 60 Kilogramm und habe stolz meine erste Hose Größe 38 gekauft. Mein Blutdruck ist von 146/86 mmHg auf 105/64 mmHg gefallen und mein Cholesterin liegt bei 163 mg/dl. Ich mache täglich Sport, und meine Hüfte schmerzt nicht mehr. Ich fühle mich jünger und energetischer als je zuvor. Ich bin nicht mehr deprimiert und habe wieder Selbstwertgefühl.

Zu viel Proteine und Säuren in Milchprodukten und Fleisch schädigen die Knochen

Weltweit steigen die Raten an Hüftfrakturen und Nierensteinen bei gesteigerter Kalziumaufnahme. In den USA, Kanada, Norwegen, Schweden, Australien und Neuseeland ist die Osteoporoserate am höchsten, am niedrigsten ist sie in den ländlichen Gegenden Asiens und Afrikas, wo der Verzehr tierischer Nahrungsmittel und die Kalziumaufnahme ebenso am niedrigsten sind.[19,20]

Osteoporose wird von verschiedenen kontrollierbaren Faktoren ausgelöst, die Ernährung ist dabei der Hauptfaktor. Protein- und säurereiche Nahrung wie Fleisch, Geflügel, Fisch, Meeresfrüchte und Hartkäse bergen das größte Risiko.

Unsere Knochen neutralisieren die Säuren, die durch die Nahrung entstehen. Dabei wird Kalzium ausgeschwemmt.[21] Obst und Gemüse, die von Natur aus basisch sind, unterstützen die Neutralisierung der Säuren und verhindern, dass die Knochen bei dieser Aufgabe ausgelaugt werden.

Säurebelastung durch gängige Nahrungsmittel[21]

Schnittkäse (Cheddar)	10,0
Fisch (Kabeljau)	9,3
Huhn	7,0
Rindfleisch	6,3
Erbsen	1,0
Weizenmehl	1,0
Kartoffeln	–5,0
Äpfel	–5,0
Banane	–6,0
Tomaten	–18,0
Spinat	–56,0

Die Zahlen geben die renale Säurebelastung pro 100 kcal an. Die Lebensmittel sind nach ihrem Säurepotenzial (von oben nach unten) sortiert, mit dem basischsten ganz unten.

Hüftfrakturen pro 100 000 Personen

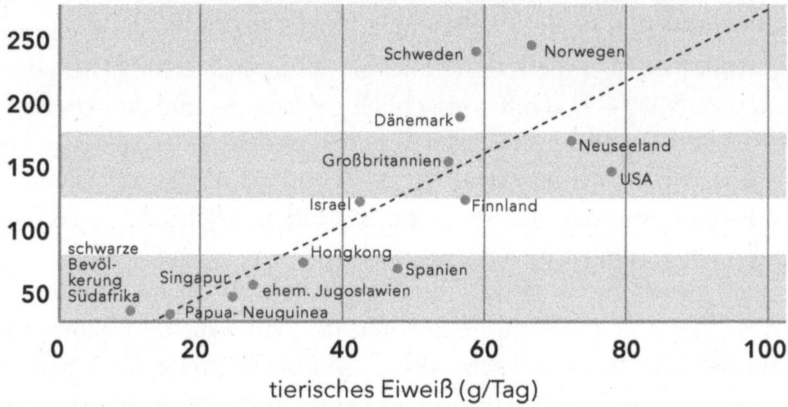

Dieses Diagramm zeigt unmissverständlich, dass das Risiko von Hüftfrakturen steigt, je mehr Proteine in einer Gesellschaft verzehrt werden.[19,20]

Hüftfrakturen pro 100 000 Personen

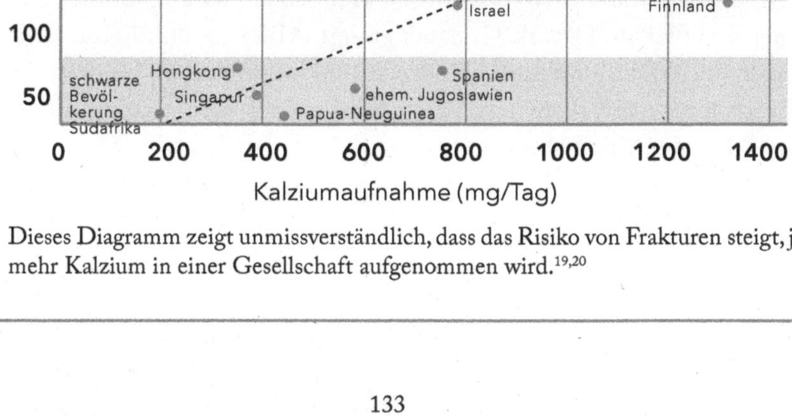

Dieses Diagramm zeigt unmissverständlich, dass das Risiko von Frakturen steigt, je mehr Kalzium in einer Gesellschaft aufgenommen wird.[19,20]

Milchprodukte verursachen schwere Gesundheitsprobleme

Die Kennzeichnung von Milch ist sehr missverständlich. Vollmilch wird mit 3,5 % Fett angegeben. In Bezug auf das Gewicht mag dies stimmen. Betrachtet man aber die Kalorienmenge, dann stammt die Hälfte der Kalorien vom Milchfett, das hauptsächlich gesättigt ist und die Arterien verstopft. Selbst bei Milch mit nur 2 % Fett stammen 32 % der Kalorien von Fett. Käse ist am schlimmsten: Rund 70 % der Kalorien von Käse liefert Fett. Fett ist aber die Hauptursache von Übergewicht, das wiederum zu Typ-2-Diabetes führt.

Es ist allgemein bekannt, dass der Fettgehalt von Milchprodukten ungesund ist. Aber auch Milchproteine und der Milchzucker Laktose führen häufig zu Erkrankungen. Krebs wird zumindest teilweise durch Milchprodukte – ob fettreich oder fettarm – ausgelöst, und auch andere Inhaltsstoffe stehen unter Verdacht.[27] Milchproteine erhöhen Wachstumsfaktoren (wie IGF-1), die das typische Wachstum von Krebsarten wie Brustkrebs, Prostatakrebs, Darmkrebs, Hirntumoren und Lungenkrebs fördern.[28–31] Milchproteine zählen zu den häufigsten Mitauslösern von Lebensmittelallergien und schwereren Autoimmunerkrankungen wie Rheumatische Arthritis, Asthma und Multiple Sklerose.[32–34] Aufgrund von Laktoseintoleranz (Unverträglichkeit des Milchzuckers Laktose) leidet ein Großteil der Menschen weltweit an Magenkrämpfen, Durchfall und Blähungen.

Es gibt viel, das gegen die Komponenten von Milch und Milchprodukten spricht (Gehalt an Proteinen, Fett, Cholesterin, Zucker, Mangel an Ballaststoffen und komplexen Kohlenhydraten). Mikroanalysen einzelner Inhaltsstoffe lenken aber vom großen Ganzen ab: Milchprodukte machen Menschen dick und krank. Genauer gesagt: Milchprodukte sind weder für Kinder noch für Erwachsene gedacht und werden auch nicht vertragen. Kuhmilch ist für Kälber bestimmt und das auch nur während der ersten sechs Monate ihres Lebens.

Erkrankungen, bei denen Milchprodukte (Mit-)Auslöser sind

Angegriffener Körperbereich	**Symptome und Erkrankungen**
Allgemein	Appetitlosigkeit, vermindertes Wachstum
Oberer Magen- und Darmtrakt	Aphthe, Entzündungen an Zunge, Lippen und Mund, Mandelvergrößerung, Erbrechen, gastroösophageale Refluxkrankheit (GÖRK), Sandifer-Syndrom, Magengeschwür, Koliken, Magenkrämpfe, Blähungen, Darmverschluss, Diabetes Typ 1
Unterer Magen- und Darmtrakt	Blutstuhl, Kolitis, Malassimilation, Durchfall, Schmerzen beim Stuhlgang, unfreiwilliges Einkoten, Dreimonatskolik (frühkindliche Regulationsstörung), chronische Verstopfung, Nahrungsmittelprotein-induzierte Enterokolitis (FPIES), Morbus Crohn, Colitis ulcerosa
Atemwege	Verstopfte und laufende Nase, Innenohrinfektionen, Nebenhöhlenentzündung, keuchender Atem, Asthma, Lungeninfiltrat
Knochen und Gelenke	Rheumatoide Arthritis (bei Kindern und Erwachsenen), Systemischer Lupus Erythematodes (SLE), Morbus Behçet; Psoriasisarthritis und Spondylitis ankylosans (Morbus Bechterew)
Haut	Ausschläge, Neurodermitis, Ekzeme, seborrhoisches Ekzem, Nesselsucht, Akne
Nerven	Multiple Sklerose, Parkinson, Autismus, Schizophrenie, Reizbarkeit, Unruhe, Hyperaktivität, Kopfschmerzen, Lethargie, Erschöpfung, chronisches Erschöpfungssyndrom, Muskelschmerzen, Depression, Bettnässen
Blut	Blutgerinnungsstörung, Eisenmangelanämie, niedrige Bluteiweiße (Serumproteine), Thrombozytopenie, Eosinophilie
Andere	Nephrotisches Syndrom, Glomerulonephritis, anaphylaktischer Schock und Tod, plötzlicher Kindstod, Verletzung der Arterien, die zu Arteriitis und schließlich zu Arteriosklerose führt

Auch Kalziumtabletten können schädlich sein

Kalziumpräparate allein erhöhen die Mineraldichte der Knochen, mindern aber ansonsten das Risiko von Frakturen kaum und können es sogar verstärken.[35–37] Höchstwahrscheinlich kommt der positive Effekt solcher Tabletten vorwiegend durch ihre basische Wirkung.[23] Säureblocker aus Kalziumkarbonat werden häufig für die Knochengesundheit genommen. Dabei profitieren die Knochen aber nicht vom Kalzium, sondern von der basischen Wirkung des Karbonats, das die Übersäuerung durch den Verzehr von Fleisch, Geflügel, Fisch und Käse neutralisiert. Ohne diese Basengabe müssten die Knochen ihr Karbonat und andere Stoffe zur Neutralisierung der Säuren einsetzen und verlieren schließlich an Knochenmasse. Andere Säureblocker wie Natriumkarbonat, Kaliumhydrogencarbonat und Aluminiumhydroxid wirken ähnlich und helfen auch ohne Kalzium einem Knochenmasseschwund vorzubeugen.[38]
Hat die Milchindustrie uns fest im Griff, so ist die Nahrungsmittelergänzungsindustrie nicht besser. Auch die Einnahme von Kalziumpräparaten kann gefährlich sein. Sie behindern die Eisenaufnahme, lösen Verstopfung aus und können längerfristig größere Schäden verursachen.[39,40]
Ein Bericht in der Juliausgabe des *British Medical Journal* von 2010 befand, dass Kalziumpräparate (mit zusätzlichem Vitamin D) mit einem erhöhten Herzinfarktrisiko in Verbindung stehen.[41] Die Analyse schloss 12000 Patienten aus elf randomisierten kontrollierten Studien ein und ergab ein um 30 Prozent erhöhtes Herzinfarktrisiko im Zusammenhang mit Kalziumpräparaten sowie ein leicht erhöhtes Risiko für Schlaganfälle und die allgemeine Sterblichkeit. In ihrer Zusammenfassung sagen die Autoren: »[…] die Behandlung von 1000 Patienten mit Kalzium über fünf Jahre würde zusätzlich 14 Myokardinfarkte, 10 Schlaganfälle und 13 Todesfälle verursachen sowie 26 Frakturen verhindern.«
Für diese Ergebnisse gibt es keine einfache Erklärung. Zweifellos führt aber die Einnahme von Kalzium in isolierter, konzentrierter Form zu einem Ungleichgewicht im Körper, das das Krankheits- und Sterblichkeitsrisiko erhöht. (Siehe Kapitel 11 für mehr Informationen zu Nahrungsmittelergänzungen.)

Die Milchwirtschaft ist ein schmutziges Geschäft

Milchprodukte sind die am häufigsten durch die Lebensmittelüberwachungs- und Arzneimittelzulassungsbehörde der USA (FDA) zurückgerufenen Lebensmittel.[42] Sie sind häufig mit krankheitserregenden Bakterien wie Salmonellen, Staphylokokken, Listerien und tödlichen E.coli verseucht.[43] Milchprodukte können zudem das Mycobacterium paratuberculosis (MAP) enthalten[44], das zur lebensbedrohlichen chronischen Colitis namens Morbus Crohn führen kann. Milchprodukte sind außerdem mit Viren belastet, die etwa maligne Lymphome (Lymphdrüsenkrebs) und leukämieähnliche Erkrankungen auslösen können sowie Immundefekte bei Rindern.
Die Kontrolleure für Tier- und Pflanzengesundheit der USDA berichteten 2007, dass 89 Prozent der Rinder in US-Milchbetrieben Anzeichen für die Infektion mit dem Bovinen Leukämie-Virus aufwiesen.[45–47] Die Ausbreitung des Virus innerhalb der Herden geschieht meist durch die Gepflogenheiten der Massentierhaltung. Dazu gehört Mehrfachnutzung von Spritzen, Enthornungsinstrumenten, Fieberthermometern sowie Tätowierungsnadeln und die Sammlung von Kolostrum (Vormilch, die erste Milch, die Kühe kurz vor der Geburt der Kälber produzieren). In der Massentierhaltung in den USA dürfen (anders als in der EU) festliegende (also kranke und sterbende) Kühe als Hühner- und Schweinefutter verwendet werden. Die gebrauchte Einstreu aus der Hühner- und Schweinehaltung wird wiederum als Viehfutter genutzt, was die infektiösen Mikroben wieder zurückführt. Diese Praktiken betreffen praktisch die gesamte Milchproduktion der USA. Die Milchsammelbehälter für Herden von 500 oder mehr Tieren sind zu 100 Prozent mit diesen Viren infiziert.[45] Wissenschaftlern sind diese Gesundheitsgefahren sei 1969 bekannt.[47]
Die Bovinen Leukämie-Viren werden leicht auf andere Tiere wie Ziegen und Schafe übertragen, die regelmäßig an Leukämie erkranken.[45,46] Im Jahr 1974 starben zwei von sechs Schimpansenkinder, die man mit infizierter Kuhmilch gefüttert hatte, innerhalb eines Jahres an Leukämie.[48] Im Dezember 2003 veröffentlichten Forscher der University of California in Berkeley die Ergebnisse einer Studie unter Verwendung modernster

Nachweisverfahren, in der von 257 ausgewählten Personen ihrer Gemeinde 74 Prozent mit dem Bovinen Leukämie-Virus infiziert waren.[47]

Jedes Jahr treten in den USA aus »unbekannten Gründen« – wie die Ärzte es nennen – rund 45 000 neue Leukämiefälle auf und 74 000 Neuerkrankungen an Lymphdrüsenkrebs. Auch wenn die Milchindustrie und andere Forschungsergebnisse, die einen Zusammenhang zwischen diesen Erkrankungen und den Bovinen Leukämie-Viren sehen, für nicht beweiskräftig halten, sollte die Beweislast doch eigentlich eher bei denen liegen, die diese Lebensmittel vertreiben. Es ist nicht erwiesen, dass der Verzehr von mit Leukämieviren infizierten Milchprodukten ungefährlich ist. Die gegenteilige Beweislast ist umso drückender, da nun erwiesen wurde, dass ein Großteil der Menschen, die Milchprodukte und Fleisch verzehren, mit diesen Viren infiziert ist.

Die Milchindustrie bleibt unangreifbar

Aus Ernährungssicht sind Milchprodukte – in flüssiger und fester Form – ähnlich wie Fleisch. Der Unterschied liegt darin, dass den meisten gebildeten Menschen bekannt ist, das zu viel Fleisch ungesund ist. Bei der Mich glauben wir hingegen eher an die in der Werbung angepriesene, gesunde, knochenstärkende Wirkung. Solange die Milch nur fettarm ist (was sie ja gar nicht ist), glauben wir, sie sei gesund und helfe uns beim Abnehmen.

Die Tatsache, dass Milliarden von Menschen auf der Welt zu gesunden Erwachsenen mit stabilen Knochen heranwachsen, ohne je ein Glas Milch getrunken oder ein Kalziumpräparat genommen zu haben, sollte Beweis genug sein, dass pflanzliche Nahrung uns ausreichend Kalzium liefert. Wenn Milch tatsächlich so wichtig ist, warum ist der Mensch die einzige Spezies, die sie nach der Stillzeit weiter trinkt? Es ist nachgewiesen, dass Milchprodukte eine Reihe von Krankheiten auslösen oder begünstigen. Wer nicht auf mehr als eine Gruppe von Nahrungsmitteln verzichten will, erzielt die umfassendste gesundheitliche Verbesserung, wenn er Milchprodukte streicht. Obwohl ich feste Ansichten über die schlechten Auswirkungen des Verzehrs von Fleisch, Geflügel und Fisch auf die Gesundheit und die Umwelt habe, möchte ich Sie dennoch vor allen Dingen dazu ermutigen, Elsie die Kuh auf die Weide zu schicken.[49] Ihnen und Ihrer Familie wird es ohne sie viel besser gehen.

Kapitel 9

Bekenntnisse eines Fischmörders

Meine Liebe zum Meer begann mit 5 Jahren, als ich im Kindergarten einen 35-Millimeter-Film über das Leben im Meer sah. Er zeigte Fische in leuchtenden Farben, schroffe Korallenriffe, riesige Muscheln und Einsiedlerkrebse.

Als ich 12 Jahre alt war, begannen mein Vater und ich zu tauchen. Meine ersten Unterwasserstreifzüge waren auf die leblosen, trüben Wasser der Seen Michigans beschränkt. Als ich Teenager war, machten wir auf den Outer Banks von North Carolina Urlaub, einer vorgelagerten Inselkette, die die größte Lagune an der Ostküste der USA umschließt. Wir hingen unsere Angeln über den Rand eines kleinen Boots und fingen Flundern, Blaufische und Goldmakrelen, um sie danach zu verspeisen.

Meinen ersten Tauchgang im offenen Meer unternahm ich in den Frühjahrsferien 1969, als ich im ersten Jahr Medizin an der Michigan State University studierte. Ich fuhr in den John Pennekamp Coral Reef State Park, einen Meerespark an den Florida Keys, wo mich Tausende bunte Fische umschwärmten, als ich durch den Korallenwald tauchte. Ich war begeistert und verbrachte dort drei Jahre später auch Tauchflitterwochen mit meiner frisch angetrauten Mary.

1972 zogen wir nach Hawaii, wo wir kleine tropische Fische mit Handnetzen für unsere Salzwasseraquarien fingen. Leider trieben die meisten von ihnen nur wenige Tage nach dem Fang Bauch nach oben im Becken – meine erste Konfrontation mit der harschen Realität: Meine Liebe für Fische, Tauchen und Aquarien ließ mich genau die Tiere töten, die ich

liebte. In den nächsten Jahrzehnten fing ich mit Leine oder Speer in den Gewässern um Hawaii und vor Kalifornien mehrfach im Jahr große, schöne Fische – Goldmakrelen (Mahi Mahi), Thunfische, Lachse. Die Fische waren schließlich dafür da, mich zu unterhalten und zu ernähren. Ihre Proteine und guten Fette waren wichtig für meine Ernährung, und Fische waren nun einmal eine der gesündesten Quellen für beides. Alles schien so natürlich. Ich musste noch sehr viel lernen.
Seit der seligen Unwissenheit der Kindertage habe ich fünf Jahrzehnte lang die verhängnisvolle Zerstörung der von mir geliebten Meere miterlebt und an ihrer Überfischung mitgewirkt. Seit den 1950er-Jahren sind

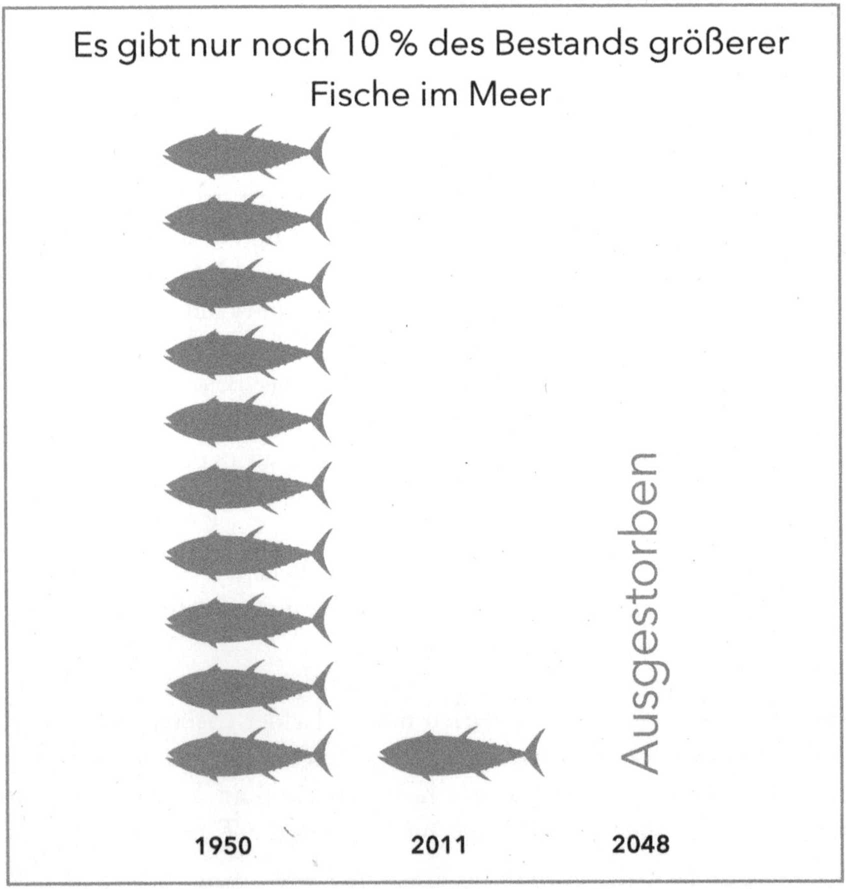

90 Prozent des Fischbestands der Erde durch die Fischindustrie erschöpft worden.[1] Die Populationen von mehr als einem Drittel der Meeresbewohner – Blauflossen-Thunfisch, Atlantischer Kabeljau, Alaska-Königskrabbe und Pazifischer Lachs – wurden stark dezimiert. Sieben Prozent aller Fischarten sind bereits völlig ausgestorben.[1]
Durch das Schwinden der Bestände hat sich der Preis für Wildlachs in den letzten zehn Jahren verdreifacht. Der Blauflossen-Thunfisch ist mittlerweile so selten, dass die Japaner bereits teilweise Rindfleisch für ihr Sushi verwenden. Um das Aussterben des Lachses zu verhindern oder zumindest hinauszuzögern, ist sein Fang in Kalifornien inzwischen verboten. Als ich 2002 zu meinen geliebten Korallenriffen der Florida Keys zurückkehrte, sprühten sie nicht mehr vor Leben wie in meiner Erinnerung, sondern waren weiß gebleicht und verlassen. Korallen und Fische waren aufgrund von Umweltbelastung und Meereserwärmung abgestorben. Bis 2048, so warnt man uns, werden alle Fischarten und andere Meeresbewohner entweder ausgestorben sein oder kurz davor stehen.[1]
Man könnte vielleicht noch darüber nachdenken, ob bessere Gesundheit und ein längeres Leben für den Menschen die Zerstörung der Ozeane und allen Lebens in ihnen rechtfertigen könnte. Aber was wäre, wenn der Verzehr von Fisch, der allgemein von Gesundheitsexperten als gesund angepriesen wird, in Wahrheit ein Gesundheitsrisiko wäre?

Pflanzen liefern Omega-3- und Omega-6-Fettsäuren

Omega-3- und Omega-6-Fettsäuren sind essenzielle Fettsäuren. Unser Körper kann sie nicht selbst produzieren, wir müssen sie über unsere Nahrung aufnehmen. Diese pflanzenbasierten Fettsäuren erfüllen wichtige Funktionen beim Bau von Zellmembranen und bei der Bildung von Hormonen. Die Namen beziehen sich auf die Position der ersten Doppelbindung auf ihrer Kohlenwasserstoffkette. Bei Omega-3-Fettsäuren findet sich die erste Doppelbindung an der dritten Position vom Omega-Ende des Moleküls aus, bei Omega-6-Festtsäuren am sechsten Kohlenstoffatom der Kette. Wichtig ist, dass nur Pflanzen in der Lage sind, diese Doppelbindung in dritter und sechster Position der Kohlenwasserstoffkette zu bilden. Weder Fische noch andere Tiere oder Menschen können diese Omega-3- und Omega-6-Fettsäuren synthetisieren.

Die wichtigste Omega-3-Fettsäure, die Pflanzen herstellen, ist alpha-Linolensäure (kurz ALA), Linolsäure (ohne »en« hinter dem »l«) ist die grundlegende Omega-6-Fettsäure. Kleine Fische nehmen ALA auf, indem sie Algen und Tang fressen und einen Teil als lange Fettsäureketten wie etwa Eicosapentaensäure (EPA) und Docosahexaensäure (DHA) in ihrem Körperfett speichern. Nun wird uns gesagt, dass wir Fisch essen sollen, um an diese langkettigen Fettsäuren zu gelangen, da unser Körper sie nicht selbst erzeugen kann. Das ist aber nicht wahr. Die Forschung belegt, dass Menschen – auch Kinder, Männer und schwangere Frauen – ohne jede Hilfe von Fisch kleine, aber völlig ausreichende Mengen von ALA in EFA und DHA umwandeln können.[2–9]

Die Omega-3-Fettsäure DHA liegt im Nervensystem in hoch konzentrierter Form vor. Deshalb glauben manche Menschen, Fisch und Fischöl könnten uns geistige Gesundheit bewahren und uns vor neurologischen Erkrankungen schützen. Es gibt jedoch keine Belege dafür, dass Demenz oder andere Hirnleistungsschwächen häufiger in Gesellschaften auftreten, die alle essenziellen Fettsäuren aus pflanzlicher Nahrung beziehen und kaum Fisch oder Nahrungsergänzungen zu sich nehmen.[10–12] Ganz im Gegenteil zeigt die Forschung, dass Fischesser und Nicht-Fischesser ein gleich hohes Risiko haben, an Demenz oder Alzheimer zu erkranken.[13,14]

Nehmen Sie dies als Ansporn: Vegetarisch lebende Menschen beschreiben ihre Stimmung doppelt so häufig als »gut« als Fleischesser, und ihr Risiko, an Demenz zu erkranken, ist nur halb so groß.[12,15]
Viele Ernährungsexperten und Ärzte sorgen sich um die ausreichende Nährstoffversorgung der Babys im Mutterleib. Babys von Müttern, die während der Schwangerschaft DHA-Präparate genommen haben, zeigen keinerlei verbesserte neurologische Funktionen (überprüft anhand ihrer visuellen Entwicklung).[16] Eine Analyse der wissenschaftlichen Literatur zu essenziellen Fettsäuren von John Langdon, Professor für Biologie und Anthropologie an der University of Indianapolis, ergab: »Nichts belegt, dass eine auf Landnahrungsketten beschränkte menschliche Ernährung und eine traditionelle Ernährung des Babys nicht ausreichende Mengen an DHA oder anderen n-3-Fettsäuren liefern würde. Daher ist die Behauptung, dass die eingeschränkte Versorgung mit DHA die Entwicklung des menschlichen Gehirns beeinflusst, ungesichert.«[5] Anders gesagt: Wir erhalten während aller Lebensstadien auch bei einer ausschließlich pflanzlichen Ernährung ausreichend DHA und andere Omega-3-Fettsäuren.

Aalglatter Gesundheitsschwindel

Die Empfehlung, mehr Fisch zu essen, geht auf die Beobachtung von Gesellschaften zurück, die sich traditionell von viel Fisch ernähren. Diese Bevölkerungen zeigen eine geringere Rate an Herzerkrankungen als solche, die sich von Rind-, Schweinefleisch und Geflügel ernähren. Das wichtigste Fischliebhaberland ist Japan. Aber ist Fisch wirklich der Schlüssel?
Sieht man genauer hin, stellt man fest, dass die Ernährung in Japan hauptsächlich auf Reis basiert. Es ist genau dieser hohe Stärkeanteil in ihrer Ernährung und nicht der Fisch, der Japanern zu besserer Gesundheit, schlankerer Figur, aktiverem Lebensstil, jüngerem Aussehen und höherer Lebenserwartung verhilft. Sieht man sich traditionelle japanische Speisen an, stellt man schnell fest, dass nur eine kleine Menge Fisch als Würzbeilage auf eine große Schüssel Reis kommt. In den USA, wo man in japanischen Restaurants große Fischmengen zu wenig Reis bekommt, geht

dieser Gesundheitsvorteil verloren. Das erklärt auch, warum Japaner, die in die USA übersiedeln und sich langsam der westlichen Ernährung anpassen, immer übergewichtiger und ungesünder werden.
Gesundheitsorganisationen weltweit empfehlen, aufgrund der »gesunden« Omega-3-Fettsäuren mehr Fisch zu verzehren. Die gleichen Organisationen warnen aber zugleich vor den Gefahren von Methylquecksilber und anderen Umweltgiften, die sich aber in Fisch anreichern. Damit aber geraten wir in eine Zwickmühle: Um unser Herz zu schützen, sollen wir Chemikalien verzehren, die unser Gehirn gefährden und Krebs auslösen können.
Während es also ungefährlich ist, auf Fisch als Quelle für Omega-3-Fettsäuren zu verzichten, ist es gefährlich, Fisch und Fischöl zu verzehren.

Fisch ist stark mit Quecksilber belastet

In Fisch und Fischöl ist Quecksilber enthalten, ein natürliches Element, das durch industrielle Verarbeitungsprozesse die Umwelt verschmutzt und in die Nahrungskette gelangt. Wenn Quecksilber unsere Flüsse und Meere erreicht, verwandelt es sich in das hochgiftige Methylquecksilber, dass sich in Lebewesen noch weiter konzentriert, je höher die Position in der Nahrungskette ist. Fische an der Spitze der Nahrungskette weisen den höchsten Quecksilbergehalt auf. Welche Fische schwimmen an der Spitze der Nahrungskette? Im Süßwasser sind dies etwa Hecht, Zander und Barsch und im Salzwasser Thunfisch, Lachs, Schwertfisch, Hering, Makrele und Sardinen.
Es sind aber auch genau diese Salzwasserfische, die die höchste Konzentration an EPA und DHA bieten. Also genau die Fische, die uns die meisten essenziellen Fettsäuren bieten, haben die höchste Quecksilberbelastung. Es sind nicht nur die wenigen hier genannten Spezies, die mit potenziell gefährlichen Umweltgiften belastet sind, sondern alle Fische und Meeresfrüchte.
Mit Quecksilber belastete Fische und Meeresfrüchte sind praktisch die einzige Quelle für chronische Quecksilbervergiftung beim Menschen.

Diese führt unter anderem zu Schäden an Herz, Nieren, dem Immun- und dem Nervensystem. Im Gehirn kann sie zu motorischen Fehlfunktionen, Gedächtnisverlust, Lernschwächen und Depressionen führen. Selbst wenn der Verzehr von Fisch oder Fischölkapseln das Risiko für motorische oder nervöse Fehlfunktionen mindern würde (was er nicht tut), würde dieser Vorteil durch die toxischen Effekte des Quecksilbers wieder aufgehoben. Daneben enthalten Fisch und Fischöl weitere Toxine, die Krebs auslösen können und sich negativ auf die Fortpflanzungsorgane auswirken.

Fischverzehr kann das Risiko für Herzerkrankungen steigern

Der hohe Gehalt an blutverdünnenden Omega-3-Fettsäuren in Fisch hat zum Irrglauben geführt, Fisch könne vor Herzerkrankungen schützen. Schließlich gerinnt dünneres Blut nicht so gut und kann in den Arterien nicht verklumpen, was Herzinfarkte verhindert. Das Quecksilber aber, das Gehirn und Nieren vergiftet, wirkt auch auf die Blutgefäße, begünstigt die Bildung von freien Radikalen, Entzündungen, Blutgerinseln und eine Muskeldysfunktion der Gefäßwände.[17–19]

Neben der Methylquecksilberbelastung bringt Fisch dieselben Probleme mit sich wie anderes Muskelfleisch vom Rind, Schwein oder Geflügel. Muskeln haben einen hohen Gehalt an Proteinen, Fett, Cholesterin, Methionin und Säuren. Darüberhinaus enthalten sie weder Kohlenhydrate noch Faserstoffe. (Siehe Kapitel 3 zu den fünf Hauptgiften in tierischer Nahrung.) Cholesterin im Fisch erhöht die Cholesterinwerte[20] und schon kleine Mengen Fischöl erhöhen das »schlechte« LDL-Cholesterin.[21,22]

Cholesterin in Fisch und in anderen Lebensmitteln

Lebensmittel	Cholesterin (Milligramm pro 100 Kilokalorien)
Barsch	60
Krabben	55
Kabeljau	53
Makrele	51
Lachs	40
Ei	271
Hühnerfleisch	37
Schweinefleisch	28
Rindfleisch	24

Getreide, Gemüse und Obst enthalten keine signifikanten Mengen an Cholesterin.

Der wissenschaftliche Konsens

In renommierten Medizinmagazinen veröffentlichte wissenschaftliche Studien belegen, dass Fisch keine Vorteile für das Herz bringt, sondern sogar schädlich sein kann. Das hat viele medizinische Fakultäten, Ärzte, Ernährungswissenschaftler und Herzorganisationen bisher nicht beeindruckt. Sie singen weiterhin das Hohelied von Fisch und Fischölkapseln als wichtigen Eckpfeilern der Herzgesundheit. Ärzte lernen im Studium kaum etwas über Ernährung und befassen sich nur selten selbst damit. So sind sie aber durch Personen und Organisationen, die sich als Autoritäten auf diesem Gebiet ausgeben, leicht beeinflussbar.

Vielleicht ist das Urteilsvermögen vieler Ärzte, Ernährungsspezialisten und Wissenschaftler auch durch ihre eigene, auf tierischer Nahrung basierende Ernährung getrübt. Da der belegte hohe Gehalt an gesättigten Fettsäuren und Cholesterin in Rind-, Schweine-, Geflügelfleisch, Eiern und Käse viele Gesundheitsprofis von ihrem Verzehr abhält, bleibt ihnen nur noch der weiterhin als gesund gelobte Fisch als tierisches Nahrungsmittel. Man muss aber nicht lange suchen, um unzählige Studien zu finden, die einen ganz anderen Standpunkt vertreten als den von Ärzten und der Presse. Hier ein paar wenige Beispiele. Von mir kursiv hervorgehoben sind die Kernaussagen.

- Eine Metaanalyse (Zusammenfassung verschiedener Untersuchungen) von 15 159 Artikeln – darunter 48 randomisierte kontrollierte Studien mit 36 913 Teilnehmern, die Fisch oder Fischöl zu sich nahmen – in der Ausgabe des *British Medical Journal* von 2006 fand *keinen gesundheitlichen Nutzen*: »Langkettige und kurzkettige Omega-3-Fettsäuren haben auf die Gesamtmortalität im Zusammenhang mit kardiovaskulären Erkrankungen oder Krebs keinen deutlichen Effekt.«[23]
- Eine Analyse im *American Journal of Cardiology* (Mai 2007) folgerte: »Die Daten, die einen umgekehrten Zusammenhang zwischen dem Verzehr von Fisch oder Omega-3-Fettsäuren und koronaren Herzerkrankungen stützen, sind *nicht eindeutig und könnten durch andere Ernährungs- oder Lebensgewohnheiten beeinflusst sein.*«[24] Solche Faktoren könnten das Meiden gesättigter Fettsäuren (Rindfleisch, Käse, Eier), Nicht-Rauchen und regelmäßiger Sport sein – gesunde Gewohnheiten von Menschen, die sich bewusst mit Fisch ernähren.
- Bei der Studie DART-2 an 3114 Männern unter 70 Jahren, die an Angina pectoris (Brustenge durch verstopfte Herzgefäße) litten, riet man einer Gruppe, zwei Portionen öligen Fisch pro Woche oder drei Fischölkapseln am Tag zu verzehren, der Kontrollgruppe nicht. Die Fischgruppe – und speziell die Männer, die Fischölkapseln genommen hatten – hatte anschließend *ein höheres Herztodrisiko* als die Kontrollgruppe.[25]
- In der OMEGA-Studie wurden 3827 Patienten, die 3 bis 14 Tage nach einem Herzinfarkt behandelt wurden, beobachtet. Es gab zwischen den Patienten, die Fischöl erhielten, und jenen, die ein Placebo bekamen, *keinerlei Unterschiede* beim Risiko für plötzlichen Herztod, allgemeine Sterblichkeit, wiederholten Herzinfarkt, Schlaganfall, Herzrhythmusstörungen oder eine notwendige Herz-OP. Obwohl statistisch nicht signifikant, lag die Rate von Todesfällen, wiederholtem Herzinfarkt und Schlaganfall bei der Fischölgruppe sogar höher. Die Kapseln enthielten 460 mg EPA und 380 mg DHA.[26]
- Die Novemberausgabe des *New England Journal of Medicine* 2010 veröffentlichte eine Doppelblindstudie mit Placebokontrolle mit

4837 Patienten nach einem Herzinfarkt und nachfolgender 40-monatiger Behandlung mit EPA- und HDA-Präparaten. Es gab *keinerlei Verminderung der Rate gravierender kardiovaskulärer Ereignisse.*[27]

- Eine randomisierte Studie mit Placebokontrolle, im November 2010 im *British Medical Journal* erschienen, zeigte bei 2501 Patienten mit Vorerkrankungen wie Myocardinfarkten, instabiler Angina oder Schlaganfall, dass eine tägliche Gabe von Omega-3-Fettsäuren (EPA und DHA) über fast 5 Behandlungsjahre *keinerlei Verminderung der kardiovaskulären Erkrankungen* ergab.[28]
- In einer randomisierten, placebokontrollierten Studie erhielt ein Teil der 663 Patienten mit hohem Risiko für Vorhofflimmern Fischöl. Die im Dezember 2010 im *Journal of the American Medical Association* veröffentlichten Ergebnisse zeigten bei sechsmonatiger Behandlung *keinerlei Nutzen.*[29] Selbst direkte Studien weisen sogar auf negative Effekte für die Arterien hin. Patienten mit per Angiogramm diagnostizierter koronarer Herzerkrankung erhielten durchschnittlich 28 Monate lang Fischöl- oder Olivenölkapseln.[30] Die Anzahl der Stenosen (Verstopfungen) erhöhte sich von 2,4 auf 2,6 Prozent. Die Schlussfolgerung: »Eine zweijährige Fischölbehandlung fördert bei Atherosklerose der Herzkranzgefäße keine positiven Veränderungen.«

Zwei wichtige Studien zeigen, dass erhöhte Quecksilberwerte durch den Verzehr von Fisch zu Herzproblemen führen.

- Eine 2002 im *New England Journal of Medicine* veröffentlichte Studie fand heraus, dass höhere Quecksilberwerte in Zehennagelabschnitten auf ein *größeres Herzinfarktrisiko* hinweisen.[18]
- Eine Studie wies nach, dass bei Männern mittleren Alters in Ostfinnland ein erhöhter Quecksilberwert der Haare ein Risikofaktor für akute koronare Ereignisse, Koronargefäßerkrankungen, Koronare Herzerkrankung und allgemeine Mortalität sein kann. Die Forscher schlossen, dass ein positiver Effekt »guter Fette« aus Fisch auf Blutgefäße und Herz durch den *schädigenden Effekt von Quecksilber zunichte gemacht* würden.[19]

Eine der jüngsten Analysen zum allgemeinen Nutzen der Empfehlungen von Fisch und Fischöl aus dem *Canadian Medical Association Journal* von 2009 kam zu dem Ergebnis: »Bevor erneuerbare Quellen langkettiger Omega-3-Fettsäuren – aus Pflanzen, Algen, Hefe und einzelligen Organismen – allgemeiner verfügbar sind, erscheint es verantwortungsvoll, davon Abstand zu nehmen, Menschen in Industrieländern zu einer verstärkten Aufnahme von langkettigen Omega-3-Fettsäuren durch Fischverzehr zu raten. *Die Beweise für den allgemeinen Nutzen eines erhöhten Fischölverzehrs sind nicht so eindeutig, wie einige Akteure andeuten.*«[31]
Die Forschung, die den Nutzen von Fisch- oder Fischölverzehr für das Herz anzweifelt, ist eindeutig und überzeugend. Wer die Einnahme dieser Substanzen zur Behandlung oder Prävention einer Herzerkrankung in Betracht zieht, sollte sich mit dieser Beweislage auseinandersetzen.

Auch Zuchtfische kann man nicht guten Gewissens essen

Die hohen Kosten von Wildfisch und die Bedenken wegen Überfischung lassen viele Kunden zu Fisch von Fischfarmen greifen. Da sie mit Fischöl und Fischmehl aus kleinen Fischen aus den verseuchten Meeren gefüttert werden, sind die Zuchtfische noch stärker mit konzentrierten Giften belastet. Zudem erhalten sie auch Futter aus Schlachtresten von Rindern. Die Bedenken steigen, Rinderwahn (BSE) könne auf diesem Weg auch auf Fisch und dessen Konsumenten übertragen werden.[47]
Da mit »guten Fettsäuren« angereichertes Fischmehl teuer ist, nutzen Fischfarmer häufig preiswerteres Fischmehl mit Palm-, Leinsamen- oder Rapsöl. Genau wie beim Menschen ist die Zusammensetzung des Fettgewebes beim Fisch ernährungsbedingt. Wer mit preiswerteren Ölen gefütterten Fisch isst, denkt nur, er erhalte »gesundes« Fischöl, während er Fette zu sich nimmt, die für das Herz alles andere als gesund sind. So kann der angeblich so gesunde Fischgenuss zu Entzündungen in den Arterien führen und das Herzinfarkt- und Schlaganfallrisiko sogar steigern.[48,49]
Die Fischfarmen sind zudem ein großes Umweltproblem. Der Abfall aus den Fischkäfigen und eingesetzte Chemikalien verschmutzen das Wasser.

Zudem breiten sich bei den auf engem Raum gehaltenen Fischen schnell Krankheiten aus. Das Abfischen kleiner Fische als Futter für die Farmen raubt den Wildfischen wie Lachs, Lachsforellen, Thunfisch, Zackenbarsch und Kabeljau ihr Futter.

Und sollte sich jemand fragen: Ja, Fische haben Gefühle.[50] Das Leben auf der Fischfarm muss für Fische sein, als lebten sie im Gefängnis – im Todestrakt.

Weitere Gefahren durch Fisch- und Fischölkonsum

Studien zeigen, dass Fisch neben Herzerkrankungen weitere Krankheiten verursacht oder begünstigt:

- Das Fett, das man isst, trägt man mit sich herum. Und es sieht nicht attraktiv aus, wenn man durch Fischfett übergewichtig oder adiopös wird.[32]
- Fisch erhöht die Cholesterinwerte im Blut ähnlich stark wie Rind- oder Schweinefleisch.[20]
- Die starke Säurebelastung durch Fischproteine beschleunigt die Kalziumausschwemmung, was Osteoporose und Nierensteine begünstigt.[33]
- Die blutverdünnenden Eigenschaften der Omega-3-Fettsäuren, die Blutgerinnsel verhindern helfen können, erhöhen zugleich die Blutungsgefahr.[34]
- Die entzündungshemmenden Eigenschaften »guter Fette« können das Immunsystem unterdrücken und das Krebs- und Infektionsrisiko erhöhen.[35–39]
- Omega-3-Fettsäuren hemmen die Insulinwirkung, was den Blutzuckerspiegel anhebt und den Diabetes verschlimmert.[40,41]
- Ein hoher Fischverzehr kann schwangerschaftsverlängernd wirken, was das Geburtsgewicht und das Risiko von Todgeburten, Kaiserschnitten und Geburtsschädigungen erhöht.[42–46]

Ich kann den Verzehr und das Töten von Fischen nicht länger rechtfertigen

Mein Lieblingsurlaubsort ist die Kokos-Insel rund 500 Kilometer westlich von Costa Rica. Die Anreise vom Festland mit dem Boot dauert etwa 30 Stunden. In diesem Nationalpark können Taucher mit großen Fischen wie Haien, Rochen, Walhaien, Buckelwalen, Schwertfischen und Thunfischen schwimmen. Obwohl die Gewässer bewacht werden, haben Wilderer die Meerestierbestände in den letzten 20 Jahren um 70 Prozent verringert. Man schätzt, dass innerhalb der nächsten drei Jahre keine großen Tiere mehr im Park zu finden sein werden. Sie werden von Menschen gefangen und verspeist worden sein, die glauben, Fisch wäre gut für ihre Gesundheit. Mich schmerzt der Gedanke, dass meine Enkel nie eine solch lebendige Vielfalt an Meereslebewesen erleben werden, wie ich sie noch erleben durfte.

Ich habe aus erster Hand die Zerstörung unserer Umwelt und der Weltmeere miterlebt. Während ich früher gern gefischt habe, würde ich heute – obwohl ich vegan lebe – eher ein Rindersteak essen, als jemals wieder ein Meereslebewesen zu verletzen. Ob wir nun Fisch oder Fleisch zu uns nehmen, der Effekt auf unsere Gesundheit ist gleich. Fisch ist kein gesundes Essen. Wer anderer Überzeugung ist, sollte sich jetzt noch satt essen, bevor mindestens 10 Prozent der Fischbestände durch diejenigen vernichtet worden sind, die fälschlicherweise glauben, Fisch zu essen sei gesund und umweltbewusst.[1]

Die Situation ist noch nicht völlig hoffnungslos. Korrekte Informationen können gezieltes Umdenken bewirken. Wir können vernünftig Handeln und eine riesige Auswahl an äußerst schmackhafter, gesunder und pflanzlicher Stärke-Nahrung zu uns nehmen. Die *High-Carb-Diät* bietet die Chance zur Umkehrung der Abwärtsspirale unserer Gesundheit und der unserer Ozeane. Wir müssen nur früh genug aufhorchen.

Kapitel 10

Der dicke Veganer

Ich hatte meine erste Begegnung mit dem Veganismus – dem Verzicht auf jegliche Nahrungsmittel tierischen Ursprungs –, als ich 1977 im Queen's Medical Center in Honolulu arbeitete. Mein junger Arzt im Praktikum war Veganer geworden, weil er keinem Tier Leid zufügen wollte. Wer das nicht wusste, hielt seinen Nylongürtel und seine Plastikschuhe schlicht für schlechten Modegeschmack. Ich dachte, bei einer Ernährung aus Gemüse, Obst und Getreide müsste ein Veganer gesünder sein als ein Fleischesser. Der junge Arzt war aber übergewichtig, hatte fettige Haut und Akne. Das überraschte mich. Nach kurzer Zeit entdeckte ich den Grund: Der Arzt ernährte sich großteils von Kartoffelchips und Cola, die es in der Kantine, am Kiosk und in Automaten überall gab. Er war Junk-Food-Veganer.

Leider ist er offenbar keine Ausnahme. Dass Veganer darauf achten, was sie nicht essen, bedeutet nicht unbedingt, dass sie sich gesund ernähren. Tatsächlich sind viele Veganer übergewichtig und nicht gesund. Der Verzicht auf Hot Dogs, Hamburger, Brathähnchen, Garnelen, gebratenen Lachs, Makkaroniauflauf, Spiegeleier und Eiscreme allein hilft der Gesundheit wenig, genauso wie der zusätzliche Verzicht auf Honig (von Bienen gemacht), Zucker (teils Nutzung von Knochenmehl in der Verarbeitung), Wein (Einsatz von eiweißhaltigen Schönungsmitteln) und andere Lebensmittel, die mithilfe tierischer Produkte hergestellt werden. Das ist aber kein Grund, die vegane Ernährung aufzugeben, es bedeutet nur, dass man wissen sollte, wie man sich gesund vegan ernährt. Die naheliegendste Lösung: den Großteil des Kalorienbedarfs durch Stärke decken.

Alte Gewohnheiten sind hartnäckig

Seine Lieblingsspeisen aufgeben zu müssen, kann ein beunruhigender Gedanke sein. Manche Menschen überwinden dieses Gefühl, indem sie die vertrauten tierischen Lebensmittel durch gleichwertige pflanzliche Lebensmittel ersetzen, die in Geruch, Geschmack, Mundgefühl und Aussehen ähnlich sind. Wer vorher gerne Burger, Grillhähnchen, Hot Dogs oder Käsepizza gegessen hat, isst dann Soja-Bratlinge mit aufgemalten Grillstreifen und Raucharoma (Liquid Smoke), veganes »Hähnchen« aus Seitan (Weizengluten), Tofu-Dogs und Weißbrot mit einem Pizzabelag aus Tomatensauce und Soja-Mozzarella.

Statt also Fleisch durch gesündere Alternativen zu ersetzen, füllen Veganer ihre Teller häufig mit Fleischersatzprodukten aus stark verarbeiteten Sojaproteinen, die in Pflanzenöl schwimmen. Sie meiden Butter und greifen zu Pflanzenmargarine. Sie tauschen Eiscreme gegen Soja-Eiscreme, die voller Fett und Zucker steckt. Gemüse essen sie meist nur als Beilage, getränkt in »gesundem« Olivenöl. Sie sind sich des Schadens, den sie so ihrer Gesundheit zufügen, nicht bewusst und klopfen sich zufrieden auf die Schulter, da sie Tiere schonen.

Leider lassen sie bei ihren Bedenken ein ganz wichtiges Tier völlig außer Acht: nämlich sich selbst. Kilokalorie um Kilokalorie sind nachgemachte Nahrungsmittel nicht viel besser, als ihre tierischen Vorbilder. In einigen Fällen sind sie sogar schlimmer. Selbst wenn sie weniger Fett und mehr Kohlenhydrate enthalten, schwemmen die isolierten Sojaproteine in diesen Lebensmitteln Kalzium genauso stark aus wie tierische Proteine und begünstigen so Osteoporose und Nierensteine.[1–3] Sie erhöhen zudem die Wachstumsfaktoren, die Krebs und Alterungsprozesse begünstigen, noch stärker als Kuhmilch.[4–6] Olivenöl und Buttterersatz enthalten ebenso viel Fett und haben genau denselben Effekt: Der Körper speichert es an Hüften, Po und Oberschenkeln. Pflanzenöle fördern die Krebsbildung teils noch stärker als tierische Fette.[7–10]

Nährwertvergleich tierische Lebensmittel und veganer Ersatz

Lebensmittel	Fett	Protein	Kohlenhydrate	Ballaststoffe
Hamburger	65	35	0	0
Soja-Bratling	28	62	10	5
Käse	70	28	2	0
Soja-Käse	60	10	30	0
Schmalz	100	0	0	0
Butterersatz	100	0	0	0
Olivenöl	100	0	0	0
Eiscreme	55	7	38	0
Soja-Eiscreme	20	13	67	4
Ente	75	25	0	0
Vegane Ente	0	65	35	0

Die Zahlen geben den Prozentanteil an der Gesamtkalorienzahl an.

Fett ist Fett und bleibt Fett

Wir alle wissen, dass Pflanzenöle unser Herz schützen. Aber stimmt das wirklich? Tatsächlich hat sich herausgestellt, dass die gesundheitsfördernden Effekte der mediterranen Küche – die es so eigentlich gar nicht gibt, da der Mittelmeerraum verschiedenste Kochkulturen beheimatet – darauf zurückzuführen sind, dass die Menschen viel Stärke in Form von Pasta oder Bohnen zu sich nehmen und sie mit Obst und Gemüse kombinieren.[11–13] Worauf aber führt man das zurück? Auf Olivenöl. Eigentlich müsste man sagen: Die mediterrane Küche ist trotz des Olivenöls gesund.

Helfen Pflanzenöle Herzerkrankungen zu vermeiden?

Viele Studien belegen das Gegenteil.

- In einer einjährigen Studie zeigten sich bei wiederholten Untersuchungen der Herzarterien beim Menschen, dass alle drei Fette – gesättigte (tierische Fette), einfach ungesättigte (Olivenöl) und mehrfach ungesättigte (Omega-3- und Omega-6-Fettsäuren) – mit einem starken Anstieg neuer arteriosklerotischer Läsionen assoziiert waren.[14] Die einzig wirksame Gegenmaßnahme war eine Reduzierung der Fettaufnahme.

- In arteriosklerotischen Plaques (Ablagerungen) beim Menschen finden sich sowohl mehrfach ungesättigte Omega-3- als auch Omega-6-Fettsäuren. Sie sind also an der Verletzung der Arterien beteiligt und beschleunigen das Fortschreiten der Arteriosklerose.[15]

- Einer der wichtigsten Hinweise für ein hohes Herzinfarktrisiko ist ein hoher Faktor-VII-Wert, ein Blutgerinnungsfaktor. Die meisten Herzinfarkte und Schlaganfälle werden durch Gerinnsel in Arterien hervorgerufen. Olivenöl verstärkt die Blutgerinnung durch die Erhöhung des Faktor VII genau so stark wie tierische Fette.[16,17]

- Pflanzenöle beeinträchtigen die Blutzirkulation[18,19], was den Blutsauerstoff bis zu 20 Prozent reduziert.[20] Dies kann zu Angina pectoris (Brustenge), verminderter Gehirnaktivität, hohem Blutdruck, Erschöpfung und reduzierter Lungenfunktion führen.

Kurz gesagt: Egal ob gesättigte tierische Fette oder mehrfach ungesättigte pflanzliche Fette – sie alle haben dieselben schädigenden Effekte auf unser Herz und unsere Gesundheit.

Nüsse und Samen sind für den Alltag zu fetthaltig

Da ich in einer Familie mit geringem Einkommen in einem Vorort Detroits aufwuchs, genoss ich den Luxus von Nüssen nur einmal im Jahr. Zu Weihnachten gönnte uns mein Vater einen 5-Pfund-Beutel ungeschälter Nüsse. Rund sieben Tage lang knackten, schälten und schlemmten wir sechs McDougalls uns durch diesen Beutel mit Mandeln, Paranüssen, Cashewkernen, Haselnüssen, Pekannüssen und Walnüssen. Heute ist es viel einfacher, Nüsse zu essen. Man öffnet einfach eine Dose oder einen Beutel und schüttelt eine Handvoll geschälte, in Öl geröstete Nüsse heraus. Mit jedem Mund voll (ca. 30 Gramm), den wir binnen nur 5 Sekunden kauen und schlucken, nehmen wir 120 Kilokalorien fast reines Fett zu uns. Drei Stunden später hat unser Körper genug Fett für die nächste Hungersnot gespeichert. Sie kommt nicht, aber wir speichern munter – und sichtbar – weiter Fett. Unser Körper tut dies, um unser Überleben zu sichern. Bäume produzieren Nüsse als Energiespeicher. Samen, Hülsenfrüchte und Getreide haben botanisch dieselbe Funktion. Diese Speicherorgane können Sämlinge hervorbringen, die zu neuen Pflanzen heranwachsen. Einer der größten Unterschiede zwischen Samen, Hülsenfrüchten, Getreide und Nüssen ist die Menge an Energie, die sie in Form von Fett oder Kohlenhydraten speichern. Nüsse und Samen speichern rund 80 Prozent ihrer Kalorien in Form von Fetten, nur 10 Prozent als Kohlenhydrate. Getreide und Hülsenfrüchte (Bohnen, Erbsen, Linsen) speichern Energie in Form von Kohlenhydraten. Nur etwa 5 Prozent ihrer Kalorien sind Fett, dafür aber rund 80 Prozent Kohlenhydrate. In beiden Fällen machen die restlichen Kalorien Proteine aus. Erdnüsse sind die Ausnahme unter den Hülsenfrüchten. Mit 60 Prozent haben sie einen hohen Fettanteil, deshalb hält man sie meist für Nüsse.

Alle diese essbaren Energiespeicher sind auch reich an Proteinen, Vitaminen, Mineralien und Tausenden anderen Nährstoffen, die für das Wachstum des Sämlings nötig sind. Ihre hohe Nährstoffdichte – besonders der Fettanteil – hat einen starken Einfluss auf die menschliche Gesundheit. Wer zu viel fettreiche Nüsse und Samen isst, bekommt auf jeden Fall fettige Haut und nimmt an Gewicht zu.

McDougall-Star

Elizabeth TeSelle, Büroangestellte und ehemals übergewichtige Veganerin, Nashville, Tennessee, USA

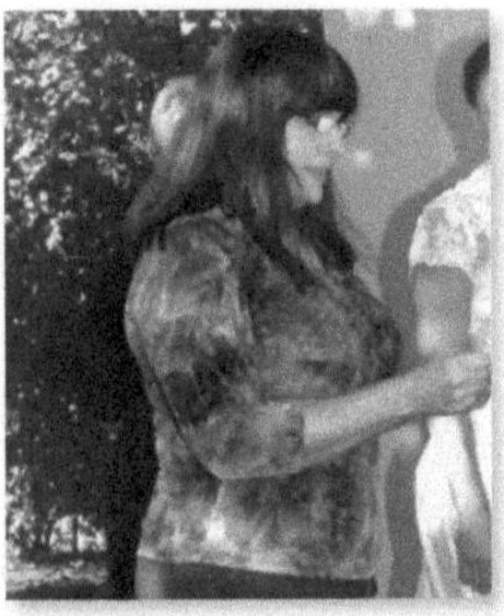

Ich gebe zu, die McDougall-Diät war für mich nicht gleich auf Anhieb ein Erfolg. Beim ersten Versuch verlor ich die 32 Kilogramm, die ich Anfang bis Ende Dreißig zugelegt hatte. Danach schlichen sich meine alten Ernährungsgewohnheiten langsam wieder ein, und ich nahm alles wieder zu, plus ein paar Pfunde mehr. Es war aber nicht die typisch amerikanische Ernährung, die mich zunehmen ließ.

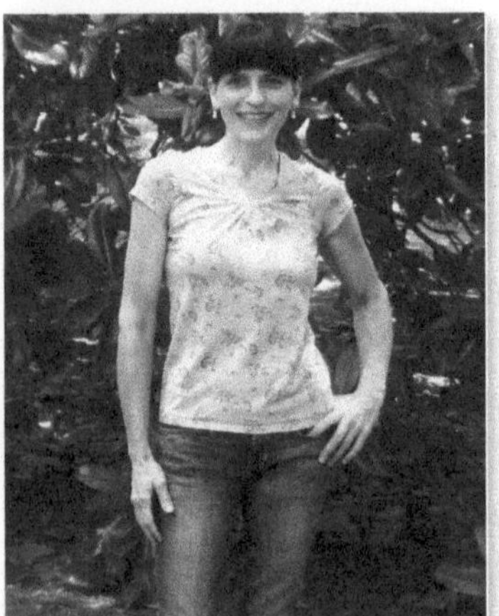

Seit 1986 bin ich Vegetarierin und seit 1992 lebe ich vegan. Dennoch nahm ich wieder zu – meine vegane Kost war fettreich und bestand aus Fertigessen, veganen Burritos, »Käse«-Sandwiches (mit veganem Käse), Zimt-Toast mit veganem Brotaufstrich, Pommes frites, Kartoffelchips etc. Das meiste Gewicht kam aber meines Erachtens daher, dass ich zu oft auswärts essen ging. Unser vegetarisches Restaurant bietet viele vegane Menüs – voller Fett!

1999 erreichte ich mit 58 Kilogramm mein niedrigstes Gewicht, zehn Jahre später dann mein Höchstgewicht von 94 Kilogramm. Im Juni 2010 verschrieb ich mich dann ganz der McDougall-Diät. Diesmal verlor ich 40 Kilogramm und erreichte 54 Kilogramm. Bei meiner Körpergröße von 1,68 Meter habe ich einen gesunden BMI von 19,4. Während ich früher Größe 44 trug, trage ich heute Größe 32. Mein Cholesterinwert ist von 181 auf 123 mg/dL gefallen und mein Blutdruck von 160/100 auf 122/70 mmHg. Mein Blutzucker ist von 113 auf 79 mg/dL runter. Ich benötige keinerlei Medikamente. Mit 49 Jahren bin ich fit und gesund, sehe gut aus und fühle mich klasse. Und das Beste ist, ich kann meine Pferde wieder reiten!

Ich liebe mein Essen: Grüne und gelbe Gemüse, Obst, Getreide, Hülsenfrüchte, Kartoffeln und andere stärkehaltige Gemüse und möglichst wenig verarbeitete Nahrungsmittel. Als Alles-oder-Nichts-Typ ist es mir nicht schwer gefallen, mir die Lebensmittel herauszusuchen, die ich mag, und alles andere zu streichen. Der größte Ansporn ist aber, dass ich mich mit vollwertigen Lebensmitteln am besten fühle. Meine Küche ist immer gut mit Zutaten ausgestattet: salzlose Bohnen- und Tomatenkonserven, viel eingefrorenes Gemüse und Obst, reichlich Kartoffeln und Naturreis, dazu das frische Obst und Gemüse, das mich auf dem Markt anlächelt.

Am erstaunlichsten finde ich, dass ich essen kann, bis ich völlig satt bin, ohne mir Gedanken um mein Gewicht machen zu müssen. Manchmal esse ich nicht nur zwei oder drei, sondern sogar vier Portionen. Mit der McDougall-Diät muss ich mich nie einschränken.

Als ich mich bei einem Gewicht von 94 Kilogramm endgültig für die McDougall-Ernährung entschied, war ich sicher, dass ich leiden würde. Heute muss ich lächeln, wenn ich daran denke. Ich leide überhaupt nicht. Ganz im Gegenteil, ich esse mit größtem Genuss und bin sehr dankbar, dass ich eine zweite Chance für ein aktives Leben mit einem gesunden Gewicht bekommen habe. Das gilt doppelt, wenn ich daran denke, welche lauernden gesundheitlichen Probleme ich vermeiden konnte. Diesmal, das verspreche ich, werde ich nicht wieder in alte Gewohnheiten zurückfallen. Nie mehr!

Bei vielen Menschen führt Übergewicht zu Diabetes Typ 2 und Arthrose in Hüft-, Knie- und Fußgelenken. Eine lockere Durchsicht der populären Presse und einiger wissenschaftlicher Veröffentlichungen könnte einen glauben lassen, dass Nüsse nicht dick machen. Aber wie könnte der Verzehr so hochkonzentrierter Fette zum Gewichtsverlust beitragen? Bei nur einer Handvoll Nüsse (30 Gramm) nehmen wir täglich 150 Kilokalorien mehr zu uns, das sind 4500 Kilokalorien oder fast 700 Gramm Körperfett im Monat.

Ein Trick liegt darin, sich auf höchstens 30 Gramm Nüsse am Tag zu beschränken.[21] Es gibt viele Erklärungsansätze für das Phänomen, dass rund 30 Gramm Nüsse am Tag anscheinend nicht zu Gewichtszunahme führen.[21] Einer besagt, dass Nüsse so sättigend sind, dass Menschen dann von anderen Dingen wie Kuchen, Pasteten oder anderen Dickmachern weniger essen. Andere vermuten, dass einfach und mehrfach ungesättigte Fettsäuren leichter verbrannt werden oder dass sie nicht gut verdaulich seien und der Überschuss daher ausgeschieden wird. Selbst wenn 30 Gramm Nüsse am Tag nicht zu einer merklichen Gewichtszunahme führen, so zeigen Studien, dass ein Verzehr von mehr als 30 Gramm Nüssen täglich ohne eine gleichzeitige Reduzierung der restlichen Kalorienzufuhr auf jeden Fall mehr Gewicht zur Folge hat.[21] Nun stellt sich die Frage: Wie wahrscheinlich ist es, dass wir mit einen 500-Gramm-Beutel gerösteter, gesalzener Nüsse neben uns wirklich nach einer Handvoll aufhören? Natürlich denkt man: Ach die paar Nüsse mehr werden schon nicht schaden.

Soja-Lebensmittel können lügen

Als ich Mitte der 1980er-Jahre im St. Helena Hospital mein erstes Kurzprogramm entwickelte, suchte ich abends nach einer vegetarischen Mahlzeit. In dieser Ecke des Weinanbaugebiets von North Carolina gibt es eine große Gemeinde von Siebenten-Tags-Adventisten, die dafür bekannt sind, dass sie Tabak, Alkohol und andere Rauschmittel meiden und häufig auch Fleisch. Daher dachte ich, sie könnten mir einen Tipp geben, wo es gute vegetarische Küche gibt. Als einer meiner neuen Freunde das A&W

westlich der Stadt vorschlug, machte ich mich für einen Veggie-Burger dorthin auf.
Beim ersten Bissen merkte ich sofort, dass etwas nicht stimmte. Ich lehnte mich über die Theke und winkte den Koch heran. Als ich mich beschwerte, er habe mir einen richtigen Rindfleisch-Burger gemacht, strahlte er vor Stolz: Er hatte es geschafft, seinen vegetarischen Burger so zuzubereiten, dass ich ihn für Rindfleisch hielt. Angewidert ließ ich den Rest liegen, verließ das Lokal und fragte mich, wie ein Soja-Burger nur genauso scheußlich schmecken konnte wie die Rindfleisch-Burger, die ich vor langer Zeit hinter mir gelassen hatte. Seit drei Jahrzehnten dreht sich mir beim Anblick und Geruch der Fleischtheke im Supermarkt der Magen um. Ich habe nicht das Verlangen, Fleisch mit nachgemachtem Fleisch aus Soja zu ersetzen, das seine unschönen Eigenschaften ohne erkennbare Notwendigkeit kopiert.
Ernährungs- und Gesundheitsspezialisten treffen widersprüchliche Aussagen zu Soja-Lebensmitteln. Diejenigen, die sie empfehlen, weisen auf die gute Gesundheit z. B. der Bevölkerung Chinas oder Japans hin, die seit über 5000 Jahren Sojaprodukte essen. Allein auf diese Beobachtung gestützt, versucht die Forschung seit drei Jahrzehnten zu beweisen, dass Sojabohnen das Risiko von Krebs- und Herzerkrankungen sowie Blutdruck und Cholesterin senken können, die Knochen stärken und Hitzewallungen mindern.
Aber nicht alle Sojaprodukte sind gleich. Eine traditionelle asiatische Ernährungsweise beinhaltet normalerweise frische, in der Hülse gekochte Sojabohnen (Edamame), Sojamilch, Sojabohnensprossen, Sojasauce, Sojamehl, Tempeh, Tofu, Yuba und Okara (Nebenprodukte der Tofuherstellung) sowie die fermentierten Soja-Produkte Nattō und Miso. Diese Lebensmittel werden frisch verzehrt oder durchlaufen eine einfache Verarbeitung wie Kochen, Sprossen, Mahlen oder Fermentieren. Familien in Japan oder China, die sich traditionell ernähren, nehmen weniger als 5 Prozent ihrer Kalorien durch Soja auf – das macht täglich rund 60 Gramm Soja bzw. 7–8 Gramm Sojaproteine.
Diese kleine Sojamenge hat nur geringen Einfluss auf die Gesundheit. Der Hauptgrund, warum die traditionelle asiatische Ernährung so gesund

ist, besteht darin, dass Stärke die Grundlage jeder Mahlzeit bildet und großzügig mit Gemüse und Obst ergänzt wird. Je nach Region und persönlichem Geschmack liefern Reis, Süßkartoffeln oder Buchweizen die Stärkebasis.

Ersatzprodukte aus Soja sind schädlich

Traditionelle Soja-Lebensmittel sind kein Allheilmittel und eine Ernährung vorwiegend aus synthetischen Sojaprodukten oder Ersatzlebensmitteln kann sogar schädlich sein.[22] Stark verarbeitete Sojabohnenderivate können das Krebsrisiko erhöhen, die Schilddrüsenfunktion, das Immunsystem und die Gehirnleistung beeinträchtigen und Knochen sowie Fortpflanzungsorgane schädigen.[23–33] Fleisch- und Käseersatz aus einem chemischen Gebräu isolierter Sojaproteine machen mir Angst.

Die Supermarktregale quellen inzwischen mit Sojaprodukten über, die beliebte Fleisch- und Milcherzeugnisse nachahmen. Leider gehen die potenziell guten Eigenschaften der Sojabohne beim hohen Verarbeitungsgrad dieser Produkte verloren. Was übrig bleibt, sind Sojaproteine, die teils auch als entfettetes Sojamehl, texturierte oder strukturierte Sojaproteine, Sojaprotein-Konzentrate oder Sojaprotein-Isolate deklariert werden.

Die isolierten, konzentrierten Sojaproteine werden mit Extrakten von Weizenprotein, Pflanzenölen und manchmal mit Stärke, Zucker, Salz, Süßstoffen und sogar mit Proteinen aus Milch oder Eiern vermischt, um die Fleisch- und Milchproduktgelüste gesundheitsbewusster Verbraucher zu befriedigen. Der konzentrierte chemische Cocktail wird häufig mit Druck und Hitze noch weiter bearbeitet, damit die Produkte den Lebensmitteln, die sie ersetzen sollen – Käse, Hühnchen, Pute, Aufschnitt, Würstchen, Hot Dogs und Hamburger –, in Aussehen und Geschmack möglichst ähneln. Sojaproteine finden sich häufig auch in Energieriegeln, Schokoriegeln, Joghurt, Eiscreme, Brot, Backwaren und Keksen.

Ersatzprodukten aus Soja fehlen die in der frischen Bohne enthaltenen Vitalstoffe: Ballaststoffe, Kohlenhydrate, Fett, Vitamine, Mineralien und Hunderte andere wichtige pflanzliche Stoffe. Die Entfernung dieser

Komponenten kann aber weitreichende gesundheitliche Folgen haben, von Verstopfung wegen fehlender Ballaststoffe bis hin zu Schlappheit aufgrund von Kohlenhydratmangel.
Schlimmer aber noch als die fehlenden Nährstoffe ist die Tatsache, dass die konzentrierten, isolierten Proteine Leber und Nieren belasten, denn diese Organe sind für die Ausscheidung überflüssiger Proteine verantwortlich. Eine Proteinüberversorgung verschleißt sie auf Dauer und kann vor allem bei Menschen, deren Organe bereits geschädigt sind, zum Versagen führen. Proteinüberschuss führt zur Übersäuerung des Körpers und damit zur Ausschwemmung von Kalzium und anderen Stoffen aus den Knochen, was Osteoporose und Nierensteine verursacht.[34, 35] Bei Testpersonen hat eine tägliche Gabe von 40 Gramm konzentrierter Sojaproteine zu einem negativen Kalziumhaushalt des Körpers geführt. Der Körper scheidet mehr Kalzium aus, als er durch die Verdauung aufnimmt.[1] Viele Sojaprodukte enthalten zudem isoliertes Weizenprotein, was den Kalziumverlust noch verstärkt.[35] (Siehe Kapitel 3 für mehr Informationen zu den Auswirkungen von überschüssigen Proteinen auf den Körper.)
Echte Sorgen bereitet aber das Krebsrisiko. Denn isolierte Sojaproteine erhöhen den Wachstumshormonspiegel und fördern damit das Tumorwachstum. Der insulinähnliche Wachstumsfaktor 1 (IGF-1; engl. *Insulin-like growth factor*) beschleunigt das Wachstum von gesundem Gewebe wie Knochen, aber auch das von krankem Gewebe wie Krebs.[36] Der Verzehr von zusätzlich 40 Gramm isolierten Sojaproteinen erhöhte den IGF-1 fast um das Doppelte wie der Verzehr von isolierten Proteinen aus Kuhmilch.[4] Proteine aus Kuhmilch sind dafür berüchtigt, dass sie zu einem Anstieg der Wachstumshormone führen. Schließlich lässt Kuhmilch ein 27 Kilogramm schweres Kalb zu einer 270 Kilogramm schweren Jungkuh heranwachsen. Erhöhte Mengen von IGF-1 sind aber eng mit der Entstehung und dem Fortschreiten von Krebserkrankungen der Brust, Prostata, Lunge und des Darms verbunden.[36]
IGF-1 beschleunigt zudem die Alterung.[37–39] Große Hunde wie Dobermänner und Rottweiler werden durchschnittlich zehn Jahre alt, während Chihuahuas und kleine Terrier durchschnittlich 13 Lebensjahre erreichen.

Die kleineren Rassen haben niedrigere IGF-1-Werte.[40] Beim Menschen gibt es ein ähnliches reziprokes Verhältnis von Größe und Lebenserwartung: Größere und schwerere Menschen leben kürzer als kleinere, dünnere Menschen.[41] Wissenschaftler glauben, dass der beste Garant für ein langes Leben ein Senken des IGF-1-Werts ist.[39] Anerkanntermaßen senkt der Verzicht auf Fleisch, Geflügel, Fisch, Meeresfrüchte, Eier und Milchprodukte den IGF-1-Wert. Isolierte Sojaproteine sollten ganz oben auf der Liste der zu meidenden Lebensmittel stehen.

Auch unwillentlich sind 40 Gramm isolierte Sojaproteine täglich schnell erreicht – die Menge, die bei der Studie zu Kalziumverlust und zu erhöhten Wachstumshormonwerten führte. Schon ein paar Soja-Energieriegel oder ein Soja-Shake reichen aus. Auch mit einer Soja-Hähnchenbrust zum Mittagessen und zwei Soja-Burgern zum Abendessen sind die 40 Gramm schnell erreicht.

Sojaprotein-Isolat in handelsüblichen Nahrungsmitteln

Lebensmittel	Portionsgröße	Sojaproteine (in Gramm)
Proteinriegel (z.B. Clif Builder's Bar)	1 Riegel	20
Soja-Vanille-Shake (z.B. MULTABEN figur Eiweiß-Diät Shake Vanille)	1 Shake	20
Tofu-Burger	1 Burger	15
Vegetarischer Wurstaufschnitt	100 g	9
Vegane Hot Dogs / Wiener Würstchen	1 Würstchen	9
Sojakäse	50 g	5

Bedenken gegen Soja von offizieller Seite

Regierungs- und Gesundheitsorganisationen weltweit haben Bedenken gegen die Wirkung isolierter Sojaproteine in Lebensmitteln und Säuglingsnahrung geäußert. Nach einem Jahr Forschung warnten Experten des israelischen Gesundheitsministeriums, Säuglinge sollten nicht mit Soja gefüttert werden und Kinder sollten nicht öfter als dreimal die Woche 30 Gramm Soja verzehren. Auch Erwachsenen rieten sie aufgrund negativer Beeinträchtigung der Fortpflanzung und eines erhöhten Brustkrebsrisikos zur Vorsicht.[42] Das französische Ministerium für Lebensmittelsicherheit, Umwelt- und Arbeitsschutz (Anses) war die erste Regierungsbehörde, die Isoflavone in Kindernahrung verbot und Warnhinweise auf Lebensmitteln mit Soja und Sojamilch vorschrieb.[43,44] Kinderschutzorganisationen in Neuseeland und Kanada sind noch einen Schritt weiter gegangen und versuchen, Soja-Babynahrung ganz vom Markt zu verbannen oder nur gegen ärztliche Verschreibung erhältlich zu machen.[45]

Stärkelieferanten unterstützen das Anliegen der Veganer

Veganer wagen eine radikale Veränderung ihres Lebens, wenn sie sich der Verbesserung der Welt verschreiben. Dennoch beziehen die meisten Veganer – wie der Großteil der Amerikaner und anderer Bevölkerungen, die einen westlichen Ernährungsstil pflegen – den Großteil ihrer Kalorien aus Fett und Proteinen. Der nächste Schritt, nämlich ihre Ernährung auf eine Stärkebasis umzustellen, wäre aber keinesfalls ein Opfer. Es würde ihnen sogar ein angenehmes Sättigungsgefühl und bessere Gesundheit bringen und nicht nur dem Planeten, sondern ihnen selbst helfen.
Selbst bei seinem 100-Stunden-Wochenpensum hätte mein Cola und Chips essender Praktikant in Honolulu Alternativen finden können. Die Kantine bot zum Frühstück Haferbrei oder Müsli mit Fruchtsaft an. Mittags und abends hätte er Salat mit veganer Salsa, Reis, Kartoffeln, Süßkartoffeln, Mais, Bohnen, fettarme Gemüsesuppe, Gemüse und Obst essen können. Mit etwas mehr Wissen und minimalem Aufwand hätte

er sowohl als Arzt als auch als Kollege und Freund die Sache, die ihm am Herzen lag, viel überzeugender vermitteln können: die Rettung der Tiere. Ich bewundere Veganer für die Kraft, Opferbereitschaft und Hingabe, mit der sie etwas bewirken wollen. Statt den wunderbaren Kreaturen, mit denen sie diesen Planeten teilen, Leid anzutun, nehmen sie nicht nur in Kauf, von Familie, Freunden und Ärzten beständig über Kalzium- und Proteinmangel aufgeklärt zu werden, sondern ertragen auch eine Art soziale Isolation. Vegan leben erfordert zudem Arbeit: Man muss beim Einkauf und im Restaurant ständig aufpassen, Einladungen und soziale Zusammenkünfte ausschlagen oder in Situationen, in denen man hungrig ist, aber nur wenig zur Auswahl hat, auf Nahrung verzichten.

All das erfordert viel mehr Aufwand und Kraft, als der Durchschnittsbürger willens ist aufzubringen. Der angemessene Lohn der Veganer ist die Entdeckung, dass Pflanzen alle Proteine, Aminosäuren, essenziellen Fettsäuren, Vitamine und Mineralien liefern und der Verzicht auf Fleisch und Milchprodukte ihnen eine gute Gesundheit schenkt. Nach dem eingeschränkten Verzehr von Nüssen, Samen und Avocados sind sie auch nicht länger dicke Veganer. Und wenn sie sich dann von den fettigen, leeren Kalorien stark verarbeiteter Sojaprodukte und Pflanzenfetten abwenden, werden sie zu leuchtenden Vorbildern. Sie gelten nicht länger als Außenseiter, sondern werden für ihre Fitness, ihre Gesundheit, ihre Stärke, ihre Energie und ihre Hingabe, die Welt zu verbessern, bewundert. Ist es nicht wunderbar, dass die Dinge, die unserem Planeten am besten helfen, auch für uns die gesündeste Alternative sind?

Kapitel 11

Nur um sicherzugehen: Nehmen Sie keine Nahrungsergänzungsmittel

Meine Mutter liebt mich über alles. Nur konnte ich das als Kind manchmal nicht glauben, wenn sie mich jeden Morgen zwang, mit einem Glas Orangensaft diese scheußlichen Vitamintabletten mit ihrem chemischen Nachgeschmack zu nehmen. Ich musste danach aufstoßen und mir wurde schlecht. Sie sagte, der üble Geschmack sei gewollt, damit Kinder wie ich sie nicht mit Bonbons verwechselten. Meine Abscheu vor den Vitaminen war aber anscheinend berechtigt.

Was ich nicht verstand war, *warum* wir diese übelschmeckenden Pillen nehmen mussten, wenn es dafür keinen triftigen Grund gab. Die Medizin hatte tödliche Vitaminmangelerkrankungen wie Skorbut, Beriberi und Pellagra schon längst erforscht und mit Nahrungsergänzungen geheilt. Das hielt die Pharmaindustrie aber nicht davon ab, neue Mythen zu erfinden. Sie haben viele von uns überzeugt, dass Nahrungsergänzungsmittel in Form von Vitaminen und Mineralien auch gegen Krebs, Herzerkrankungen und viele andere Gesundheitsprobleme helfen müssen. Aber ist das so?

Angetrieben von Profitgier und der Hoffnung, Mutter Natur zu verbessern, haben Forscher und Konzerne aus isolierten, konzentrierten Nährstoffen Tausende Produkte entwickelt. Dazu suchen sie sich zunächst einen pharmakologisch wirksamen, natürlichen Inhaltsstoff, bereiten ihn auf, um ihn dann in großen Mengen herstellen und dem begierigen Verbraucher als »potentes Naturheilmittel« verkaufen zu können. Bekannte

Beispiele sind Soja- und Weizenproteine, Omega-3-Fettsäuren aus Fisch oder Leinsamenöl und alle möglichen Vitamine und Mineralien. Sie sind als Pillen, Pulver, Flüssigkeiten, Energieriegel, »Gesundheits-Drinks« und als Zusatzstoffe in Lebensmitteln erhältlich.

Angeblich können diese konzentrierten Nährstoffe die negativen Effekte unserer schlechten Gewohnheiten kompensieren und problemlos, natürlich und ohne Nebenwirkungen jedes Gesundheitsproblem lösen. Riesige Profite motivieren Unternehmen, diese Nahrungsergänzungsmittel auf dem Markt zu belassen, auch wenn sie nicht wirken. Die Hoffnung der Konsumenten auf eine einfache Lösung ihrer Gesundheitsprobleme beschert stabile Absatzzahlen. Ärzte und Ernährungsexperten, die solche Mittel verschreiben, praktizieren eine Medizin, die auf Gutgläubigkeit setzt. Sie selbst müssen an die Wirksamkeit glauben, da es keine Beweise, keine Studien und keine geheilten Patienten gibt, die ihre Theorien stützen.

Nahrungsergänzungsmittel können Mängel beseitigen, aber nicht Überschüsse. Wie viele ihrer Freunde und Bekannten haben schon einmal an einer Mangelerkrankung wie Skorbut (verursacht durch Vitamin-C-Mangel), Beriberi (durch Vitamin-B_1-Mangel) oder Pellagra (durch Niacinmangel) gelitten? Wie viele Menschen kennen Sie, die an Protein- oder Fettsäuremangel leiden? Wahrscheinlich keine. Aber drehen wir den Spieß einmal um: Wie viele Menschen kennen Sie, die an Erkrankungen durch Nahrungsüberschuss leiden, wie etwa zu viel Fett, Cholesterin, Salz, Proteine oder schlicht zu viele Kalorien? Ich lehne mich bestimmt nicht zu weit aus dem Fenster, wenn ich behaupte, Sie kennen mehr Menschen mit Übergewicht, Herzerkrankungen, Arteriosklerose, Bluthochdruck, Arthritis und Diabetes als Menschen, die an besagten Mangelerkrankungen leiden.

Hat einer ihrer Freunde und Bekannten es geschafft, mithilfe von Nahrungsergänzungsmitteln abzunehmen? Oder hat jemand seine Arthritis, seinen Bluthochdruck oder seinen Diabetes mit Vitaminen und Mineralien heilen können? Sicher nicht. Ich habe noch nie von Wunderheilungen durch Nahrungsergänzungsmittel gehört. Was ich aber täglich am Telefon, in E-Mails oder im direkten Gespräch höre, sind Berichte von den tollen Ergebnissen, die Menschen mit einer stärkebasierten Ernährung – plus ein wenig Bewegung und Sonnenschein – erreicht haben.

Sehr geehrter Dr. McDougall,

vor einem Jahr habe ich mit Ihrem 10-Tages-Programm begonnen. Seitdem verzichte ich auf Fleisch, Fisch, Milchprodukte und zusätzliche Fette. Ich habe 25 Kilogramm abgenommen, brauche keine Blutdrucktabletten und keine Nahrungsergänzungsmittel mehr. Ich bin wieder rundum gesund.
Ich habe gerade meine aktuellen Blutwerte bekommen - die ersten seit dem 10-Tage-Programm. Meine prädiabetischen Werte sind klasse: Insulin und Blutzucker sind normal. Bei den Lipiden bin ich etwas enttäuscht. Mein Cholesterin liegt bei 185. Das ist zwar normal, mein Ziel war aber 150. Da ich aber mit 220 gestartet bin, bin ich auf einem guten Weg. Trotzdem war ich etwas überrascht, da ich ja seit einem Jahr kein Fitzelchen Cholesterin zu mir nehme. Aber wahrscheinlich sind die Zahlen nicht so wichtig, und es kommt mehr darauf an, wie ich mich fühle - und ich fühle mich großartig.

Anne Sampson, Ärztin

Der perfekte Aufbau der Pflanzen

Wenn wir auf einen Obstteller schauen, können wir Bananen, Orangen, Äpfel oder Weintrauben leicht unterscheiden. Sie alle sind an ihrem einzigartigen molekularen Aufbau erkennbar. Dieser Aufbau gibt Obst und Gemüse aber nicht nur sein charakteristisches Aussehen, sondern bestimmt auch die Konstellation Abertausender Proteine, Fette, Kohlenhydrate, Ballaststoffe, Vitamine, Mineralien und anderer Phytochemikalien (pflanzlicher Chemikalien) in jeder Pflanze. Ist ein Inhaltsstoff für uns besonders gesund – wie etwa das Lycopin der Tomate –, ist die Frucht oder das Gemüse eine sichere Quelle, denn der Inhaltsstoff kommt von Natur aus in einem Paket mit andereren gesundheitsfördernden Stoffen.

Was sind Vitamine und Mineralien?

Vitamine sind organische Stoffe, die unser Körper nicht synthetisieren kann. Um gesund zu bleiben, müssen wir sie über die Nahrung aufnehmen. Von den 13 bekannten Vitaminen werden nur zwei nicht von Pflanzen produziert: Vitamin D und Vitamin B_{12}. Vitamin D ist eigentlich kein Vitamin, sondern ein Hormon, das unser Körper bei UV-Strahlung produziert. Bei Vitamin B_{12} ist es komplizierter. Weder Pflanzen noch Tiere können es synthetisieren. Es wird von Bakterien hergestellt und dann in tierischem Gewebe gespeichert. Man kann es also durch Fleischverzehr aufnehmen. Neben Vitaminen benötigen wir Mineralien, die wir über pflanzliche Nahrung bekommen. Über die Wurzeln nehmen Pflanzen Mineralien aus dem Boden auf, die sich in Stielen, Blättern, Blüten und Früchten anlagern. Durch pflanzliche Nahrung und ein wenig Zeit in der Sonne bekommen wir also alle Nährstoffe, die wir benötigen – außer eben Vitamin B_{12}. Wer kein Fleisch und keine mit Vitamin B_{12} angereicherten Lebensmittel verzehrt, sollte in Erwägung ziehen, Vitamin B_{12} über Nahrungsergänzungsmittel zuzuführen.

Bitte beachten Sie: Der Begriff »Nahrungsergänzungsmittel« wird für verschiedenste Produkte verwendet. Dieses Kapitel setzt sich kritisch mit den isolierten, konzentrierten Vitaminen und Mineralien auseinander und nicht mit Naturheilmitteln wie Johanniskraut, Ginkgo, Glucosamin, Ingwer etc.

Durch Kauen, Schlucken und Verdauen entnehmen wir vollwertiger Nahrung ihre Nährstoffe. Über den Verdauungstrakt gelangen die Nährstoffe in unsere Blutbahn und zu Milliarden Zellen. Die im Blut gelösten Stoffe passieren die Zellwände und kommen so ins Zytoplasma im Inneren der Zelle. Gelangen im Laufe dieses Prozesses zu wenige oder zu viele Nährstoffe hinein, entsteht ein Ungleichgewicht, und die Zellen können nicht optimal arbeiten. Dies löst Krankheiten aus. Das komplizierte Zusammenspiel zwischen unserer Nahrung und unserem Körper ist noch lange nicht erforscht. Die Wissenschaft erkennt aber an, dass es ein empfindliches Gleichgewicht gibt. Wird dieses Gleichgewicht durch ein Über- oder Unterangebot des einen oder anderen Nährstoffs gestört – wie etwa durch die Einnahme von Vitaminpillen –, gerät der Zellstoffwechsel aus dem Gleichgewicht. Dies kann schließlich zu Herzerkrankungen, Krebs oder frühzeitigem Tod führen. Zwei angesehene Cochrane-Studien von 2008 kommen zu dem Schluss, dass »Beta-Carotin, Vitamin A und Vitamin E – alleine eingenommen oder in Kombination mit anderen Antioxidantien – die Sterblichkeitsrate erhöhen«.[1,2] Meiner Meinung nach gibt es keine höhere Autorität als eine Studie der Cochrane Collaboration (Vereinigung von Ärzten und Wissenschaftlern, die sich an einer evidenzbasierten Medizin orientieren). Die schädliche Wirkung von Nahrungsergänzungsmitteln mit isolierten, konzentrierten Nährstoffen wie Beta-Carotin ist das genaue Gegenteil der gesundheitsfördernden Wirkung von frischem, an Beta-Carotin reichem Obst und Gemüse.

Eine Pille ist keine Pflanze

Schon seit Jahrzehnten ist allgemein bekannt, dass Menschen, die über ihre Nahrung mehr Beta-Carotin aufnehmen, seltener an Krebsarten wie Lungenkrebs erkranken.[3,4] So kam es zu der Annahme, dass Beta-Carotin als einzelner, pflanzlicher Wirkstoff der Schlüssel zur Krebsprävention sein könnte. Zwei sorgfältige Studien, die 1994 und 1996 veröffentlicht wurden, verglichen die Wirkung von Beta-Carotin-Präparaten und Placebos auf Menschen, die ein erhöhtes Lungenkrebsrisiko hatten (Raucher und Asbestgeschädigte).[5,6]

Unerwartet kam es bei beiden Studien zu mehr Krebserkrankungen in der Gruppe, der die Beta-Carotin-Präparate verabreicht wurden. Dennoch wird die ursprüngliche Hypothese durch diese Ergebnisse nicht ungültig, denn Menschen, die mehr Obst und Gemüse essen, haben ein geringeres Krebsrisiko.

Randomisierte kontrollierte Studien beweisen: Nahrungsergänzungsmittel sind wirkungslos oder gefährlich.

Nahrungsergänzungen reduzieren das Krebsrisiko nicht, sondern können es sogar erhöhen.

- In einer Krebspräventionsstudie mit Alpha-Tocopherol und Beta-Carotin wurde einer Gruppe von 29 133 Rauchern entweder nur Alpha-Tocopherol (Vitamin E), nur Beta-Carotin, Alpha-Tocopherol und Beta-Carotin oder ein Placebo verabreicht.[5] *Ergebnis:* 18 Prozent mehr Lungenkrebserkrankungen und 8 Prozent höhere Sterblichkeit bei den beiden Probandengruppen, die Beta-Carotin nahmen.

- In einer Wirksamkeitsstudie zu Beta-Carotin und Retinol mit 18 314 Rauchern, ehemaligen Rauchern und asbestgeschädigten Arbeitern erhielten die Probanden entweder Beta-Carotin und Retinol (Vitamin A) oder ein Placebo.[6] *Ergebnis:* 17 Prozent höhere Sterblichkeit, 46 Prozent mehr Lungenkrebserkrankungen und 26 Prozent mehr Herzkranzgefäßerkrankungen bei den Probanden, die Beta-Carotin und Retinol einnahmen.

- In der Krebspräventionsstudie mit Selen und Vitamin E (SELECT) wurden 35 533 männliche Teilnehmer in vier Probandengruppen eingeteilt: Selen, Vitamin E, Selen und Vitamin E oder ein Placebo.[11,12] *Ergebnis:* 13 Prozent höheres Auftreten von Prostatakrebs in den beiden Gruppen, die Vitamin E einnahmen und keinerlei Verminderung der Prostatakrebserkrankungen in den Gruppen, die Ergänzungspräparate bekamen.

Nahrungsergänzungsmittel reduzieren das Risiko für Herzerkrankungen nicht, sondern können es erhöhen.

- In der MRC/BHF Heart Protection Study verabreichte man 20536 Probanden mit Koronarer Herzerkrankung, anderen arteriellen Verschlusskrankheiten oder Diabetes täglich eine antioxidative Kombination aus Vitamin E, Vitamin C und Beta-Carotin oder ein Placebo.[13] *Ergebnis:* Die Gruppe, die Vitamine einnahm, hatte höhere Vitaminwerte im Blut, dies reduzierte aber nicht das Auftreten von kardiovaskulären Erkrankungen, Krebs oder Tod.

- In einer Krebspräventionsstudie mit Alpha-Tocopherol und Beta-Carotin erhielten 1862 männliche Probanden mit Herzinfarkt-Vorerkrankung entweder täglich Alpha-Tocopherol, Beta-Carotin, beides oder ein Placebo.[14] *Ergebnis:* im Vergleich zur Placebo-Gruppe eine 75 Prozent höhere Rate an Herzkranzgefäßerkrankungen bei der Gruppe, die Beta-Carotin erhielt, und eine leicht erhöhte Sterblichkeit in der Gruppe, die nur Alpha-Tocopherol erhielt.

- In der Iowa Women's Health Study wurde bei 38722 älteren Frauen zwischen 1986 und 2008 die Einnahme von Nahrungsergänzungsmitteln untersucht.[15] *Ergebnis:* Die Einnahme von Multivitaminpräparaten, Magnesium, Zink und Kupfer ergab im Vergleich zu Personen, die keine Präparate nahmen, ein erhöhtes Risiko der allgemeinen Mortalität.

- In der HOPE-TOO-Studie wurde 9541 Probanden entweder ein Vitamin-E-Präparat oder ein Placebo verabreicht.[16] *Ergebnis:* Es gab zwischen beiden Gruppen keinen Unterschied in Bezug auf Sterblichkeit durch Krebs oder Herzkranzgefäßerkrankungen, jedoch zeigte die Vitamin-E-Gruppe ein höheres Risiko für Herzversagen.

- In einer Studie zu Folatgaben nach Eingriffen am Herzen erhielten 636 Patienten mit Stent (röhrenförmiges Implantat, das Gefäße offen hält) in den Herzarterien entweder eine Kombination aus Folsäure, Vitamin B_6 und Vitamin B_{12} oder ein Placebo.[17] *Ergebnis:* In der Gruppe mit Ergänzungspräparaten kam es häufiger zu Restenosen (erneuter Verstopfung der Arterien) und mehr Folge-OPs.

- In der NORVIT-Studie wurden 3749 männliche und weibliche Probanden, die innerhalb der letzen sieben Tage einen Herzinfarkt erlitten hatten, in vier Gruppen eingeteilt, die entweder Folsäure, Vitamin B_{12} und Vitamin B_6 erhielten, Folsäure und Vitamin B_{12}, nur Vitamin B_6 oder ein Placebo.[18] *Ergebnis:* In beiden Gruppen, die Folsäure nahmen, lagen Herzinfarkt-, Schlaganfall- und Krebsrisiko 20–30 Prozent höher, obwohl ihr Wert an Homocystein – eine mit verstopften Arterien assoziierte Aminosäure – um 27 Prozent gesunken war. Das hätte ein niedrigeres Risiko vermuten lassen.

- In der Women's Antioxidant and Folic Acid Cardiovascular Study erhielten 5442 Frauen mit Vorerkrankung der Herzkranzgefäße oder drei bzw. mehr Risikofaktoren entweder eine Kombination aus Folsäure, Vitamin B_6 und Vitamin B_{12} oder ein Placebo.[19] *Ergebnis:* Die Risiken für Herzinfarkt, Schlaganfall, Herz-OP oder Tod wurden durch die Einnahme der Nahrungsergänzungen nicht reduziert, obwohl sich der Krankheitsindikator Homocystein um 19 Prozent reduzierte.

- In der Studie »Antioxidantien für Arteriosklerose« wurde 819 Senioren mit erhöhtem Homocystein-Plasmaspiegel drei Jahre lang täglich 800 Mikrogramm Folsäure verabreicht.[20] *Ergebnis:* Die Einnahme erhöhte die Folsäurewerte und verminderte die Homocysteinwerte im Blut, verlangsamte aber weder das Fortschreiten der Arteriosklerose noch reduzierte es die arterielle Versteifung.

- In der SEARCH-Studie erhielten 12 064 Patienten nach einem Herzinfarkt für eine durchschnittliche Dauer von 6,7 Jahren entweder täglich 2 Milligramm Folsäure und 1 Milligramm B_{12} oder ein Placebo.[21] Ergebnis: Obwohl sich der Homocysteinwert in der Supplementgruppe um 28 Prozent verringerte, ergab sich keinerlei positiver Effekt in Bezug auf Herzinfarkte, Schlaganfälle oder Herz-OPs.

Nahrungsergänzungsmittel vergrößern Nierenschäden bei Diabetikern.

- In einer Studie zur Verbesserung von Nephropathie durch Vitamine erhielten 238 Patienten mit klinisch diagnostizierter Nierenerkrankung und Diabetes Typ 1 oder Typ 2 entweder eine Kombination aus Folsäure, Vitamin B_6 und Vitamin B_{12} oder ein Placebo.[22] *Ergebnis:* Verglichen mit der Placebo-Gruppe zeigten sich in der supplementierten Gruppe eine schlechtere Nierenfunktion und zweimal so häufig vaskuläre Störungen.

Nahrungsergänzungen tragen bei älteren Patienten zu Brüchen bei.

- In einer Studie zu hohen oralen Vitamin-D-Dosen, Stürzen und Frakturen bei älteren Frauen erhielten 2256 nicht stationär behandelte Frauen ab 70 Jahren entweder 500 000 IE (internationale Einheiten) Vitamin D oder ein Placebo.[23] *Ergebnis:* Die Vitamin-D-Empfängerinnen erlitten mehr Stürze und Frakturen als die Mitglieder der Placebo-Gruppe.

Nahrungsergänzungsmittel verstärken Atemwegsinfekte.

- In einer randomisierten Studie zu Vitamin E und Infektionen erhielten 652 nicht stationär behandelte Senioren entweder ein Multivitamin-Mineral-Präparat, 200 Milligramm Vitamin E, beides oder ein Placebo.[24] *Ergebnis:* Die Einnahme von Vitamin E änderte nichts an der Häufigkeit von Atemwegsinfektionen, ihr Schweregrad nahm aber zu.

Beta-Carotin findet sich nur in Pflanzen, ist also ein Indiz für die Menge an Obst und Gemüse, die jemand verzehrt. Eine an pflanzlichen Lebensmitteln reiche Ernährung schützt demnach vor Krebs. Für den isolierten Nährstoff Beta-Carotin gilt dies aber nicht. Eine Pille ist eben keine Pflanze.[7–10]

Beta-Carotin ist eine von rund 50 natürlichen Aktiv-Substanzen in unserer Ernährung, die als Carotinoide klassifiziert werden und besonders in farbintensivem Obst und Gemüse enthalten sind. Wenn Nährstoffe das Zytoplasma erreichen, docken sie an bestimmte Rezeptoren an, zu denen sie passen – wie ein Schlüssel ins Schloss – und fügen sich so in den Zellmechanismus ein. Wie alle biologisch aktiven Substanzen und Carotinoide muss auch Beta-Carotin erst an einen spezifischen Carotinoidrezeptor andocken, um aktiv werden zu können.

Wird eine Zelle von einem einzigen Carotinoid geflutet (z. B. Beta-Carotin aus Vitaminpräparaten), ist die Konkurrenz um die Carotinoid-Rezeptoren groß.[7] Die anderen 49 Carotinoide werden vom Beta-Carotin von ihren Andockstellen verdrängt, und es entsteht ein ungesundes Nährstoffungleichgewicht.

Immer wieder glauben Menschen an die neuesten Nahrungsergänzungsmittel und ihre Werbebotschaften, egal was die Mehrheit der wissenschaftlichen Forschung dazu sagt. Sorgfältige Studien haben die Wirkung von Beta-Carotin-, Vitamin-E- und Folsäurepräparaten untersucht. Randomisierte kontrollierte Studien an mehr als 150000 Probanden haben bewiesen, dass die Einnahme dieser und anderer Präparate das Risiko für Herzerkrankungen, Krebs und frühzeitigen Tod sogar erhöht. Weitere Studien zur Verwendung von Nahrungsergänzungsmitteln haben ergeben, dass bei Frauen mit Osteoporoserisiko sogar mehr Frakturen vorkommen, Diabetiker mehr Nierenschäden erleiden sowie Atemwegserkrankungen verstärkt werden.

Verkaufsargument »ausgelaugte Böden«

Das Verkaufsargument lautet in etwa so: »Nahrungsergänzungsmittel sind aufgrund ausgelaugter Böden inzwischen notwendig. Die Feldfrüchte, die wir heute essen, wachsen auf Böden, die durch intensive Landwirtschaft ihrer Nährstoffe beraubt und ausgelaugt wurden. Daher mangelt es ihnen an Vitaminen und Mineralien. Durch die Einnahme von Nahrungsergänzungsmitteln gleichen wir diesen Mangel aus.«

Das ist schlicht nicht wahr. Pflanzen entnehmen Vitamine nicht dem Boden, sondern synthetisieren sie. Wenn eine Pflanze Wurzeln, Samen, Blüten und/oder Früchte hervorbringen soll, die wir kaufen können, muss sie die überlebenswichtigen organischen Stoffe selbst erzeugen. Wir kennen diese auch für den Menschen lebenswichtigen Stoffe als Vitamine.

Mineralmangel aufgrund von ausgelaugten Böden ist theoretisch möglich, aber in modernen Gesellschaften höchst unwahrscheinlich. Ein klassisches Beispiel für Mineralmangel ist Jodmangel. Vor gut einem Jahrhundert war er für die Kropf-Epidemie in der Great-Lakes-Region der USA verantwortlich, und heute tritt er weiterhin in Entwicklungsländern wie Afrika auf. In Entwicklungsländern kommt es zudem manchmal auch noch zu Fällen von Selen- oder Zinkmangel, wenn Menschen auf Lebensmittel aus einem geografisch stark begrenzten Gebiet angewiesen sind – meist im Umkreis von nur 40 Kilometer um ihr Dorf. Diese Böden sind meistens die einzige Anbaufläche. Fehlt ihnen ein wichtiges Mineral, führt dies zu Gesundheitsproblemen.

Die Wahrscheinlichkeit, dass wir in der ersten Welt aufgrund ausgelaugter Böden an Mineralmangel erkranken, ist so gering, dass ein solcher Fall eine riesige Schlagzeile wäre. Schließlich essen wir Lebensmittel unterschiedlichster Herkunft. In den USA sind dies z. B. Mais aus Nebraska, Trauben aus Chile, Bananen aus

Panama etc. Sollte also eines dieser Lebensmittel tatsächlich einen Mineralmangel aufweisen, würde ein anderes ihn ausgleichen. Menschen nehmen Nahrungsergänzungsmittel, da sie unbegründet Angst vor Mangelerscheinungen haben. Sie hoffen, Krankheiten zu vermeiden, die nichts mit diesen Mangelerscheinungen zu tun haben, wie etwa Herzerkrankungen oder Krebs.

Vitamin D: Das Sonnenvitamin

Vitamin D ist aus zweierlei Gründen ungewöhnlich: Erstens ist es eigentlich ein Hormon und kein Vitamin, und zweitens entnehmen wir es nicht der Nahrung, sondern dem Sonnenlicht. Nicht jeder lebt aber im sonnigen Kalifornien oder Florida. Je nachdem, wo wir leben, kann es also schwieriger sein, ausreichend UV-Strahlung zu bekommen, um dieses wichtige Hormon in ausreichender Menge zu produzieren.

Wer Kalziumtabletten nimmt oder Milchprodukte verzehrt, nimmt wahrscheinlich auch zugesetztes Vitamin D zu sich. Milchprodukte werden häufig mit Vitamin A und Vitamin D angereichert, und Kalziumtabletten gibt es oft in Kombination mit Vitamin D. Das unterstützt angeblich die Mineralaufnahme. Wie bereits in Kapitel 8 beschrieben, ist sowohl die Einnahme von Kalziumtabletten als auch der Verzehr von Milchprodukten schädlich und nicht empfehlenswert. Wie bekommen wir aber genügend Vitamin D?

Die Antwort ist einfach: Gehen Sie vor die Tür. Sonne ist die beste Vitamin-D-Quelle und Vitamin D ist das sicherste und beste Mittel für starke Knochen. Leider verschreiben auch viele Ärzte Vitamin-D-Präparate, statt diesen einfachen Rat zu erteilen. Die Präparate erhöhen zwar den Vitamin-D-Gehalt des Blutes und scheinen zu wirken, Studien haben aber gezeigt, dass Vitamin D aus Pillen oder Lebensmittelzusätzen die Knochen nicht stärkt. Ein Nutzen bei der Prävention von Brüchen ist sehr gering und vorwiegend für motorisch eingeschränkte ältere Frauen sinnvoll, die eine Kombination aus Vitamin D und Kalzium erhielten und nicht nur rein Vitamin D.[25,26]

Nimmt die Haut das ultraviolette Licht der Sonne auf, produziert sie mithilfe von Leber und Nieren Vitamin D. Der durchschnittliche US-Bürger produziert 90 Prozent des von ihm benötigten Vitamin D aus Sonnenlicht und bezieht nur etwa 10 Prozent aus Nahrung oder Nahrungsergänzungen.[27–29]

Schwankungen der Vitamin-D-Menge im Körper entstehen eher durch kürzere oder längere Sonneneinstrahlung als durch die Ernährung.[30,31] Das während der sonnigen Monate produzierte, überschüssige Vitamin D speichert der Körper im Körperfett und setzt es während der dunklen Monate langsam frei.

Setzt ein hellhäutiger Mensch einen großen Teil seiner Haut einmal 20–30 Minuten am Stück der Sommersonne aus, produziert er 10 000 IE (internationale Einheiten) Vitamin D.[32] Das Scientific Advisory Committee on Nutrition und das National Institutes of Health empfehlen täglich 200 IE. Mit 10 000 IE kommen wir also sehr lange aus. Für hellhäutige Menschen reicht es völlig aus, die Haut von Gesicht, Armen und Händen im Frühjahr, Sommer und Herbst dreimal pro Woche 5 Minuten der Mittagssonne auszusetzen.[33] Da ihre Haut dunkler ist und daher Sonnenlicht nicht so gut absorbiert, benötigen Menschen asiatischer oder indischer Herkunft etwa dreimal so viel Sonnenkontakt und Menschen afrikanischer Herkunft bis zu zehnmal so viel Sonne wie etwa ein hellhäutiger Europäer, um ausreichend Vitamin D produzieren zu können.

Die ultravioletten Strahlen der Sonne liefern aber mehr als nur Vitamin D.[34] Sonnenlicht beeinflusst auch unser Immunsystem, reguliert weitere Hormone und verändert die Anzahl und Funktion der Hautzellen.[35,36] Es ist für den zirkadianen Schlaf-Wach-Rhythmik verantwortlich und steuert unsere innere Uhr. Mehr Sonnenlicht verbessert die Überlebensrate bei Krebsarten wie Brust-, Darm-, Prostata- und Lungenkrebs sowie bei Melanomen und Lymphomen.[37–40]

Durch Sonnenbaden entstehen keine gefährlichen Vitamin-D-Konzentrationen, aber es kann – auch auf der Sonnenbank – zu Hautschädigungen kommen.

Die dramatischste Konsequenz von Sonnenlichtmangel im Kindesalter ist die knochendeformierende Rachitis. Sie kann durch verstärkten Sonnenkontakt und Nahrungsergänzungen geheilt werden. Eine ähnliche Erweichung der Knochen im Erwachsenenalter heißt Osteomalazie. Auch hier ist die Ursache meist Sonnenlichtmangel, als Symptome können aber diffuse Muskel- und Knochenschmerzen sowie Kraftlosigkeit auftreten, was teils zur Fehldiagnose Fibromyalgie führt.[41]

Störfaktoren verzerren die Wirkung von Vitamin D

In den letzten Jahren wird Vitamin-D-Mangel mit vielen Erkrankungen wie Herzerkrankungen, Schlaganfall, Diabetes Typ 2, den häufigsten Krebsarten (Brust-, Protstata- und Darmkrebs) und Multipler Sklerose in Zusammenhang gebracht. Je weiter die Menschen vom Äquator entfernt leben, desto höher ist ihr Risiko, an einer dieser Krankheiten zu erkranken. Man macht dafür geringere UV-Mengen verantwortlich. Dabei vergisst man aber eine entscheidende Tatsache: Je weiter die Menschen vom Äquator entfernt leben, desto weniger pflanzliche Nahrung und mehr tierische Nahrung nehmen sie zu sich. Sonnenlicht ist enorm wichtig für die Gesundheit, aber nicht zur Prävention unserer Zivilisationskrankheiten. Vitamin-D-Präparate werden sie nicht heilen – die Ernährung könnte es!

Vitamin D: Normwerte sind übertrieben

Die Bestimmung des Vitamin-D-Spiegels im Blut ist allgemeine Praxis geworden. Alljährlich werden in den USA Millionen solcher Tests durchgeführt. Nach dem derzeitigen Normalwert (30 oder mehr Nanogramm pro Milliliter (ng/ml), auch für Deutschland) weisen 50–90 Prozent der Kinder und Erwachsenen einen Vitamin D-Mangel auf.[42–46]
Selbst Menschen, die viel Sonnenlicht bekommen, kommen nicht auf diese Werte. Bei meiner Frau Mary wurde kürzlich ein Vitamin-D-Test durchgeführt, nachdem sie im Frühjahr und Sommer viel Sonne in Ka-

lifornien genossen und dann im Juli bei einer Reise nach Costa Rica viel sonnengebadet hatte. Ihr Vitamin-D-Spiegel lag mit 29,6 ng/ml knapp unter dem empfohlenen Normalwert. Viele wohlmeinende Ärzte hätten ihr wahrscheinlich ein Vitamin-D-Präparat verschrieben, womöglich lebenslang.

Mary ist keine Ausnahme. Eine Studie mit aktiven, jungen, auf Hawaii lebenden Menschen, die durchschnittlich 29 Stunden pro Woche in der Sonne verbrachten, kam zu ähnlichen Ergebnissen. Selbst bei so viel Sonnenlichtkontakt erreichten 51 Prozent nicht den empfohlenen Minimalwert.[47] Eine Studie an 495 durchschnittlich 74 Jahre alten Frauen auf Hawaii fand bei 44 Prozent einen Vitamin-D-Spiegel unterhalb des Normalwerts.[48]

Derzeitige Standardwerte (USA) für den Vitamin-D-Spiegel im Blut (Nanogramm pro Milliliter)

- Deutlicher Mangel: 10 ng/ml oder weniger
- Mangel: 20 ng/ml oder weniger
- Leichter Mangel: 21–29 ng/ml (laut jüngster Forschung aber ausreichend)
- Normalwert: 30–80 ng/ml
- Erhöht: 81–199 ng/ml
- Toxisch: über 200 ng/ml

Hinweis: Zur Umrechnung von Nanogramm pro Milliliter (ng/ml) in Nanomol pro Milliliter (nmol/ml) wird der Nanogrammwert mit 2,496 multipliziert.

Kürzlich gab es in wissenschaftlichen Artikeln Andeutungen, dass der derzeitige Normalwert von 30 ng/ml übertrieben sei und gesenkt werden sollte.[46,49,50] Ich denke, ein Spiegel von 20 ng/ml ist ausreichend. Die meisten Kinder und Erwachsene erreichen diesen Wert bereits. Bliebe jemand beim Test unter 20 ng/ml, sollte ein zweiter Test zunächst einen Fehler ausschließen. Bleibt das Ergebnis weiterhin unter 20 ng/ml, sollte man mehr Zeit in der Sonne verbringen und erneut testen, bevor man potenziell gefährliche Vitamin-D-Präparate zu sich nimmt.
Warum sprechen sich heute so viele Ärzte für einen Vitamin-D-Test aus? Weil bei den derzeitigen Standards fast jeder einen zu niedrigen Wert hat. Das belebt das Geschäft der Mediziner, da es weitere Bluttests und Untersuchungen nach sich zieht, und das der Pharmaindustrie, die uns unnötige Nahrungsergänzungsmittel verkauft. Diese Praxis, die gesunde Menschen durch überflüssige Tests zu Patienten macht, nennt man *Pathologisierung* oder auch *Krankheitserfindung (disease mongering)*. Sie ist leider keine Seltenheit.

Sonnenbank als Alternative

Moderne Sonnenbänke – ob für den Heimgebrauch oder im Sonnenstudio – bieten dasselbe Spektrum ultravioletter Strahlen wie Sonnenlicht. Dort, wo die Sonnenstunden begrenzt sind oder es kaum möglich ist, ins Freie zu gehen, sind künstliche Quellen für ultraviolettes Licht das beste Mittel zur Steigerung des Vitamin-D-Werts.
Sonnenbänke haben einen schlechten Ruf, da sie bei falscher Anwendung Hautkrankheiten verursachen. Denn ihre UV-Strahlung ist teils stärker als die Mittagssonne am Mittelmeer. Der schlechte Ruf wird noch dadurch verstärkt, dass Sonnenstudios vorwiegend von Frauen zwischen 17 und 30 genutzt werden, die mehr rauchen, mehr Alkohol trinken und sich weniger gesund ernähren als andere.[51] Das Risiko für Hautkrebs, Hautschädigungen und frühzeitige Hautalterung ist bei Sonnenbänken aber genauso hoch wie beim normalen Sonnenbaden. Bei korrekter Anwendung helfen sie aber – genau wie die Sonne – den Vitamin-D-Spiegel im Blut anzuheben und Mangel zu vermeiden.[52,53]

Nahrungsergänzungen sind nur die Ultima Ratio

Während Sonnenschein die Gesundheit fördert, kann die Einnahme von Vitamin-D-Präparaten die Entstehung bestimmter Krankheiten fördern. Wer also in die Sonne gehen oder eine Sonnenbank nutzen kann, sollte auf Nahrungsergänzungsmittel verzichten, da sie wenig Nutzen, aber ein hohes Risiko sowie hohe Kosten mit sich bringen.
Vitamin D, in isolierter, konzentrierter Form eingenommen, führt im Körper zu einem Ungleichgewicht. Es hat sich gezeigt, dass selbst die angeblich »sicheren« Dosen negative Folgen haben wie die Erhöhung des (schlechten) LDL-Cholesterins und ein gesteigertes Risiko für Prostata- und Bauchspeicheldrüsenkrebs, ein geschwächtes Immunsystem, Autoimmunerkrankungen, Erkrankungen des Magen- und Darmtrakts, Nierenerkrankungen und Nierensteine.[54–61] Zudem können die Präparate die Knochen schädigen. Eine Studie im *Journal of the American Medical Association* vom April 2010 zeigte, dass eine hohe Vitamin-D-Einnahme bei älteren Frauen im Vergleich zur Placebo-Gruppe zu mehr Stürzen und zu 26 Prozent mehr Frakturen führte.[23] Die negativen Auswirkungen von Vitamin-D-Präparaten sind meines Erachtens nach nicht genügend erforscht, werden unterschätzt und nicht genügend kommuniziert.
Für Menschen, die Vitamin-D-Präparate nehmen müssen, wie etwa ältere Menschen, die weder ins Freie noch auf die Sonnenbank kommen, sollten 200 IE pro Tag ausreichen. Verglichen mit den üblicherweise empfohlenen 2000–4000 IE pro Tag ist dies sehr gering. Vitamin D_2 ist bei gleichbleibender notwendiger Konzentration von 25-Hydroxy-Vitamin-D im Blut ebenso effektiv wie Vitamin D_3.[62] Eine Einnahme von 10 000 IE oder mehr pro Tag führt zu einer Vitamin-D-Vergiftung.

McDougall-Star

Deb Tasic, Verwaltungsangestellte des University of Illinois Performing Arts Center im Ruhestand, Champaign, Illinois, USA

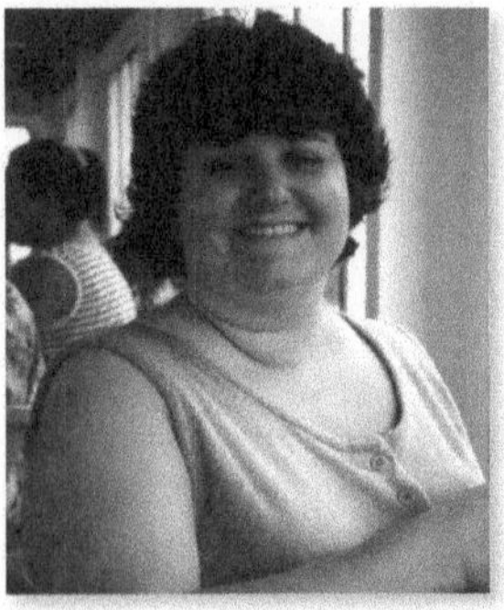

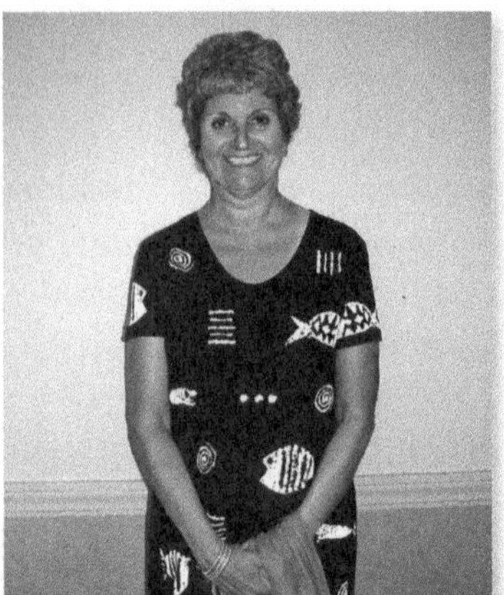

Die Anfälle begannen, als ich 41 war. Durch Übelkeit und Schwindel drehte sich der Raum so schnell, dass ich den Kopf nicht vom Kissen heben konnte. Mein Hausarzt diagnostizierte per Telefon eine Innenohrinfektion, aber das verschriebene Medikament half nicht. Ich blieb lahmgelegt. Einige Tage später fuhr ein Freund meinen Mann und mich zum Arzt. Er ordnete ein MRT an und überwies mich zum Neurologen, der uns das Ergebnis mitteilte: Ich hatte MS, Multiple Sklerose.

Der Arzt malte ein großes X in die obere linke Ecke seiner Tafel und ein zweites X in die Mitte der von dort nach rechts unten abfallenden Linie. Er zeigte auf das obere X: »Da sind Sie jetzt.« Dann zeigte er auf das mittlere X: »Da sind Sie in fünf Jahren. Im Rollstuhl.« Dann malte er das letzte X in die rechte untere Ecke: »Und da werden Sie in 10 Jahren sein. Bettlägerig.« Er gab mir einen Termin für eine Lumbalpunktion, und als ich die schmerzhafte und riskante Untersuchung ablehnte, drohte er mir, meinen Namen von der Liste möglicher Kandidaten für klinische Medikamentenstudien zu streichen – die einzige Hoffnung auf ein Heilmittel in der Zukunft.

Die nächsten zwei Jahre erging ich mich in Selbstmitleid, und mein Zustand verschlechterte sich. Ich plante für meine Pflege, machte das Haus behindertengerecht und schloss eine Arbeitsunfähigkeitsversicherung ab. Ich schloss mich einer MS-Selbsthilfegruppe an, aber das deprimierte mich noch mehr. Ich las alles über MS, was ich finden konnte. Dann erspähte ich in meinem Berg von Büchern einen kleinen Absatz: Dr. Roy Swank, Arzt und Professor für Neurologie an der University of Oregon Medical School, vermutete, eine fettarme Diät könne helfen.

Mit 32 Kilogramm Übergewicht ging ich wieder zu Weight Watchers, wo ich schon einmal für ein Klassentreffen 23 Kilogramm abgenommen hatte. Ich fing mit einer Freundin mit Walking an – für meine ersten 1,5 Kilometer brauchte ich 40 Minuten. Als ich neun Monate später mein Wunschgewicht erreichte, legte ich fast täglich 10 Kilometer zurück. Ich traf Dr. McDougall, als er einen Vortrag beim Sommerfest der North American Vegetarian Society hielt. Ich war damals Halb-Vegetarierin und aß nur ein wenig Huhn und Garnelen. Er war überzeugt, Menschen gesund zu machen und von Medikamenten und Nahrungsergänzungsmitteln wegholen zu können. Das sprach mich sehr an, gab ich doch 100 Dollar im Monat für Vitamin- und andere Präparate aus. So folgte ich seinen Empfehlungen.

Mehr als ein Jahrzehnt später – ich sollte mittlerweile eigentlich im Rollstuhl sitzen – zeugen nur noch leichte Gleichgewichtsstörungen und leichter Gedächtnisverlust von meiner MS. Ich nehme ein schwaches Schilddrüsenmedikament, sonst nichts. Ich habe von 92 Kilogramm auf 61 Kilogramm abgenommen und mein Cholesterinwert ist von 192 mg/dL auf 155 mg/dL gesunken. Ich bin voll arbeitsfähig, sehe gut aus und fühle mich auch so.

Während der ersten sechs Jahre meiner Erkrankung zeigten die MRTs ein Fortschreiten der MS-Aktivität und eine steigende Zahl an Läsionen. Nachdem ich mich extrem fettarm ernährte, begann sich dies zu ändern. Danach las sich mein MRT-Bericht wie folgt: »Verglichen mit zwei Jahren zuvor sind die multiplen Hirnläsionen etwas kleiner und zeigen keine zwischenzeitliche Vergrößerung.« Zwei weitere Jahre später zeigte sich keinerlei zwischenzeitliche MS-Aktivität: Die Läsionen waren stabil, und es bildeten sich keine neuen.

Im folgenden Jahr nahm ich am zehntätigen McDougall-Programm in Santa Rosa teil und wurde mit meiner Geschichte zum McDougall-Star.

Diese Ernährungsweise hat mein Leben gerettet. So einfach ist das, und ich weiß, dass sie anderen helfen kann – selbst jenen, die aufgrund ärztlicher Prognosen jegliche Hoffnung aufgegeben haben.
Zehn Jahre, nachdem ich McDougall-Star geworden bin, walke ich weiterhin täglich und mache zweimal die Woche Krafttraining. Ich beschäftige mich weiterhin mit dem Zusammenhang zwischen Ernährung und Krankheit. Letztes Jahr bin ich nach 30 Jahren in der Personalabteilung des Performing Arts Center an der University of Illinois in Rente gegangen. Ich kann den Ruhestand genießen und habe keine Angst mehr vor den weiteren Auswirkungen der MS. Das hätte ich nach den düsteren Prognosen des Neurologen vor 17 Jahren nie zu hoffen gewagt.

Vitamin B_{12}-Mangel - die letzte Bastion der Fleischesser

Da Kalzium- und Vitamin-D-Mangel kein Thema mehr sind, bleibt Vitamin B_{12} das letzte Argument der Fleischesser gegen den Veganismus. Da die übliche Nahrungsquelle der Omnivoren für Vitamin B_{12} Fleisch ist, lautet der offensichtliche Schluss, dass Veganer automatisch an Vitamin-B_{12}-Mangel leiden. In dieser Sorge steckt sogar ein Fünkchen Wahrheit. Dennoch ist das Risiko eines ansonsten gesunden Veganers, aufgrund von Vitamin-B_{12}-Mangel krank zu werden, äußerst gering – weniger als 1 zu 1 000 000. Subklinische (leichte) Stoffwechselveränderungen mögen erkennbar sein, doch echte Erkrankungen sind äußerst selten.
Der menschliche Körper hat hocheffiziente und einzigartige Mechanismen entwickelt, um dieses Vitamin aufzunehmen, zu nutzen und zu bewahren. Unser täglicher Bedarf beträgt weniger als 3 Mikrogramm (ein Mikrogramm ist ein Millionstel Gramm).[63] Wir benötigen also von Natur aus nur winzigste Mengen dieses essenziellen Nährstoffs. Üblicherweise speichert die Leber 2–5 Milligramm (d.h. 2000–5000 Mikrogramm) Vitamin B_{12}, was eine dreijährige Reserve bedeutet. Der Körper hat viele effiziente Mechanismen wie die Wiederaufnahme des Vitamins durch den Dünndarm, um es erneut zu nutzen. Das bedeutet aber, dass es 20 bis 30 Jahre nach Beginn einer veganen Ernährung dauern kann, bis

ein Vitamin-B_{12}-Mangel auftritt.[64] Das würde aber nur passieren, wenn in der Zwischenzeit kein weiteres Vitamin B_{12} aufgenommen würde. Das ist aber selbst bei strikt veganer Ernährung praktisch unmöglich, denn wir nehmen Vitamin B_{12} ungewollt mit Bakterien in unserer Nahrung, in unserem Darm und aus unserer Umgebung auf. Es gibt Hinweise darauf, dass Schwangere einen erhöhten Bedarf an Vitamin B_{12} haben, da ihr gespeichertes B_{12} für den Fötus nicht frei verfügbar ist.[65] In dieser wichtigen Phase sollte eine Veganerin daher Vitamin-B_{12}-Präparate einnehmen.

Woher kommt das Vitamin B_{12}?

Obwohl Vitamin B_{12} sich in tierischen Nahrungsmitteln findet, wird es weder von Tieren noch von Pflanzen synthetisiert. Bakterien produzieren Vitamin B_{12}. Tiere speichern es, und so gelangt es über die Nahrungskette zu anderen Fleischessern. Der gesamte Verdauungstrakt des Menschen, vom Mund bis zum Anus, enthält Bakterien, die Vitamin B_{12} synthetisieren.[66] Das ist der auschlaggebende Grund, warum Erkrankungen aufgrund von Vitamin B_{12}-Mangel – selbst unter lebenslangen Veganern – so selten sind. Der Dickdarm enthält die meisten Bakterien und ist daher für den Großteil der Vitamin B_{12}-Produktion im Darm verantwortlich. Da B_{12} aber im Krummdarm, am oberen Ende des Dickdarms absorbiert wird, ist diese Quelle nicht wirklich direkt zugänglich.

Fäkalien von Kühen, Hühnern, Schafen und Menschen enthalten große Mengen an aktivem Vitamin B_{12}. Bis vor nicht allzu langer Zeit lebten die meisten Menschen in engem Kontakt mit ihren Nutztieren, wodurch sie reichlich Vitamin B_{12} aus Bakterienrückständen und von nicht keimfreiem Gemüse aufnahmen.

Ein Mangel an Vitamin B_{12} ist der einzige Makel einer Ernährung, die die Hoffnung birgt, die meisten der verbreiteten chronischen Krankheiten heilen zu können. Dieser Makel entsteht aber nicht, weil eine pflanzliche Ernährung Mangelerscheinungen zur Folge hat, sondern weil wir in unserer Umgebung durch Reinigungs- und Desinfektionsmittel sowie

Antibiotika unnatürliche Bedingungen geschaffen haben. Übertriebene Hygiene kann also – wenn auch höchst selten – zu Vitamin-B_{12}-Mangel führen. Dennoch empfehle ich die Einnahme von Vitamin-B_{12}-Supplementen.

Vitamin-B_{12}-Mangel, Herzerkrankungen und Krebs im Vergleich

Vitamin-B_{12}-Mangel macht sich erst im Blut und dann im Nervensystem bemerkbar. Im Blut zeigt sich zunächst eine megaloblastäre Anämie, charakteristisch dafür sind sehr große Blutzellen. Aber selbst bei starker megaloblastärer Anämie bereitet die geringe Zahl der roten Blutkörperchen den Patienten normalerweise keine Probleme, und sie ist praktisch immer durch Vitamin-B_{12}-Gabe heilbar.

Die häufigsten Symptome des Nervensystems bei Vitamin-B_{12}-Mangel sind Taubheit und Kribbeln in Händen und Füßen. Im Frühstadium sind diese neurologischen Probleme vollständig reversibel. Ein anhaltender und starker Mangel kann allerdings starke und dauerhafte Nervenschäden verursachen.

Das Risiko einer Vitamin-B_{12}-Mangelerkrankung ist sehr gering. Der Verzehr von Vitamin-B_{12}-reicher Nahrung bedeutet hingegen den Verzehr viel fettiger, tierischer Lebensmittel, wovon man mit 50-prozentiger Sicherheit eines frühzeitigen Todes durch Herzinfarkt oder Schlaganfall stirbt und (als Mann) mit einer Chance von 1:6 an Prostatakrebs oder (als Frau) mit 1:7 an Brustkrebs erkrankt. Zudem erhöht diese Ernährungsform die Wahrscheinlichkeit, an Übergewicht, Diabetes, Osteoporose, Verstopfung, Verdauungsstörungen und Arthritis zu leiden. Eine typisch amerikanische Ernährung mit ausreichend Vitamin B_{12} birgt also viele Risiken. Bestimmt kennt jeder ein paar Vegetarier oder Veganer. Ich bezweifle aber, dass auch nur einer von ihnen ernährungsbedingt an einer Mangelerkrankung oder an Nervenschädigungen leidet.

Empfohlene Einnahme von Vitamin B_{12}

Trotz des minimalen Risikos für einen Vitamin-B_{12}-Mangel empfehle ich die Einnahme von Vitamin-B_{12}-Präparaten – als einzige Nahrungsergänzung. Ich gebe diese Empfehlung vor allem, um die eine Lücke zu stopfen, die Kritiker in meiner ansonsten überzeugenden Ernährungsweise finden könnten und um selbst das kleinste Risiko auszuschließen.

Hier meine genaue Empfehlung: Wer sich strikt an die McDougall-Diät hält, wie sie in diesem Buch erklärt wird, länger als drei Jahre eine andere vegane Ernährung einhält, schwanger ist oder stillt, sollte täglich 5 Mikrogramm Vitamin B_{12} als Nahrungsergänzung einnehmen.

Auf der Suche nach dem richtigen Präparat stellt man schnell fest, dass die meisten Nahrungsergänzungen 500–5000 Mikrogramm (0,5–5 Milligramm) Vitamin B_{12} enthalten. Diese hohen Konzentrationen richten sich an Menschen, die das Vitamin nicht auf normalem Weg aufnehmen können.[67,68] Glücklicherweise sind diese hohen Konzentrationen anscheinend auch für gesunde Menschen nicht toxisch. Sollten Sie also ansonsten gesund sein, sollte eine durchschnittliche Dosis Vitamin B_{12} (in diesem Fall 500 Mikrogramm pro Pille) einmal pro Woche vollkommen ausreichend sein.

Bitte Packungsaufdruck beachten: Vitamin B_{12} wird oft in Form von Cyanocobalamin verkauft, von dem teils bezweifelt wird, dass es – besonders die neurologischen – Probleme von Vitamin-B_{12}-Mangel beheben kann. Die Formen Methylcobalamin und Hydroxycobalamin des Vitamins sind da eine bessere Wahl.[69] Präparate aus Spirulina und anderen Algen sind unwirksam und kein adäquater Ersatz für vom Menschen verwertbares Vitamin B_{12}.[70]

Fermentierte Nahrungsmittel, wie Tempeh oder Miso, sind ebenfalls keine zuverlässigen Quellen.[71] Nori-Algen, die bei der Herstellung von Sushi verwendet werden (am besten nur mit Reis und Gemüse statt mit Fisch), enthalten laut Forschung recht hohe Mengen an aktivem Vitamin B_{12}. Dafür verantwortlich sind symbiotisch auf ihnen lebende Organismen, wodurch Nori »eine der besten Vitamin-B_{12}-Quellen unter den essbaren Algen ist – besonders für strikte Veganer«.[71–73] Wer Zweifel an seiner

Vitamin-B_{12}-Versorgung hat, sollte einen Bluttest machen lassen. Bei ausreichendem Vitaminspiegel muss der Test nur alle drei Jahre wiederholt werden.

Nährstoffe auf natürliche Weise aufnehmen

Für optimale Gesundheit und ein minimales Erkrankungsrisiko empfehle ich eine Ernährung auf Stärkebasis, kombiniert mit Obst und Gemüse, ausreichend Sonne und etwas Sport. Um einen seltenen Vitamin-B_{12}-Mangel auszuschließen, ist die Einnahme eines geeigneten Vitamin-B_{12}-Präparats sinnvoll. Die Abkehr von einer natürlichen, stärkebasierten Ernährung ist der Grund, warum Milliarden von Menschen heute übergewichtig und krank sind. Der Versuch, moderne Gesundheitsprobleme mit Nahrungsergänzungsmitteln zu bekämpfen, trägt zur Steigerung dieser Probleme und der enormen Gesundheitskosten bei. Wissenschaftliche Fakten und die Vernunft legen nahe, den blinden Irrglauben an Nahrungsergänzungsmittel aufzugeben.

Kapitel 12

Salz und Zucker: Die Sündenböcke der westlichen Ernährung

Die Umstellung auf eine stärkebasierte Ernährung erfordert anfangs ein wenig Disziplin. Das Gefühl, auf bestimmte Lieblingsgerichte verzichten zu müssen, kann Heißhungerattacken und Verlustängste auslösen. Es wird aber nicht lange dauern, und Sie werden mit Lust Ihren Teller mit gesunden und sättigenden Stärkelieferanten füllen und sich mit Abscheu von dem fettigen, chemiegetränkten Essen abwenden, das Sie so geliebt haben. Bis Sie diesen Punkt erreichen, ist es wichtig, sich strikt an die neue Ernährungsform zu halten, denn nur so können Sie gesund werden und bleiben.

Ich habe aber gute Neuigkeiten für Sie: Ich werde Ihnen die Umstellung erleichtern, indem ich zwei geschmacksverstärkende Stoffe einbeziehe, die Sie wahrscheinlich in einer gesunden Ernährung nicht vermuten würden: Salz und Zucker. Sind das Nährstoffe? Nein, aber sie schaden den meisten Menschen auch nicht.

Vielleicht erinnern Sie sich noch aus Schulzeiten daran, dass die Zungenspitze süß und salzig als angenehm empfindet. Tatsächlich sind wir physiologisch so gebaut, dass wir diese beiden Geschmäcker suchen, um unseren Energie- und Mineralhaushalt zu decken. Zudem erleichtern sie uns die Einhaltung jenes Ernährungsplans, der uns hilft, Pfunde loszuwerden und unsere Gesundheit zu erhalten. Daher schließe ich sie mit ein.

Dass wir diese beiden Geschmacksstoffe für schlecht halten, hat allerdings mehr mit Marketing zu tun als mit Wissenschaft. Als Sündenböcke lenken Salz und Zucker die Aufmerksamkeit von den wahren Problemen ab: Fleisch, Milchprodukte, Fett, Öl und verarbeitete Lebensmittel.

Die Liebe zum Salz

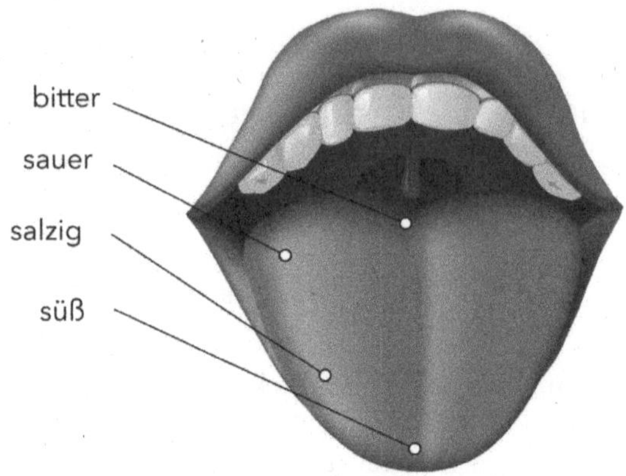

Muss ich aus Liebe zum Salz sterben?

Die Reduktion von Natriumchlorid ist die am häufigsten publizierte, nicht-medizinische Empfehlung zur Prävention von Herzerkrankungen und Schlaganfällen. Der Rat basiert vorwiegend auf älterer Forschung und bezieht sich auf Studien zur Senkung des Blutdrucks durch die extreme Einschränkung der Salzaufnahme. Es geht hier um eine Begrenzung auf unter 500 Milligramm pro Tag.[1]

Hat diese Empfehlung am Gesundheitszustand des Durchschnittsbürgers etwas verändert? Nach den neuesten Forschungsergebnissen nicht. Warum? Erstens schafft es fast niemand, der empfohlenen Ernährung zu folgen, da eine solche salzarme Nahrung schlicht ungenießbar ist. Die Menschen riskieren lieber Krankheit und Tod, als dieses Opfer zu bringen. Wenn ein paar Blutdrucktabletten ihnen helfen und sie wieder Salz essen dürfen, schlucken sie lieber die Pillen. Zweitens hat die Reduzierung des

Salzverzehrs kaum eine positive medizinische Wirkung und kann der Gesundheit sogar schaden.[2]

Der größte medizinische Vorbehalt gegenüber Salz ist seine blutdrucksteigernde Wirkung. Hoher Blutdruck (über 140/90 mmHg bzw. Millimeter-Quecksilbersäule) ist ein Risikofaktor für Herzinfarkt, Schlaganfall und Nierenerkrankungen. Randomisierte klinische Studien zeigen jedoch, dass eine Reduzierung des Salzverzehrs um 1,725 Gramm (1 ½ Teelöffel) auf 2,3 Gramm pro Tag (die derzeitige Empfehlung der USDA, die Deutsche Gesellschaft für Ernährung empfiehlt höchstens 6 Gramm Salz pro Tag), den systolischen Blutdruck (oberer Wert) nur um 1–5 Zähler senkt und den diastolischen Blutdruck (unterer Wert) nur um 0,6–3 Zähler.[3,4]

Bei der McDougall-Ernährung, die den Salzverzehr nicht begrenzt, sinkt der Blutdruck der Teilnehmer mit erhöhtem Blutdruck (140/90 mmHg oder höher) in den ersten sieben Tagen durchschnittlich systolisch um 15 und diastolisch um 13 Zähler. Das ist vor allem deshalb erstaunlich, da die Teilnehmer normalerweise am ersten Tag des 10-Tages-Programms ihre Blutdrucktabletten absetzen. Die starke Veränderung beim Blutdruck ist eine Folge der gesunden Ernährung, die arm an Fett, tierischen Proteinen und Kalorien ist, dafür aber reich an Kalium, Ballaststoffen und Kohlenhydraten.[5] Die gesunde Ernährung verbessert auch den Zustand der Blutgefäße und die allgemeine Durchblutung, was dabei hilft, einen erhöhten Blutdruck signifikant zu reduzieren.

Was ich bei meinen Patienten beobachte, lässt sich auch in der gesamten Gesellschaft erkennen. Bluthochdruck ist bei einer indigenen Bevölkerung, deren Ernährung einen hohen Anteil an Stärke hat, selten, auch wenn sie viel Salz essen.[6] Ziehen diese Menschen in eine städtische Umgebung und nehmen eine an tierischen und verarbeiteten Lebensmitteln reiche, westliche Ernährung an, entwickeln sie Bluthochdruck, Diabetes Typ 2, Herzerkrankungen und Übergewicht. Es liegt an der gesamten Ernährung und nicht nur an einem Bestandteil (Salz), dass Vegetarier auch bei hohem Salzkonsum meist einen niedrigen Blutdruck haben.[7]

Salz ist wertvoll

- Römische Soldaten erhielten ein *Salarium*, ein Salzdeputat. Davon leitet sich bis heute das Wort *Salär* für Gehalt ab.

- Griechische Sklavenhändler tauschten oft Salz gegen Sklaven. Im Englischen gibt es daher die Redewendung: »He ist not worth his salt« (Er ist sein Salz nicht wert).

- Verträge im Alten wie im Neuen Testament wurden häufig mit Salz besiegelt, daher kommt das englische Wort »salvation« (Erlösung, Rettung).

- Jesus sagte zu seinen Jüngern: »Ihr seid das Salz der Erde.« Diese Beschreibung wird bis heute für gute, ehrliche, hart arbeitende Menschen verwendet.

- Der französische Gruß »salut« geht auf das Wort für Salz zurück.

- Die Römer bezeichneten einen liebestollen Mann als *salax* (in einem Salzzustand), wovon sich das englische Wort »salacious« (lüstern) ableitet.

- Im Mittelalter war der soziale Status eines Gastes an der Festtafel daran ablesbar, ob er »oberhalb oder unterhalb des Salzes« (der Stelle, wo der Salztopf stand) saß.

Eine Reduzierung des Salzverzehrs kann das Krankheitsrisiko *erhöhen*

2007 wurden im Rahmen der Third National Health and Nutrition Examination Survey (NHANES III) 100 Millionen erwachsene US-Bürger untersucht. Der Abschlussbericht sprach von »einem robusten, signifikanten und beständigen inversen Zusammenhang zwischen dem Salzverzehr und Sterblichkeit durch Herzerkrankungen«.[8] Mit anderen Worten, Menschen, die *mehr* Salz aßen, hatten ein *niedrigeres* Risiko, an Herzerkrankungen und Schlaganfällen zu sterben.

In einer Gesellschaftsstudie mit 3681 Patienten mit Herzkranzgefäßerkrankungen, die 2011 im *Journal of the American Medical Association* erschien, fanden die Forscher heraus, dass das Risiko steigt, an einem Herzinfarkt oder Schlaganfall zu sterben, wenn der Salzkonsum sinkt.[9] Die Autoren schlossen: »Der Zusammenhang zwischen systolischem Blutdruck und Natriumexkretion führte nicht zu einer geringeren Mortalität oder verbesserter Überlebenschance. Ganz im Gegenteil wies eine geringe Natriumexkretion auf eine höhere kardiovaskuläre Sterblichkeit hin. Zusammengenommen stützen unsere derzeitigen Erkenntnisse die aktuellen Empfehlungen einer generellen und wahllosen Reduzierung der Salzaufnahme auf Bevölkerungsebene nicht.«

Die Cochrane Collaboration, eine internationale, unabhängige, gemeinnützige Gesundheitsorganisation, die teilweise vom US-Gesundheitsministerium finanziert wird, stellte 2011 im *American Journal of Hypertension* eine Analyse sieben großer Studien vor.[10] Die Schlussfolgerung lautete: Es gibt keine überzeugenden Beweise für den Nutzen einer Salzreduktion, und diese Reduktion erhöht das Mortalitätsrisiko bei kongestiver Herzinsuffizienz.

Warum sollte weniger Salz die Herzkranzgefäße schädigen und das Sterberisiko erhöhen? Eine im *British Medical Journal* veröffentlichte, umfassende Analyse zur Salzreduktion kommt zu dem Schluss, dass Salzverlangen und -verzehr beim Menschen physiologisch angelegt sind.[11] Nehmen wir nicht genug Salz auf, regiert der Körper mit Veränderungen wie der vermehrten Ausschüttung von Nebennierenhormonen zur Eindämmung des

Salzverlustes in Nieren und Haut sowie anderen Maßnahmen, die Salz im Körper binden helfen. Mit der Zeit kann der durch diese Körperreaktionen ausgelöste Stress unsere Blutgefäße schädigen und damit mehr Herzinfarkte und Schlaganfälle verursachen.

Wir lieben Salz

Das Verlangen nach Salz hilft uns, lebenswichtige Mineralien zu uns zu nehmen – Salz (Natrium) ist nur eines davon. Dieses natürliche Verlangen zu unterdrücken, kann schädlich sein und Menschen sogar davon abhalten, sich gesund zu ernähren, weil sie keine faden Gerichte essen wollen. Vor 35 Jahren, in der Anfangszeit als Mediziner am The Queen's Medical Center in Honululu, war es meine Aufgabe, Patienten mit schwerer Nierenerkrankung zu überzeugen, salzfreie Butter und salzfreien Käse zu essen. Meist war die Reaktion: »Das ist nicht Ihr Ernst, Herr Doktor, das schmeckt doch nur nach Fett.« Menschen, die Steaks essen, verlassen sich auch meist auf Salz als Geschmacksträger. Ohne Salz schmeckt Rindfleisch ziemlich eklig (denken Sie an gekochtes Rindfleisch).

Unser natürlicher Instinkt, Salz als Bestandteil einer ausgewogenen Ernährung zu uns zu nehmen, war gut, bis die Lebensmittelindustrie Wege fand, unser Verlangen auszunutzen. Rund 80 Prozent unseres Salzbedarfs nehmen wir heute aus verarbeiteten Lebensmitteln auf, statt selbst zu würzen. Den meisten Menschen bleibt bei westlicher Ernährung nichts anderes übrig, als große Mengen Salz zu essen. Das meiste Salz enthalten die ungesündesten Lebensmittel: Fleisch- und Wurstwaren sowie Hartkäse.

Die Tatsache, dass Salz von der Wissenschaft als Risikofaktor ausgemacht wurde, hat nichts mit Salz selbst zu tun, sondern damit, dass wir mit Aufschnitt, Würstchen, Fast Food, fertigen Snacks und Frittiertem übermäßige Salzmengen verzehren. Wer dem Salz die Schuld gibt, begibt sich auf die Seite der Lebensmittelindustrie, die das Salz zum Sündenbock gemacht hat, um von ihren übersalzenen Produkten abzulenken. Salz verleitet uns dazu, Produkte zu essen, die ohne die großen Salzmengen äußerst geschmacklos wären. Nicht Salz macht uns dick und krank, sondern der Speck.

Nicht das Salz hat Schuld, sondern die Lebensmittel, die es enthalten.

Hier ein paar Beispiele für alltägliche Lebensmittel und ihren Salzgehalt in Milligramm pro 100 Kilokalorien.

Hartkäse:	404
Frühstücksspeck:	415
Blauschimmelkäse:	396
Hüttenkäse:	560
Schinken:	830
Parmesan:	409
Pepperoni:	406
Salami:	510
Sauerrahm-Dip:	350
Truthahn-Pastrami:	745

Verzehrt man 2000 Kilokalorien dieser Lebensmittel, nimmt man 10 000 Milligramm Natrium auf, das sind 435 Prozent der durch die USDA empfohlenen Tagesdosis von 2300 Milligramm Natrium pro Tag. Bei 3000 Kilokalorien wären es bereits 15 000 Milligramm Natrium. Zum Vergleich: Mais, Erbsen, Kartoffeln und Reis enthalten 10 Milligramm Natrium pro 100 Kilokalorien.

Wie viel Salz benötigen wir?

Wir benötigen nur rund 50 Milligramm Salz pro Tag, um die Grundanforderungen unseres Stoffwechsels zu decken.[12] Eine auf Stärkelieferanten, Gemüse und Obst basierende Ernährung ohne Salzzugabe liefert etwa 200–500 Milligramm pro Tag. Also auch ohne dass man mit Salz würzt, muss man sich keine Sorgen machen, nicht ausreichend mit Salz versorgt zu sein.

Wer seine stärkebasierten Mahlzeiten über den Tag verteilt am Tisch mit einem halben Teelöffel Salz würzt, nimmt zusätzlich 1100 Milligramm Salz auf. Mit insgesamt 1600 Milligramm Salz liegt man dann 700 Milligramm unter der USDA-Empfehlung von 2010, die maximal 2300 Milligramm angab, und 400 Milligramm unter den 2000 Milligramm Salz einer salzarmen Ernährung, die Patienten nach massiven Herzinfarkten in Krankenhäusern erhalten.

Bei diesem natürlich niedrigen Salzgehalt habe ich keinerlei Bedenken, wenn meine Patienten, die eine stärkebasierte Ernährung einhalten, ihr Essen mit ein wenig Salz würzen. Wenn beim Kochen kein Salz zugegeben wird, bliebe man sogar mit täglich bis zu einem ¾ Teelöffel Salz innerhalb der USDA-Empfehlung. Ich rate, erst am Tisch mit Salz zu würzen, da es sich beim Kochen mit den anderen Zutaten mischt und seinen angenehmen Geschmack einbüßt. Wer aber Salz auf sein Essen streut, hat den Vorteil, den Geschmack direkt an der Zunge zu spüren.

Manche Menschen sind aber salzempfindlich und müssen sich streng an eine sehr salzarme Ernährung halten. Bei solchen Menschen können schon allein ein paar Gläser salziger Tomatensaft während des Langstreckenflugs zu geschwollenen Füßen führen, oder sie haben geschwollene Finger nach chinesischem Essen. Auch für Menschen mit einer schweren Herz- oder Nierenerkrankung kann Salzverzicht unabdingbar sein. Wer an diesen Krankheiten leidet, sollte sich streng salzarm ernähren, aber nicht der Durchschnittsbürger.

Das Leben sollte süß sein

Neben Salz hilft aber auch ein wenig Süße, dem Essen einen leckeren Geschmack zu verleihen. Anfangs scheinen Mais, Bohnen, Kartoffeln und Reis im Vergleich mit dem gewohnten Essen etwas fad. Dagegen hilft es, diese Stärkelieferanten mit den Würzsaucen zu verfeinern, die man schon immer gerne gegessen hat. Wenn Barbecue-, Blaubeer-, Curry-, Honig-Senf-, Pasta-, Johannisbeer- oder Steak-Sauce, Salsa oder Ketchup die Stärkelieferanten »versüßen«, habe ich nichts dagegen.

Zucker ist eine fett-, cholesterin- und salzfreie Energiequelle und ein Geschmacksverstärker mit wenig chemischen Verunreinigungen. Er kostet nur um die 50 Cent pro Pfund oder 1 Cent pro 40 Kilokalorien. Der ökologische Fußabdruck ist bei der Zuckerherstellung gering, und es kommen beim Herstellungsprozess keine Tiere zu Schaden. In Maßen genossen, ist er ein wunderbarer Geschmacksträger. Wie Salz verstärkt Zucker den Geschmack des Essens und stellt so sicher, dass man sich mit dem Gesündesten, was unsere Natur zu bieten hat, auch genussvoll satt isst.
Zucker ist als Geschmacksverstärker sicher eine bessere Wahl als Fette und Öle, die pro Gramm zweieinhalb Mal mehr Kalorien liefern als weißer Raffinadezucker und jede Menge Gesundheitsprobleme verursachen. Streuen Sie daher ruhig ein wenig braunen Zucker über den Haferbrei, träufeln Sie Ahornsirup auf die Pfannkuchen, geben Sie ein wenig Zucker zum Fruchtdessert oder verfeinern Sie Ihre Stärkegerichte und ihr Gemüse mit gesüßten Saucen. Der Verzicht auf tierische und verarbeitete Lebensmittel sowie Fette ist bereits ein riesiger Schritt nach vorne für Ihre Gesundheit. Ein wenig Zucker wird das nicht zunichtemachen.
Wie bei Salz ist der Geschmack am intensivsten, wenn Sie die Süße erst am Tisch und nicht beim Kochen zufügen. Ein Teelöffel brauner Zucker bedeutet nur 16 Kilokalorien zusätzlich zum Haferbrei. Von den paar zusätzlichen Kalorien nimmt man nicht zu, sie sorgen aber dafür, dass man sich auf sein Frühstück freut, statt es fad zu finden.

Zucker macht nicht dick oder zum Diabetiker

Die Fehlannahme, Kohlenhydrate seien schlecht für unsere Gesundheit, sorgt dafür, dass wir einige der besten Nahrungsmittel der Natur meiden. Zucker ist die wichtigste Energiequelle für die Zellen des Körpers. Wer Kohlenhydrate meidet, muss seinen Energiebedarf mit Fetten und Proteinen in Form von Fleisch, Geflügel, Fisch, Eiern, Milchprodukten und Pflanzenölen decken.
Studien zeigen, dass Menschen, die mehr Einfachzucker verzehren, insgesamt weniger Kalorien zu sich nehmen, also seltener übergewichtig

werden.[13] Das liegt daran, dass diese Menschen, die mehr einfach- und komplexe Zucker essen, meist weniger Fett zu sich nehmen, den Hauptverursacher von Übergewicht und Krankheiten. Zucker und Fett halten sich praktisch die Waage: Steigt das eine an, sinkt das andere ab.

Diabetes Typ 2 ist die direkte Folge von Übergewicht. Weltweit haben die Bevölkerungen die geringste Diabetes-Rate, welche die meisten Kohlenhydrate essen. In den ländlichen Regionen Asiens, Afrikas, Mexikos und Perus, wo hoher Kohlenhydratverzehr die Norm ist, ist Diabetes praktisch unbekannt.[14–16] Die höchsten Adipositas- und Diabetesraten in den USA finden sich unter den Hispano-Amerikanern, amerikanischen Ureinwohnern, Polynesiern und Afroamerikanern. Dies liegt aber nicht an ihrer genetischen Veranlagung oder an der stärkereichen Ernährung ihrer Vorfahren, sondern ausschließlich daran, dass diese ethnischen Gruppen die fett- und proteinreiche Ernährung ihrer neuen Umgebung angenommen haben.[17]

Es ist bekannt, dass Zucker nicht Diabetes Typ 2 auslöst. Die American Diabetic Association empfiehlt Diabetikern, 55 bis 65 Prozent ihres täglichen Energiebedarfs mit Kohlenhydraten zu decken, was auch zuckerhaltige Lebensmittel einschließt.[18] Es hat sich gezeigt, dass eine kohlenhydratreiche Ernährung auf Stärkebasis Diabetikern helfen kann, die zugrunde liegende Erkrankung zu heilen, ihre Medikamente abzusetzen und ihre Gesundheit allgemein zu verbessern.[19–21]

Dass die Rolle des Zuckers bei vielen Erkrankungen überbewertet wurde, heißt nicht, dass Zucker und weißes Mehl gesundheitsförderlich sind. Je stärker Kohlenhydrate verarbeitet sind, desto weniger tragen sie zu einem gesunden Gewichtsverlust bei.[22,23]

Raffinierter Zucker und Mehl bezeichnet man als »leere Kalorien«, da ihnen bei der Herstellung die wichtigsten Nährstoffe entzogen wurden. Komplexe Kohlenhydrate in Form von vollwertiger Stärke wie Naturreis, Vollkorn-Haferflocken, Mais und Süßkartoffeln fördern dagegen den Gewichtsverlust und die Gesundheit am meisten.

Der Glykämische Index: Nicht bereit für die erste Liga

Wahrscheinlich haben Sie schon viel über den Glykämischen Index (auch Glyx oder Gl) gehört. Dieser Wert gibt den Anstieg des Blutzuckerspiegels 2 Stunden nach dem Essen an. Der Blutzuckerspiegel soll auch nach dem Essen ansteigen. Warum essen wir denn sonst? Abgesehen vom Genuss essen wir, um Energie aufzunehmen. Der Glyx misst also, wie effektiv ein bestimmtes Lebensmittel uns diese Energie liefert.
Diesen normalen Anstieg des Blutzuckers hält man allgemein nun aber für ein Zeichen von Diabetes, erkennbar an unnatürlich hohen Blutzuckerwerten. Sowohl der einfache Konsument als auch Mediziner nehmen daher an, dass Lebensmittel mit einem höheren Glyx wie Kartoffeln und Reis, die den Blutzuckerspiegel stärker ansteigen lassen, schlecht sind und gemieden werden sollten.

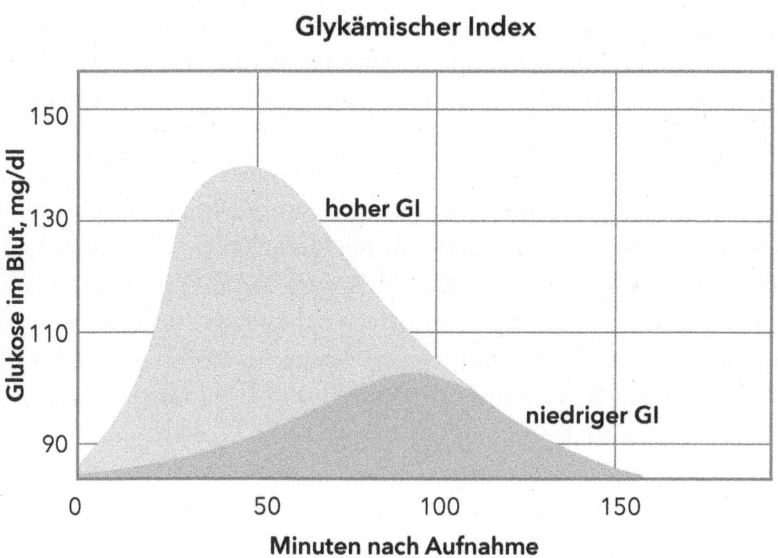

Der Glykämische Index (Glyx oder GI) misst den Anstieg des Blutzuckerspiegels nach dem Verzehr von Lebensmitteln.

Das ist aber eine Fehleinschätzung, die zu Gesundheitsproblemen und einem Anstieg von Diabetes führt. In den USA, Australien und Westeuropa haben Fettleibigkeit und Diabetes Typ 2 epidemische Ausmaße erreicht. Dies hängt auch mit dem Glyx zusammen. Menschen meiden gesunde Kohlenhydrate aufgrund eines hohen Glyx-Werts und ersetzen sie durch ungesunde Pflanzenfette, Fleisch und Käse mit niedrigem Glyx. Dabei helfen gerade Stärken (trotz hohem Glyx) fettleibigen Menschen, nicht noch mehr zuzunehmen.[24, 25] Steigender Blutzucker löst das Sättigungsgefühl aus und signalisiert uns, dass wir genug gegessen haben.[26] Statt uns also zur Völlerei zu verführen, helfen Lebensmittel mit hohem Glyx, uns satt zu machen und weniger zu essen. Kartoffeln haben einen hohen Glyx und sättigen genau deshalb – bei gleicher Kalorienzufuhr – doppelt so gut wie etwa Fleisch oder Käse.[27]

Die weltbesten Ausdauerathleten praktizieren »Carboloading«. Dabei werden Kohlenhydrate in Form von Glykogen in Muskeln und Leber gespeichert und später in den Blutkreislauf abgegeben, was den Körper durch den Wettkampf hindurch mit Energie versorgt. Die Athleten haben erkannt, dass man Glykogenreserven am besten mit Lebensmitteln mit hohem Glyx auffüllen kann.[28,29] Dies ist nicht nur ein guter Rat für Sportler, sondern für jeden, der seinen Tag voller Kraft und Tatendrang begehen will.

Ohne Kontext führt der Glyx sogar zu irrigen und gefährlichen Schlüssen. Das wird klar, wenn man ein Stück Pizza mit fettigem Käse oder ein großes Stück Schokoladenkuchen mit reichlich Glasur mit einem Beutel roher Karotten oder gekochten Kartoffeln vergleicht. Welche Lebensmittel liegen im Glyx wohl höher? Tatsächlich haben Karotten und Kartoffeln einen höheren Glyx, Pizza und Kuchen liegen im Gl-Wert niedriger. Ist es da wahrscheinlich, dass eine Ernährung nach Glyx hilft, Übergewicht, Diabetes oder andere Krankheiten zu vermeiden? Wohl kaum.

Junk Food mit einem Glyx unter 40	Gesunde Nahrung mit einem Glyx über 80
Fruktose (reiner Fruchtzucker) (19)	Maisbrei (109)
Pizza Supreme (30)	Jasminreis (Duftreis) (109)
Eier-Fettuccini (32)	Gekochte Kartoffeln (101)
M&Ms (33)	Pastinaken (97)
Gezuckerte Schokoladenmilch (34)	Karotten (92)
Eierpudding (35)	Brauner Reis (Naturreis) (87)
Nestlé Nesquik Erdbeer-Joghurt (35)	Maiswaffeln (87)
Fruchteis ohne Zucker (35)	Ofenkartoffeln (85)
Schokokuchen (38)	Puffreis (85)

Der Glykämische Index (Glyx) der Lebensmittel ist in Klammern angegeben. Als Referenzwert zur Bestimmung des Glyx gilt hier der Anstieg des Blutzuckerspiegels nach dem Verzehr von Tafelzucker oder Weißbrot (100 Prozent). (In Deutschland gilt eine andere Berechnung: Dort wird als Referenzwert meist der Blutzuckeranstieg nach dem Verzehr von Traubenzucker angegeben.)

Einfachzucker können problematisch werden

Als praktizierender Arzt sehe ich erhöhte Triglyzeride und Zahnlöcher als die Hauptprobleme eines hohen Zuckerverzehrs an. Häufig werden Kohlenhydrate für den Anstieg der Triglyzeride verantwortlich gemacht, jener Blutfette, die für erhöhtes Herzinfarkt- und Schlaganfallrisiko stehen. Studien haben aber gezeigt, dass Probanden jede Menge Einfachzucker und weißes Mehl zu sich nehmen und/oder weit über ihr Sättigungsgefühl hinaus essen müssen, um einen Anstieg der Triglyzeride durch Kohlenhydrate überhaupt nachweisen zu können.[30, 31] Unter diesen extremen Bedingungen verwandelt die Leber einen Teil des überschüssigen Zuckers in Triglyzeride.[32,33] Andererseits steigen die Triglyzeridwerte nicht an, wenn man den Probanden Stärkelieferanten wie Vollkornprodukte, Bohnen und Kartoffeln und dazu grüne und gelbe Gemüse gibt und sie nicht zwingt, weiter zu essen, nachdem sie satt sind.[31, 34, 35]

Nur in Ausnahmefällen, wenn trotz Stärke-Ernährung der Cholesterin- und Triglyzeridspiegel nicht auf Normalmaß sinkt, sollten Patien-

ten vollständig auf Lebensmittel aus weißem Mehl und Einfachzuckern verzichten. Dazu gehören etwa Obst und Obstsäfte, die große Mengen Fruktose enthalten. Fruktose ist die Zuckerart, die Triglyzeride und Cholesterin am stärksten steigen lässt.[36] Den meisten Menschen schaden weißes Mehl und Einfachzucker in kleinen Mengen jedoch nicht.
Löcher in den Zähnen sind ein anderer Grund, warum wir nicht zu viel Zucker essen sollten. Untersuchungen historischer Skelette haben gezeigt, dass häufig auftretender Karies ein modernes Phänomen ist, das mit der Produktion verarbeiteter Nahrung und dem verstärkten Verzehr von Zucker entstand.[37,38] Bakterien im Mund verwandeln Einfachzucker in starke Säuren, die sich durch den schützenden Zahnschmelz hindurchfressen und die Zähne angreifen können. Die Zuckerart ist dabei egal, denn sie alle produzieren die agressiven Säuren. Nach süßen Speisen sollte man daher den Mund gut spülen und die Zähne putzen, um Zucker und Säure zu entfernen.

Natürliches Verlangen nicht unterdrücken

Unser Körper verlangt von Natur aus nach Salz und Zucker. Daher schaffen es die meisten nicht, dauerhaft darauf zu verzichten. Da wir uns aber auf diese unmögliche Einschränkung – wenig Salz und kein zusätzlicher Zucker – versteift haben, leben wir lieber weiter ungesund, behalten unsere Kaufgewohnheiten bei, macht die Lebensmittelindustrie immer noch höhere Gewinne, bleiben Menschen krank, und die Pharmaindustrie verdient wieder daran.
Die sinnvolle Botschaft: »Hört auf, Fleisch und Käse zu essen, und esst stattdessen Reis und Kartoffeln« könnte hingegen die Welt verändern. Leider verhindern die Entscheidungsträger in Politik und »Gesundheits«-Organisationen, die die Interessen der Wirtschaft schützen, dass dies in absehbarer Zeit passiert. Der Status quo wird sich so lange halten, bis wir die Wahrheit über Salz und Zucker akzeptieren.
Die stärkebasierte Ernährung hat das Ziel, Wohlbefinden und Gesundheit zu verbessern und unsere geschundene Umwelt zu schonen. Eine Er-

nährungsweise funktioniert aber immer nur so weit, wie wir uns daran halten. Die beiden wohlschmeckenden Würzmittel Zucker und Salz und unzählige andere Gewürze werden Ihnen helfen, Ihr Essen zu genießen und die *High-Carb-Diät* ein Leben lang einzuhalten.

TEIL 3

Mit Stärke leben

Kapitel 13

Die Stärke-Ernährung in der Praxis

Sind Sie bereit? Ihre Freunde werden mächtig neidisch werden. Zuerst werden sie bemerken, dass Sie Gewicht verlieren und super aussehen. Danach erzählen Sie ihnen, dass Ihr Blutdruck so stark gesunken ist, dass Ihr Arzt es kaum fassen kann – besonders, weil Sie die von ihm verschriebenen Medikamente abgesetzt haben. Dann können Sie Ihren Freunden berichten, dass Sie Ihren Diabetes Typ 2 seit langer Zeit zum ersten Mal ohne Medikamente unter Kontrolle haben und dass Sie die stärkehaltigen Lebensmittel essen, von denen *alle* Ärzte (auch der Ihrige) abraten. Dann werden Sie erzählen, dass Ihr Cholesterin von 270 auf 150 gefallen ist und Sie das muskelschädigende Statin absetzen konnten. Ihre Freunde werden zweimal hinsehen müssen, wenn sie Sie über den Tennisplatz flitzen sehen oder wenn Sie alle beim Spaziergang in den Bergen mühelos überholen, während der Rest stehen bleiben muss und nach Luft schnappt. Nein, all das wird Ihrem Freundeskreis möglicherweise nicht gefallen.

Aber warum freuen sich Ihre Freunde nicht für Sie? Hier die Antwort: Sie haben etwas getan, was für Sie sehr einfach war – Sie haben Ihre Ernährung umgestellt. Für Ihre Freunde scheint dies fast unmöglich. Das Rührei mit Speck zum Frühstück aufgeben – wie nur? Dann möchten sie lieber sterben. Keine Angst, es ist nicht Ihre Aufgabe, ihnen zu sagen, dass sie auf dem besten Weg dorthin sind, dass eine unkomplizierte Ernährungsumstellung ihnen mehr Zeit mit Freunden und Familie schenkt, mehr Zeit für ihre Lieblingsmusik und sogar mehr Zeit für Leibspeisen.

Was Sie allerdings *wirklich brauchen*, sind ein paar schlagfertige Antworten, wenn Freunde und Familie Ihnen sagen, dass sie sich Sorgen um Sie machen. Denn bei Ihrer neuen Ernährung mangelt es Ihnen ja schließlich bestimmt an Proteinen, Kalzium, Vitamin B_{12} und Vitamin D. Aber mit diesem Buch sind Sie auf diese Fragen ja gut vorbereitet.
Hier nun ein paar praktische Tipps, bevor Sie damit beginnen, Gewicht zu verlieren und Ihre Gesundheit wiederherzustellen. In diesem Kapitel finden Sie alles, was Sie wissen müssen: welche Nahrungsmittel Sie genießen und welche Sie meiden sollten, mit welchen gesunden Nahrungsmitteln Sie Fleisch und Fertigprodukte ersetzen können, in welcher Form Sie Ihre Lieblingsspeisen essen sollten und wie Sie Küche und Vorratsschrank gestalten. Sie erfahren, wie Sie sich gesund ernähren, auch wenn Sie einmal keine Lust zum Kochen haben, was Sie im Restaurant bestellen können, wie preiswert stärkebasierte Ernährung ist, und erhalten ein paar gute Antworten für wohlmeinende Freunde.

Was genießen, was meiden?

Die *High-Carb-Diät* ist so spannend, weil sie keine Diät im klassischen Sinn ist, die die Essensmenge reduziert. Solange Sie die richtigen Nahrungsmittel wählen, können Sie sich immer satt essen. Wenn Sie eine Stunde später wieder Hunger haben, essen Sie wieder etwas. Dies ist das große Geheimnis, das die *High-Carb-Diät* so erfolgreich macht: Sie müssen nie wieder hungern und auf Dinge verzichten.
Bei der stärkebasierten Ernährung müssen Sie keine speziellen Fertigprodukte kaufen, Kalorien (oder irgendwelche Stärke-Einheiten) zählen, kein Essens- oder Übungstagebuch führen und schon gar nicht nur bestimmte Speisen und Gerichte zu bestimmten Zeiten essen. Solange Sie sich an die erlaubten Zutaten halten, können Sie diese frei kombinieren und nach Lust und Laune zubereiten. Sie können aus einer großen Vielfalt auswählen oder sich auf ein paar Lieblingsspeisen beschränken.
Um Ihnen den Einstieg zu erleichtern, finden Sie in Kapitel 14 einen 7-Tage-Einstiegsplan mit Menüvorschlägen. In Kapitel 15 folgen dann

über 100 einfache und leckere Rezepte, mit denen Sie Ihren eigenen Menüplan ganz nach Ihrem persönlichen Geschmack zusammenstellen und sich und Ihre Familie gesund und satt halten können.
Die wichtigste Regel der *High-Carb-Diät* ist, dass Stärke die Hauptrolle auf Ihrem Teller spielen sollte, ergänzt durch Gemüse und Obst, die Farbe und Geschmack beisteuern. Nutzen Sie möglichst fettfreie Würzmittel und Saucen, um Ihre Ernährung abwechslungsreich zu gestalten. Auf den folgenden Seiten wird erklärt, welche Lebensmittel zu den stärkehaltigen zählen und den Großteil Ihrer Ernährung ausmachen sollten. Außerdem erfahren Sie, welche stärkefreien Früchte und Gemüse Sie ergänzen können.
Zunächst hier eine Liste der Dinge, die in einer gesunden Ernährung keinen Platz haben und die Sie daher absolut meiden sollten, wenn Sie von der High-Carb-Diät profitieren möchten.

- Fleisch (wie Rind, Schwein und Lamm)
- Geflügel (wie Hühnchen, Truthahn und Ente)
- Milchprodukte (wie Milch, Käse, Joghurt, saure Sahne) und Eier
- Tierische Fette (wie Schmalz und Butter)
- Pflanzliche Öle (wie Olivenöl, Maiskeimöl, Leinöl, Rapsöl und Sonnenblumenöl)
- Verarbeitete Lebensmittel und Fertiggerichte (außer sie enthalten nur zugelassene Zutaten)

Wenn Ihnen einmal ein »Ausrutscher« passiert, kehren Sie im Anschluss einfach wieder konsequent zur stärkebasierten Ernährung zurück. Obwohl nicht gleich alles Erreichte wieder verloren ist, wenn Sie ein- oder zweimal im Jahr vom Ernährungsplan abweichen, ist es doch gefährlich. Denn wer zu häufig oder zu viel nachgibt, der wird es schwierig bis unmöglich finden, sich wieder an die Regeln zu halten. Für die meisten Menschen ist es viel einfacher, Lebensmittel komplett zu verbannen, als herauszufinden, wann und wie viel man davon schadlos essen kann und wann es Zeit ist aufzuhören. Daher empfehle ich, diese Lebensmittel für den Rest des Lebens komplett zu streichen. Das mag derzeit unmöglich erscheinen, aber

sobald Sie es ausprobiert haben und die enormen Auswirkungen spüren, werden Sie nichts mehr vermissen.
Es gibt ein paar Lebensmittel, die einem Erfolg der *High-Carb-Diät* nicht entgegenstehen, ihn aber verlangsamen. Wer also schnell abnehmen möchte, an einer chronischen Erkrankung leidet oder auf dem besten Wege dahin ist, sollte diese Lebensmittel völlig meiden. Wer aber mit seinem Gewicht zufrieden ist oder nur langsam ein paar Pfunde verlieren möchte und nicht chronisch krank ist, kann diese hochkalorischen Lebensmittel in kleinen Mengen in seine stärkebasierte Ernährung mit aufnehmen.

- Avocados
- Trockenfrüchte
- Mehl (Vollkornmehl, Weizenmehl Typ 405)
- Frucht- und Gemüsesäfte
- Nüsse
- Erdnüsse und Erdnussbutter
- Samen
- Einfachzucker (Tafelzucker, Ahornsirup, Melasse, Agaven-Dicksaft)

Stärke, Gemüse oder Frucht?

Stärkelieferanten

Die meisten Stärkelieferanten gehören zu den Gruppen Getreide, Hülsenfrüchte und stärkehaltige Gemüse. Zu den gut erhältlichen Getreiden zählen brauner Reis, Bulgur, Mais, Einkorn, Emmer, Hirse, Hafer, Roggen, Dinkel, Triticale und Zartweizen. Sie finden sich beispielsweise in Brot, Tortillas, Fladenbroten, Pasta, Couscous und Vollkornzerealien.
Zu den Hülsenfrüchten zählen getrocknete Bohnen, Erbsen und Linsen. Bohnen bieten eine große Vielfalt: Adzukibohnen, Schwarze Bohnen, Cannelini-Bohnen, Dicke Bohnen, Kichererbsen, Busch-

bohnen, Kidney-Bohnen, Limabohnen, Pinto-Bohnen (Wachtelbohnen), Sojabohnen, weiße Bohnen, Augenbohnen und viele mehr. Bei den Erbsen gibt es halbe und ganze, grüne und gelbe Erbsen. Kleine flache Linsen gibt es in Grün, Rot oder Braun, die sich in Geschmack und Textur leicht unterscheiden. Erbsen und Bohnen, die vor dem Verzehr aus der Schale gelöst werden, sind normalerweise die stärkehaltigsten, wie etwa Dicke Bohnen oder Sojabohnen.

Erdnüsse sind eigentlich Hülsenfrüchte. Wegen ihres hohen Fettgehalts, der Nüssen entspricht, sollte man sie eher nur selten oder gar nicht essen – besonders wenn man Gewicht verlieren möchte.

Die meisten Knollen und Wurzelgemüse zählen zu den stärkehaltigen Gemüsen. Dazu gehören Klettenwurzel, Maniokwurzel, Kartoffel, Süßkartoffel, Taro- und Yamswurzel. Auch Winterkürbisse enthalten viel Stärke, wie etwa Eichelkürbis, Buttercup, Butternuss, Hokkaido oder andere Arten von Hubbard-Kürbissen, Kabocha sowie der Riesenkürbis.

Grüne, gelbe und orangefarbene (nicht stärkehaltige) Gemüse

Stärkefreie Gemüse liefern viele Vitamine, Mineralien, Ballaststoffe und Wasser. Außerdem steuern sie die essenziellen Fette und Proteine zur Ernährung bei. Für sich genommen liefern sie nicht genügend Kalorien, um satt zu werden, aber sie liefern Geschmack, Aroma, Textur, Farbe und sorgen für Abwechslung.

Stärkefreie Gemüse sind die grünen, gelben, orangefarbenen und bunten Gemüse, die in allen Formen erhältlich sind. Zucchini gibt es in zahlreichen Formen und Farben, z. B. die gelben Straightneck-Zucchini, Cocozelle und viele weitere, die in weiß, gelb, grün und manchmal gestreift erhältlich sind.

Zum stärkeärmeren Wurzelgemüse zählen Karotten, Rote Bete, Jícama und Radieschen. Essbare Knollen sind Zwiebeln, Fenchel

und Knoblauch, essbare Rhizome sind Ingwer, Kurkuma (Gelbwurz) und Lotoswurzel.
Einige Gemüse wachsen in Hülsen, die teils kleine, unreife, stärkefreie Bohnen enthalten, so etwa Grüne Bohnen, Sugar Snaps (Kreuzung aus Gartenerbse und Zuckererbse) und Zuckererbsen. Diese Sorten kann man samt der Hülse essen.
Bei den Pilzen werden weiße und braune Champignons, Austernpilze, Enoki und Shiitake gezüchtet, während Pfifferlinge, Steinpilze oder Maronen Wildpilze sind.
Einige Gemüse sind Blütengemüse, was bedeutet, wir verzehren die Knospen oder Blüten. Dazu gehören Brokkoli, Blumenkohl, Artischocken und Rosenkohl. Bei anderen wie bei Spargel, Sellerie oder Rhabarber (zählt auch zu Gemüse) essen wir die Stängel. Blattgemüse sind Blattsalat, Rucola (Rauke), Radicchio, Spinat, Weißkohl, Mangold, Grünkohl, Blattkohl und Brauner Senf.
Einige der Dinge, die wir als Gemüse kennen, werden botanisch als Obst bzw. Frucht klassifiziert. Früchte sind die Pflanzenteile, die zur Fortpflanzung dienen, also Samen und die Pflanzenteile, die Samen enthalten (wie etwa Erdbeeren). Als Früchte gelten etwa Aubergine und Tomate (eigentlich eine Beere), Gurke und Avocado. Bohnenhülsen und Kürbisse sind ebenfalls Früchte. Wir bezeichnen sie als Gemüse, da wir sie eher als Gemüse essen als zum Nachtisch.

Obst

Obst bietet Süße, kann den runden Abschluss einer Hauptmahlzeit bilden oder als kleine Zwischenmahlzeit dienen. Zitrusfrüchte sind eine süß-saure Fruchtfamilie, zu der Orange, Grapefruit, Zitrone, Limette und Mandarine gehören. Zu den Beeren zählen Erdbeere, Brombeere, Boysenbeere, Heidelbeere, Himbeere, Johannisbeere und Cranberry. Im Sommer reifen Steinfrüchte. Sie haben einen Stein in der Mitte und umfassen Pfirsiche, Nektarinen, Kirschen, Aprikosen, Pflaumen, Apriums und Pluots (die beiden Letzteren sind

Kreuzungen zwischen Pflaume und Aprikose). Im Herbst kommen die Apfelfrüchte mit saftigem Fruchtfleisch um das harte Kerngehäuse wie Äpfel, Birnen und Quitten. Weitere Herbstfrüchte sind Kakifrüchte, Datteln, Feigen und Trauben. Zu den tropischen Früchten zählen Banane, Ananas, Guave, Mango, Litschi, Passionsfrucht, Kiwi und Melonen wie Cantaloupe, Honigmelone, Charentais, Netz- und Wassermelone.
In Teilen Asiens und auf den Philippinen werden Avocados als Obst gegessen. Avocados und Oliven haben im Vergleich zu anderen Früchten und Gemüsen einen hohen Fettgehalt. Wie die ebenfalls fettreichen Erdnüsse, Nüsse und Mandeln sollten sie bei gewünschter Gewichtsreduzierung weggelassen werden. Das Gleiche gilt für Trockenfrüchte. Sie werden durch den Trocknungsprozess zu hochkonzentrierten, zuckerreichen, supersüßen Früchten mit hohem Kaloriengehalt.

Die Zubereitung der Mahlzeiten

Den Zubereitungsvarianten für stärkehaltige Getreide, Hülsenfrüchte und Gemüse sind kaum Grenzen gesetzt. Für den Anfang greift man am besten auf vertraute Zutaten zurück. Ich bin im Mittleren Westen der USA mit Kartoffeln aufgewachsen. Wer aber einer asiatischen Familie entstammt, bevorzugt wahrscheinlich eher Reis. Hat Ihre Familie italienische Wurzeln, ist mit großer Wahrscheinlichkeit Pasta das Wohlfühlessen der Wahl.
Kräuter und Gewürze sorgen für reichlich Geschmack und Abwechslung. Sie helfen, weniger vertrauten Zutaten einen vertrauten Geschmack zu verleihen. Wer indisches Essen mag, kann mit Currypulvern würzen. Reisessig und Sojasauce ergeben einen asiatischen Geschmack, und Chili, Koriander sowie Salsa sorgen für eine Tex-Mex-Note.
Es gibt eine große Auswahl an frischen und getrockneten Kräutern und Gewürzen, vor allem in Bioläden und -supermärkten. Dort, wo das An-

gebot groß ist, wird auch viel verkauft, und die Ware liegt nicht lange – der beste Weg zu frischen und aromatischen Gewürzen. Gewürze sollten immer kühl und dunkel gelagert werden, damit sie frisch bleiben. Spätestens nach sechs Monaten sollte man sie austauschen, deshalb besser kleine Mengen kaufen.

Salz und Süßungsmittel können in angemessen kleinen Mengen den Geschmack verfeinern und erleichtern die Ernährungsumstellung. Beim Kauf von Saucen und Fertigprodukten darauf achten, dass sie möglichst keine Fette und möglichst wenig künstliche Zutaten enthalten.

Meine Frau und ich empfehlen, die Rezepte dieses Buchs in großen Mengen zuzubereiten und in Einzel- oder Familienportionen zu kühlen oder einzufrieren. Auf diese Weise ist immer etwas Gesundes zur Hand, wenn der Hunger kommt.

Gesunde Alternativen für Lieblingsgerichte

Die folgenden Vorschläge sollen bei der Auswahl gesunder Zutaten für eine stärkebasierte Ernährung helfen, die Lieblingsspeisen zu ersetzen.

Küche und Vorratsschrank vorbereiten

Am leichtesten bleibt man bei der *High-Carb-Diät* am Ball, wenn immer eine Auswahl gesunder Lebensmittel in der Küche zur Hand ist. Ein gut sortierter Vorrats- und Kühlschrank sind oft der wichtige Unterschied zwischen Erfolg und Scheitern. Mit diesen Zutaten können Sie eine große Auswahl schneller und einfacher Mahlzeiten herstellen.

Meiden	**Genießen**
Butter und Margarine	Vegane Aufstriche, Gelees und Marmeladen, Tofu-Mayonnaise (siehe Seite 269)
Cola und andere Erfrischungsgetränke	Mineralwasser, Wasser mit Kohlensäure, oder ungesüßtes (Mineral-)Wasser mit Aromen
Eier, in Rezepten	Ei-Ersatz
Eier, zum Essen	Veganes Rührei (Tofu), veganer Eiersalat (siehe Seite 267)
Eiscreme	Bananeneiscreme, reine Fruchtsorbets, gefrorene Fruchtsäfte
Fette, beim Backen	Pflaumenpüree, Apfelmus oder Fettaustauschstoffe (ohne Eiweiß)
Fleisch, Geflügel, Fisch	stärkehaltige Gemüse, Vollkornprodukte, Nudeln und Bohnen
Joghurt	Joghurtersatz aus Soja oder Nüssen
Kaffee, entkoffeinierter Kaffee, Schwarztee	Entkoffeinierte Kräutertees, Getreidegetränke, heißes Wasser mit Zitrone
Käse	Tofu-Käseersatz
Kekse, Kuchen und andere Desserts	Frisches Obst oder ein McDougall-Dessert
Mayonnaise	Tofu-Mayonnaise (siehe Seite 269)
Milch, als Getränk	Wasser, Saft oder Kräutertee
Milch, auf Zerealien und zum Kochen	Milchersatz aus Soja, Reis, Nüssen oder Getreide, Fruchtsaft oder Wasser
Pflanzenöle, zum Anbraten und in Rezepten	Öl weglassen oder durch Wasser, Gemüsebrühe oder andere Flüssigkeiten ersetzen; mit Wasser oder Brühe dünsten
Pflanzenöle, zum Kochen	Beschichtete Pfannen und Töpfe nutzen
Reis, weiß	Brauner Reis oder Getreideprodukte
Salatdressing	Einige Spritzer frischer Zitronen- bzw. Limettensaft oder fettarmes Dressing
Saure Sahne	Tofu-Sauerrahm (siehe Seite 268)
Schokolade, in Rezepten	Kakaopulver (möglichst fettfrei)
Weizenmehl	Vollkornmehl aus verschiedenen Getreiden, auch Weizen
Zerealien, verarbeitet und zuckerhaltig	Vollkornzerealien ohne verarbeitete Zutaten, warm oder kalt

Welche Sojaprodukte sind am gesündesten?

Der folgende Leitfaden hilft Ihnen, Sojaprodukte auszuwählen, die der High-Carb-Diät entsprechen.

Genießen: Traditionelle Sojaprodukte wie Milchersatz aus Soja oder Tofu in geringen Mengen – nicht mehr als 5 Prozent der täglichen Kalorienzufuhr oder rund 55 Gramm. Diese Produkte sind nicht unbedingt gesund, sorgen aber für Abwechslung ohne die schädlichen Folgen von Pflanzenölen oder tierischer Nahrung.

Meiden: Synthetische oder stark verarbeitete Sojaprodukte wie Soja-Bratlinge, Sojasauce, Fleischersatz aus Soja, Käseersatz aus Soja oder Proteinpulver und Energieriegel auf Sojabasis. Imitationen von Fleisch- und Milchprodukten aus Soja ersetzen:

- Statt Soja-Bratlinge lieber fettarme Bohnen- oder Getreidebratlinge nehmen.
- Statt Soja-Würstchen lieber Reis ins vegetarische Chili geben.
- Auf Soja-Margarine auf der Ofenkartoffel ganz verzichten.
- Geeignete Dips, Saucen und Brotaufstriche verwenden, die kein Fett oder Öl enthalten.
- Auf Soja-Käseersatz auf der Vollkornpizza verzichten. (Pizza nur mit Tomatensauce und Gemüse belegen.)
- Als Nachtisch lieber Obst oder Fruchtsorbets statt Eiscreme oder Gebäck aus Soja essen.

Soja gesund genießen:

- Etwas Sojamilch auf die Frühstückszerealien geben.
- Einige Würfel Tofu ins Pfannengemüse geben.
- Getreide mit nur wenig Miso-Paste oder einem Spritzer Sojasauce würzen.
- Nur selten Pudding oder Gebäck aus Tofu zum Nachtisch genießen.

Ist der Vorratsschrank mit den folgenden Lebensmitteln immer gut gefüllt, haben Sie immer die wichtigsten Zutaten für ein schnelles Essen oder einen Snack zur Hand und die nötigen Würzmittel, um für Geschmack und Abwechslung zu sorgen.

Im Vorratsschrank

- ❑ Agavendicksaft
- ❑ Ahornsirup
- ❑ Apfelpüree (Kompott ohne Stücke)
- ❑ Apfelsaft
- ❑ Backnatron
- ❑ Backpulver (aluminiumfrei)
- ❑ Barbecue-Sauce (ölfrei, möglichst fettfrei)
- ❑ Bohnen (aus der Dose, getrocknet, alle Sorten, auch fettfreies Bohnenpüree)
- ❑ Brauner Zucker oder Vollrohrzucker
- ❑ Dr. McDougall's Right Foods Suppen, Zerealien und Tassengerichte (im Internet erhältlich, Bestellbedingungen beachten)
- ❑ Ei-Ersatzpulver
- ❑ Erdnussbutter
- ❑ Essig (Balsamicoessig, Reisessig, Weinessig)
- ❑ Fettersatz (z. B. Fruchtmus)
- ❑ Gehackte Tomaten aus der Dose (mit oder ohne Kräuter)
- ❑ Gemüsebrühe
- ❑ Gemüsekonserven (Artischocken, geröstete Paprika, Kürbis)
- ❑ Grüne Chilischoten aus der Dose
- ❑ Kaffee-Ersatz (kaffeeähnliche Getränke aus Getreide oder Zichorie wie Caro-Kaffee)
- ❑ Kakaopulver, möglichst fettarm
- ❑ Ketchup
- ❑ Körner und Getreide (brauner Reis, Gerste, Hafer, Haferflocken, Hafergrütze) und anderes Getreide
- ❑ Kräutermischungen für Dips und Dressings
- ❑ Kräutertees
- ❑ Maisstärke (Stärkemehl)
- ❑ Mehl (möglichst Vollkornmehl)
- ❑ Melasse
- ❑ Milchersatz aus Soja oder Reis
- ❑ Nudeln (ohne Ei aus Vollkornweizen, Mais, Quinoa, Dinkel oder Reis)
- ❑ Pastasaucen (möglichst fettfrei oder fettarm)
- ❑ Peperoni (aus dem Glas, gehackt)
- ❑ Pizzateig, vorgebacken (aus Vollkornmehl, ohne Fett und Öl)
- ❑ Salatdressing (möglichst fettfrei oder fettarm)
- ❑ Salsa

- ❑ Scharfe Saucen (Tabasco, Chilisauce etc.)
- ❑ Senf (aus Senfpulver angerührt)
- ❑ Sojasauce (normal oder salzarm, ohne Natriumglutamat)
- ❑ Tomatensauce und Tomatenpüree
- ❑ Trockenfrüchte (Pflaumen, Rosinen, Korinthen, Feigen, Datteln, Aprikosen etc.)
- ❑ Worcestersauce (vegan)
- ❑ Zerealien (aus Vollkorn mit möglichst wenig anderen Zutaten und ohne Fettzugabe)
- ❑ Gelees und Konfitüren
- ❑ Ingwer (frisch gehackt oder eingelegt)
- ❑ Knoblauch/Knoblauchpaste (frisch gehackt oder eingelegt)
- ❑ Limetten oder Limettensaft
- ❑ Milchersatz (aus Soja, Nüssen, Getreide oder Reis)
- ❑ Miso-Paste
- ❑ Salsa (Saucen, siehe Rezepte Kapitel 15)
- ❑ Tofu, frisch (Seidentofu oder fester Tofu)
- ❑ Zitronen oder Zitronensaft

Frische Lebensmittel

- ❑ Brot (am besten frisch vom Bäcker, aus 100 Prozent Vollkornmehl, fett- und salzarm)
- ❑ Kartoffeln
- ❑ Knoblauch
- ❑ Tomaten
- ❑ Zwiebeln

Immer im Kühlschrank

- ❑ Auswahl an frischem Obst und Gemüse

Immer im Gefrierfach

- ❑ Bohnen- oder Getreidebratlinge (ohne Fleisch oder Sojaprodukte)
- ❑ Brauner Reis (vorgekocht)
- ❑ Fruchtsorbet
- ❑ Gemüse (ohne Saucen)
- ❑ Maistortillas (ohne Fettzugabe)
- ❑ Obst
- ❑ Rösti (ohne Fettzugabe)
- ❑ Vollkorn-Tortillas, Vollkornbrötchen

Kräuter und Gewürze

Dr. McDougalls stärkebasierte Ernährung funktioniert am besten, wenn das Essen lecker und abwechslungsreich ist. Dabei ist neben den bereits genannten Würzmitteln und Saucen ein gut sortiertes Gewürzregal hilfreich. Decken Sie sich mit den Kräutern und Gewürzen ein, die Sie am liebsten mögen, etwa:

- ❑ Basilikum
- ❑ Cayennepfeffer
- ❑ Chilipulver
- ❑ Currypulver
- ❑ Dillsamen und frischer Dill
- ❑ Estragon
- ❑ Gewürzmischungen (rein vegetarisch)
- ❑ Gewürznelken
- ❑ Knoblauchpulver
- ❑ Korianderpulver
- ❑ Kreuzkümmel
- ❑ Kurkuma (Gelbwurz)
- ❑ Lorbeerblätter
- ❑ Majoran
- ❑ Muskatnuss
- ❑ Oregano
- ❑ Paprikapulver (edelsüß, scharf oder geräuchert)
- ❑ Petersilie (gefriergetrocknet)
- ❑ Pfeffer (schwarz, rot, geräuchert)
- ❑ Piment (Nelkenpfeffer)
- ❑ Rosmarin
- ❑ Salbei
- ❑ Selleriesamen
- ❑ Senfpulver
- ❑ Thymian
- ❑ Vanilleschote oder Vanilleextrakt
- ❑ Zimtpulver
- ❑ Zwiebelpulver

Zucker und Salz sind die beliebtesten Gewürze. Man streut sie besser über das Essen, anstatt sie beim Kochen einzurühren (für mehr Informationen zu Zucker und Salz siehe Kapitel 12).
Wer auf den gewohnten Geschmack von Fleisch und Fisch nicht verzichten kann, sollte vegetarische Produkte suchen, die ähnlich schmecken, wie z. B. Grillgewürz für Fleisch und Geflügel oder Ähnliches. Gewürzmischungen mit Algen schmecken nach Fisch. Diese Produkte findet man in Bioläden oder auch in Internetshops.

Snacks

Diese Lebensmittel helfen bei der Knabberattacke, tagsüber und nachts:

- ❑ Hummus und andere vegetarische Brotaufstriche (möglichst fettfrei)
- ❑ Maiswaffeln
- ❑ Popcorn (nur Mais, kein Instant-Popcorn mit Fettzugabe)
- ❑ Reis- oder Weizencracker (möglichst fettfrei)

Kochutensilien

Mit den richtigen Kochutensilien lässt sich auch ohne Fett köstlich kochen. Wir empfehlen Töpfe und Pfannen aus Gusseisen, Stahl, Glas oder Keramik. Beschichtetes Kochgeschirr ist pflegeleicht, aber man sollte nur solches verwenden, bei dem die Lebensmittel nicht in direkten Kontakt mit Aluminium kommen. Backformen aus Silikon sind praktisch, da sie nicht eingefettet werden müssen und sich schnell und einfach reinigen lassen.

Die praktische Grundausstattung für die Küche:

- ❑ Auflaufformen
- ❑ Backblech (beschichtet oder mit einer Silikon-Backmatte)
- ❑ Backformen (quadratisch, rund und rechteckig)
- ❑ Bratpfannen (beschichtet)
- ❑ Grillpfanne (beschichtet)
- ❑ Kastenformen (beschichtet, aus Silikon oder mit Backpapier ausgelegt)
- ❑ Kochtöpfe in verschiedenen Größen
- ❑ Kuchenformen (beschichtet, aus Silikon oder mit Backpapier ausgelegt)
- ❑ Küchenutensilien (Schneidebrett, Gabeln, Messer, Schaumlöffel, Pfannenwender)
- ❑ Muffinformen (beschichtet, aus Silikon oder mit Papier-Muffinförmchen ausgelegt)
- ❑ Nudeltopf mit Siebeinsatz
- ❑ Reiskocher
- ❑ Schnellkochtopf
- ❑ Schongarer (Slow Cooker, Crockpot)
- ❑ Seiher und Siebe
- ❑ Wasserkocher

Wenn Sie keine Lust zum Kochen haben

Es wird Zeiten geben, in denen Sie keine Lust oder Zeit zum Kochen haben. Genau dann ist es wichtig, dass Vorratsschrank, Kühlschrank und Tiefkühltruhe gut gefüllt sind. Wer in entspannten Zeiten vorkocht und portioniert, hat immer gesundes Essen zur Hand, wenn es mal wieder hektisch wird. Viele Suppen, Eintöpfe und Schmorgerichte schmecken aufgewärmt zudem besser. Einfrieren hat den enormen Vorteil, dass man leckere Gerichte öfter genießen kann, ohne sie gleich mehrere Tage hintereinander essen zu müssen.

Gleichzeitig gilt aber, dass Sie Ihre gesunde, stärkebasierte Leibspeise auch tagtäglich essen dürfen, wenn Ihnen danach ist, seien es Maistortillas mit Reis, Bohnen und Salsa, Suppe mit Vollkornbrot oder Süßkartoffel mit gedünstetem Brokkoli. Es sind schließlich gesunde Gerichte. Es gibt keinen Grund, warum Sie sie nur gelegentlich und auch nur in Maßen genießen sollten. Einige Menschen brauchen Abwechslung, andere aber fühlen sich am wohlsten, wenn sie immer nur ihr Lieblingsessen zu sich nehmen. Brauner Reis und verschiedene Gemüse, portionsweise eingefroren, erleichtern bei Zeitnot das Kochen immens. Einfach den Reis in der Mikrowelle erhitzen, Kartoffeln backen oder Pasta kochen, das gefrorene Gemüse dazugeben und alles mit einer fertigen oder selbst vorbereiteten Sauce würzen. Tomatensauce (ob frisch oder aus dem Glas) oder auch Suppen sind tolle Saucen für Kartoffeln, Reis und Gemüse.

Sie können darüber hinaus Suppen, Zerealien und Tassengerichte aus unserem Programm der Dr. McDougall's Right Foods wählen. Auch sie stellen sicher, dass immer gesunde Mahlzeiten griffbereit sind.

Imbisse, einige Restaurants und sogar Supermärkte und Metzgereien bieten Essen zum Mitnehmen an. Im Supermarkt kann man bereits geschnittene Salatmischungen und andere Salatzutaten kaufen. An einer Salatbar lässt sich aus Blattsalat, Karotten, Radieschen, Zwiebeln, Gurke, Sellerie, Mais, Erbsen und Bohnen schnell ein leckerer Salat zusammenstellen. Es gibt auch küchenfertig vorbereitetes Gemüse – wenn das auch meist teurer als reine Frischware ist. In einigen Supermärkten ist beispielsweise geputztes und geschnittenes Suppen- oder Pfannengemüse, vorgeschnit-

tenes Obst und vieles mehr erhältlich. Mit ihnen geht das Kochen schnell von der Hand.
Fettarme Dressings und Würzsaucen oder Balsamicoessig würzen schnell und einfach bunte Salate und auch gedünstetes Gemüse.
Wer es sich leisten kann, kann natürlich auch jemanden engagieren, der die Vorbereitung der Speisen übernimmt. Privatköche kochen auf Wunsch in der eigenen Küche und können sogar für eine ganze Woche vorkochen oder liefern fertige Mahlzeiten. Wichtig ist nur, dass nach den Richtlinien der *High-Carb-Diät* gekocht wird. Im Internet kann man nach Agenturen suchen, die Mietköche vermitteln.

Auswärts essen

Wer mit Freunden und Familie zum Essen ausgeht, sei es als Abwechslung oder um einen besonderen Anlass zu feiern, sollte dies gut planen. Und auch bei einer Essenseinladung bei Freunden sollte man höflich auf seiner Ernährung beharren.
Mexikanische, chinesische oder thailändische Restaurants sind häufig eine gute Wahl, da die Ernährung in diesen Ländern traditionell auf Stärke basiert. Am besten spricht man direkt mit der Küche und erklärt, dass man hauptsächlich Stärkehaltiges wie Reis, Bohnen und Kartoffeln mit etwas Gemüse essen möchte und dass das Essen ohne Fett oder tierische Produkte zubereitet werden soll. Auf vegetarische oder vegane Gerichte kann man sich leider nicht verlassen, da diese häufig mit viel Öl zubereitet werden. Schämen Sie sich nicht, Ihr Essen zurückgehen zu lassen, wenn es Ihren vorgebrachten Wünschen nicht entspricht.
In anderen Restaurants bestellt man am besten einen Teller Beilagen wie Kartoffeln, Nudeln oder Reis und dazu schlicht gedünstetes Gemüse. Zum Frühstück kann man Haferbrei ohne Milch und Butter bestellen (darauf aber hinweisen), Müsli mit Fruchtsaft oder Vollkorntoast mit Konfitüre und einen Obstsalat. Sollten die auf der Mittagskarte angebotenen Suppen, Sandwiches und Salate nicht den Anforderungen einer stärkebasierten Ernährung entsprechen, sind Vollkornbrot, Senf, Blattsalat, Tomaten,

eingelegtes Gemüse etc. eine gute Alternative und ergeben zusammen ein wunderbar gesundes und schmackhaftes Sandwich.

Geld sparen mit einer stärkebasierten Ernährung

Für viele Familien sind die Kosten für Lebensmittel einer der größten monatlichen Posten. Glücklicherweise zählen Getreide, Hülsenfrüchte und stärkehaltiges Gemüse zu den preiswertesten Lebensmitteln. Anderes Gemüse und Obst sind hochpreisiger, besonders wenn man auf Bioqualität achtet. Da sie die Stärkelieferanten aber nur in geringerer Menge ergänzen, lohnt es sich hier, auf frische Saisonware zu achten und ein wenig mehr auszugeben.

Durchschnittlich verbraucht eine normal aktive Frau täglich rund 2000 Kalorien, ein Mann 2500 Kalorien. Deckt man diesen Verbrauch mit rein pflanzlichen Nahrungsmitteln, zahlt sich das in barer Münze aus. Zunächst sind Fleisch und Nahrungsmittel tierischen Ursprungs immer teurer als pflanzliche Nahrung: 100 Gramm Kartoffeln kosten einfach weniger als 100 Gramm Hackfleisch. Wenn Sie sich die Speisekarten in Restaurants ansehen, kosten fleischlose Gerichte immer weniger als die Hauptgerichte mit Fleisch.

Nahrungsmittelkosten bei Ernährung auf Basis tierischer Produkte		
Nahrungsmittel	**Preis pro Lebensmittel**	**Preis pro 2500 Kilokalorien (kcal)**
Rindersteak (500 g)	12,00 €	56,07 €
Gemischtes Hackfleisch (500 g)	2,19 €	4,95 €
Hähnchenbrustfilet (500 g)	3,50 €	12,50 €
Lachs (500 g)	14,95 €	41,67 €
Gouda (500 g)	4,50 €	6,08 €
Milch 3,8 % Fett (1 l)	0,60 €	2,15 €

Preise HIT Markt, München, Rosenheimer Str., Stand März 2015.

Man unterschätzt leicht die Kosten für Essen, auch für Fast Food oder Restaurantbesuche. In den USA wird fast die Hälfte des Geldes, das für Essen ausgegeben wird, außer Haus ausgegeben – davon rund 40 Prozent in Restaurants und 40 Prozent in Fast-Food-Ketten. Mindestens einer von drei Amerikanern (Erwachsene und Kinder) isst täglich bei einer Fast-Food-Kette. Dieses teure Vergnügen war während der Wirtschaftskrise allerdings rückläufig – über die Hälfte der Kettenbetreiber verzeichneten im Januar 2010 rückläufige Zahlen. In Deutschland sind die Zahlen nicht ganz so verheerend, doch auch mehr als die Hälfte der Deutschen verzehrt regelmäßig Fast Food.
Viele Konsumenten gehen in Fast-Food-Restaurants, um Geld zu sparen. Vergleicht man aber die Kosten der stärkebasierten Ernährung mit denen eines Fast-Food-Essens, wird schnell klar, wie teuer dies ist.

Nahrungsmittel	**Preis pro Lebensmittel**	**Preis pro 2500 Kilokalorien (kcal)**
Burger King Whopper	3,39 €	13,50 €
Burger King Double Whopper	5,19 €	15,30 €
Burger King Crispy Chicken	3,79 €	18,76 €
Burger King Chilli Cheese Nuggets, 6 Stück	3,69 €	25,20 €
KFC Box mit 3 Hähnchenteilen	5,59 €	19,96 €
KFC Twister	3,99 €	19,95 €
McDonald's Big Mac	3,69 €	18,12 €
McDonald's Pommes frites groß	2,59 €	14,45 €
McDonald's McChicken	3,69 €	20,82 €
McDonald's Filet-O-Fish	3,49 €	26,20 €

Preise McDonalds-Filiale München, Isartor, Stand März 2015.

Stärkehaltige Nahrungsmittel zählen zu den preisgünstigsten. Verderbliches Obst und Gemüse sind teurer, machen aber auch einen kleineren Anteil aus als die Stärkelieferanten. Bei der Auswahl von Obst und Gemüse sollte man immer darauf achten, was gerade Saison hat. Saisonware ist frisch und zudem günstig.

Nahrungsmittel	Preis pro Lebensmittel	Preis pro 2500 Kilokalorien (kcal)
Kartoffeln (2,5kg)	1,99 €	2,84 €
Süßkartoffeln (1 kg)	2,99 €	5,89 €
Weiße Bohnen (aus der Dose, 270 g Abtropfgewicht)	1,60 €	15,43 €
Brauner Reis (500 g)	2,60 €	4,01€
Weißer Reis (500 g)	0,50 €	0,80 €
Weizentortillas (6 Stück)	1,55 €	5,00 €
Maisgrieß (500 g)	2,19 €	2,99 €
Haferflocken (500 g)	0,80 €	1,18 €

Preise HIT Markt, München, Rosenheimer Str., Stand März 2015.

Wer immer Getreide, Kartoffeln und Hülsenfrüchte im Haus hat, muss auch weniger zum Supermarkt fahren und spart so Fahrtkosten. Rechnet man dazu noch die gesparten Besuche in Restaurants oder Fast-Food-Ketten mit ein, wird das Sparergebnis noch deutlicher.

Trockenzutaten (Bohnen, Reis, Getreide) sind ungekühlt lange lagerfähig. Das reduziert versteckte Lebensmittelkosten – wie den Energieverbrauch für die Kühlung. Da diese Lebensmittel nicht leicht verderben, entsteht weniger Abfall. Kartoffeln, Süßkartoffen und Kürbisse lassen sich in kühlen, dunklen Vorratsräumen bis zu mehreren Monate einlagern.

Selbst der Abwasch nach einem pflanzenbasierten, fettarmen Gericht ist einfach und sparsam. Das meiste Spülmittel und die meiste Arbeit erfordern Fette und Öle.

Mit den folgenden Tipps können die Kosten für eine stärkebasierte Ernährung weiter gesenkt werden:

- Produkte mit langer Haltbarkeit in größeren Mengen kaufen.
- Rohzutaten wählen.
- Im Großhandel große Gebinde erwerben.
- Im Direktverkauf ab Hof einkaufen und nach Sonderangeboten Ausschau halten.

- Obst und Gemüse frisch nach Saison und aus der Region kaufen.
- Wochenmärkte unterstützen – zudem kann man kurz vor Verkaufsschluss oft Schnäppchen machen.
- Obstbäume pflanzen, einen Gemüsegarten anlegen und Kräuter im Topf kaufen statt geschnitten.
- Nicht hungrig einkaufen gehen, um Spontankäufe zu verhindern.
- Einkäufe mit der Einkaufsliste genau planen, das hält die Transportkosten niedrig und erspart unnötige Wege.
- Den Einkauf zu Fuß oder mit dem Fahrrad erledigen.
- Auch im Internet nach Schnäppchen suchen und im Versand bestellen.
- Möglichst viele Mahlzeiten selbst zubereiten.

Kapitel 14

Das 7-Tage-Einsteigerprogramm

Sind Sie bereit, die von mir empfohlene Stärke-Ernährung sieben Tage zu testen? In einer Woche wissen Sie, ob die *High-Carb-Diät* etwas für Sie ist. Auch wenn ich sage, dass die Rückkehr zu einer historisch belegten, stärke- und gemüsereichen, fettarmen Ernährung ohne Fleisch, Fisch und Milchprodukte einfach ist, behaupte ich nicht, dass die Umstellung leicht fällt. Für die meisten Menschen ist sie ein großer Schritt.

Glücklicherweise bringen große Schritte auch große Ergebnisse. Meine Erfahrung sagt mir, dass Sie Ihre neue Ernährungsweise schon nach kurzer Zeit lieben werden. Außerdem werden Sie erleichtert sein, sich endlich satt essen zu können und trotzdem Gewicht zu verlieren. Zudem wird sich Ihre Gesundheit stärker verbessern als nach jeder Pille oder Operation.

Dies ist kein Alles-oder-Nichts-Programm. Dennoch fällt die Umstellung den meisten leichter, wenn sie einen klaren Schnitt machen – ähnlich wie bei Rauchern, die von einem auf den anderen Tag aufhören. Meine Empfehlung lautet: Steigen Sie voller Elan und mit dem festen Willen ein, ein anderer Mensch zu werden. Geben Sie Fleisch, Milchprodukte und Junk Food von einem auf den anderen Tag auf und werden Sie zum Stärke-Esser.

Machen Sie sich bereit

Vor jeder umfassenden Ernährungsumstellung ist es sinnvoll, den Hausarzt zu konsultieren. Wer Medikamente nimmt, sollte dies auf jeden Fall tun. Bei dieser Gelegenheit könnten Sie gleich Blutdruck, Blutzucker- und auch Cholesterin- und Triglyzeridgehalt messen lassen und das Ausgangsgewicht festhalten. Zudem sollte die Schilddrüsenfunktion überprüft werden, denn auch eine Fehlfunktion der Schilddrüse wirkt sich auf das Gewicht aus. Wenn Sie diese Untersuchungen einmal vor Beginn und einmal nach erfolgreichem Abschluss des 7-Tage-Einstiegsprogramms machen (und in sinvollen zeitlichen Abständen, wenn Sie weitermachen), werden die Ergebnisse zeigen, wie sehr die *High-Carb-Diät* Ihnen hilft, nicht nur überschüssige Pfunde zu verlieren, sondern Ihre Gesundheit allgemein zu verbessern. So können Sie auch Ihren Arzt leichter davon überzeugen, Sie bei Ihrer neuen Ernährungweise zu unterstützen oder sie sogar weiterzuempfehlen.
Bitten Sie Ihren Arzt um die aufgeführten Untersuchungsergebnisse und teilen Sie ihm mit, dass Sie ein siebentägiges Einstiegsprogramm einer stärkebasierten Ernährung machen wollen. Fragen Sie ihn, ob er Gründe sieht, die gegen diese Ernährungsumstellung sprechen. Ich kann mir zwar keinen triftigen Grund vorstellen, aber dennoch ist es wichtig, dass Ihr Arzt über Ihre Pläne informiert ist – besonders, wenn Sie an einer chronischen Erkrankung leiden und Medikamente nehmen müssen. Gegebenenfalls müssen bei einer Ernährungsumstellung die Medikamente gegen Bluthochdruck und Diabetes Typ 2 angepasst werden. Die meisten meiner Teilnehmer setzen zudem Säureblocker, Laxative und Schmerzmittel ab, wenn sie mit der neuen Ernährung begonnen haben. Solche Anpassungen der Medikation müssen immer unter der Aufsicht von einem qualifizierten Arzt vorgenommen werden. Teilen Sie dem Arzt auch mit, dass Sie die Bluttests nach Abschluss des Einstiegsprogramms wiederholen möchten, um die Werte vergleichen zu können.

Bitten Sie Ihren Arzt, folgende Daten zu notieren:

Ausgangswerte

Datum: ....
Gewicht:...
Größe: ....
Blutdruck:...

Und erbitten Sie die folgenden Werte per Blutbild zu ermitteln:

Blutzucker (Glukose) ....
Gesamtcholesterin..
HDL-Cholesterin ....
LDL-Choesterin ....
Triglyzeride ....
Schilddrüsenfunktion (TSH) ....

Auf die Plätze ...

Steigen Sie vor Beginn des Programms auch auf Ihre eigene Waage und notieren Sie Ihr Gewicht. Dies wird für Sie wahrscheinlich das deutlichste Zeichen dafür sein, wie wirkungsvoll Ihre neue Ernährung ist.

Hier die einfachen Regeln für das 7-Tage-Einsteigerprogramm:

1. Essen Sie mehr Stärke. Essen Sie so viel Stärke, wie Sie mögen. Sie müssen nicht hungern.
2. Wählen Sie stärkehaltige und andere Lebensmittel mit möglichst geringem Verarbeitungsgrad. (Naturreis statt weißer Reis, Vollkornprodukte statt Weißmehlprodukte etc.)

3. Essen Sie viel Obst und Gemüse.
4. Streichen Sie möglichst viel tierische Nahrungsmittel wie Fleisch, Geflügel, Fisch, Eier, Käse und Milch von Ihrem Ernährungsplan.
5. Nehmen Sie möglichst wenig Fett zu sich. Auch Avocado, Kokosnuss, andere Nüsse und Samen sollten nur gelegentlich als kleiner Snack genossen werden.
6. Meiden Sie Fette wie Butter, Margarine und alle Pflanzenöle – auch Olivenöl.
7. Genießen Sie gering verarbeitete Sojaprodukte wie Tofu, Edamame (frische Sojabohnen) und Sojamilch in kleinen Mengen als gelegentliche Ergänzung (sie sind sehr gehaltvoll) und meiden Sie stark verarbeitete Sojaprodukte (wie Bratlinge etc.).
8. Seien Sie mit Salz und Zucker zurückhaltend, aber machen Sie sich nicht zu viele Gedanken. Sie sind meist nicht das Problem.

Aus meiner langjährigen Erfahrung mit Patienten, die ihre Ernährung auf Stärkebasis umgestellt haben, weiß ich, dass ihnen zwei Tipps bei der Gewöhnung an die neue Ernährungsweise besonders geholfen haben:

- Sorgen Sie dafür, dass Sie nicht in Versuchung geraten. Verbannen Sie deshalb alle ungesunden Nahrungsmittel, die Sie gerne essen, aus Ihrer Wohnung und vom Arbeitsplatz. Wenn Sie etwas so gerne essen, dass Sie kaum damit aufhören können, sollte es nicht in Ihrer Umgebung sein.
- Kaufen und bereiten Sie gesundes Essen, das Sie mögen, in ausreichenden Mengen vor, damit Sie immer etwas Leckeres vorrätig haben – vor allem, wenn Sie in Eile sind. Bestücken Sie Kühlschrank und Vorratskammer immer mit gesunden Dingen, die Sie zur Arbeit oder auf Ausflüge mitnehmen können.

Mehr benötigen Sie für einen gelungenen Start nicht. Und um Ihnen den Einstieg noch mehr zu erleichtern, habe ich einen 7-Tage-Einsteigerplan vorbereitet.

... Fertig, los! Das High-Carb 7-Tage-Einsteigerprogramm

Das folgende Programm ist auf Abwechslung ausgelegt, ist aber nicht in Stein gemeißelt. Diese Ernährungsweise ist sehr flexibel. Sie können jedes Gericht im Plan gegen eines der Rezepte aus Kapitel 15, aus anderen McDougall-Büchern oder aus den McDougall-Apps für Smartphones und iPad austauschen. Wer an Tag 5 Lust auf ein Menü von Tag 3 hat, tauscht es einfach aus. Wer das Mittagessen von Tag 2 besonders genossen hat, kann es, so oft er mag, wieder in den Plan einbauen. Wer sich an Kartoffeln mit Brokkoli nicht satt essen kann, kann sich auch die gesamten 7 Tage lang morgens, mittags und abends von nichts anderem ernähren – und meinetwegen auch die kommenden Jahre lang. Schließlich liefern stärkehaltige Lebensmittel, kombiniert mit Gemüse und Obst, alle nötigen Nährstoffe.

Auch wenn der Essensplan drei Mahlzeiten pro Tag enthält, ist es egal, wie häufig Sie essen, ob nur einmal oder 14-mal. Essen Sie, wenn Sie Hunger haben, und hören Sie auf, wenn Sie satt sind. Wenn Sie sich daran halten, ist die Anzahl der Mahlzeiten egal.

In Kapitel 13 finden Sie Tipps, womit Sie Ihren Kühlschrank und Ihren Vorratsschrank füllen können, praktische Alternativen für vertraute Lebensmittel, Tipps zu Kochtechniken und vieles mehr. Diese Tipps und auch die Rezepte in Kapitel 15 bieten besonders Einsteigern viele Anregungen.

Wenn Sie die oben aufgeführten, einfachen Regeln befolgen, halten Sie sich an die *High-Carb-Diät* und können mit Ergebnissen rechnen. Wichtig ist nur, dass Sie viele Stärkelieferanten sowie ausreichend Obst und Gemüse essen, Pflanzenöle sowie tierische Nahrungsmittel meiden und fettreiche Nahrungsmittel wie Nüsse, Samen, wenig verarbeitete Sojaprodukte, Trockenobst und Fruchtsäfte nur in Maßen genießen, wenn überhaupt. Je weniger Sie von diesen gehaltvollen Dingen essen, desto größer wird der gesundheitliche Fortschritt und der Gewichtsverlust sein. Wer bereits sein Wunschgewicht hat oder untergewichtig ist, kann diese reichhaltigen Nahrungsmittel zur Gewichtsregulierung nutzen.

Tag 1

Frühstück: Einfaches Müsli (Seite 245) mit frischen Blaubeeren
Mittagessen: Eierloser Eiersalat (Seite 267) auf Vollkornweizenbrot mit Blattsalat und Tomatenscheiben
Abendessen: Bohnen-Mais-Enchiladas (Seite 317), grüner Salat mit fettarmem Dressing oder Gewürzessig, Schokoladenpudding (Seite 355)

Tag 2

Frühstück: Rösti (Seite 251) mit Barbecue-Sauce, Ketchup oder frischer Salsa; klein geschnittenes frisches Obst
Mittagessen: McDougalls Veggie-Burger (Seite 280) auf Vollkornbrötchen mit Blattsalat, Tomatenscheiben, Ketchup und/oder Senf
Abendessen: Tunesischer Süßkartoffeleintopf (Seite 310), Naturreis, gedämpfter Brokkoli und Pfirsich-Streusel-Auflauf (Seite 353)

Tag 3

Frühstück: Luftige Pfannkuchen (Seite 246) mit Ahornsirup und Bananenscheiben
Mittagessen: Festliche Dal-Suppe (Seite 302) mit Vollkornweizenbrot
Abendessen: Penne al Forno (Seite 337), gedämpfte grüne Bohnen und Karotten, Möhrenkuchen (Seite 351)

Tag 4

Frühstück: Arme Ritter (Seite 247) mit Zimt, Cantaloupe-Melonenspalten
Mittagessen: Tomaten-Wraps (Seite 284), gedämpfter Grünkohl
Abendessen: Polenta mit schwarzen Bohnen und Mango-Salsa (Sei-

te 321), grüner Salat mit fettarmem Dressing oder Gewürzessig, Bananen-Eiscreme (Seite 347)

Tag 5

Frühstück: Ost-West-Frühstück (Seite 256) mit warmen Maistortillas und Salsa
Mittagessen: Erbsen-Gemüse-Suppe (Seite 301), Ofenkartoffel
Abendessen: Tofu-Lasagne (Seite 335), gedämpfter Mangold, Schoko-Brownies (Seite 348)

Tag 6

Frühstück: Huevos Rancheros ohne Ei (Seite 253), Papaya und Limettenspalten
Mittagessen: Quinoa-Eintopf (Seite 303), Vollkornweizenbrot oder Vollkornbrötchen
Abendessen: Pikante Limabohnen mit Kohl (Seite 324), Maistortillas, grüner Salat mit fettarmem Dressing oder Gewürzessig, Apfel-Streusel-Auflauf (Seite 352)

Tag 7

Frühstück: Gemüse Benedikt (Seite 255), frische Erdbeeren
Mittagessen: Ventana-Linseneintopf (Seite 308), Naturreis
Abendessen: Thai-Nudeln (Seite 329), gedämpfter Blumenkohl, Bananenbrot (Seite 346)

McDougall-Star

Mike Teehan, Post-Angestellter im Ruhestand, Honolulu, Hawaii, USA

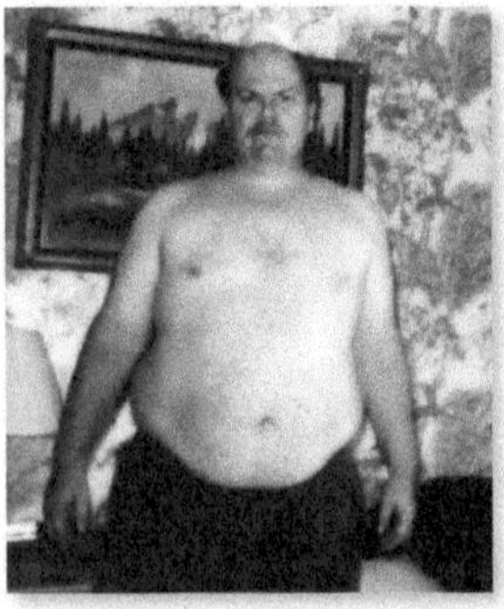

Mein ganzes Leben drehte sich immer ums Essen. Wenn mein alkoholkranken Vater mal wieder unerträglich war, ging meine Mutter mit mir und meiner Schwester auf Fresstour mit Süßigkeiten, Hot Dogs und Chips. In der sechsten Klasse wog ich fast 90 Kilogramm.

In der High School nahm ich ab, um Soldat beim U.S. Marine Corps werden zu können. Nachdem ich mit 24 entlassen wurde, nahm ich schnell zu und wog 136 Kilogramm. Fast mein gesamtes Erwachsenenleben schwankte mein Gewicht zwischen 90 und 150 Kilogramm, lag aber meist über 130 Kilogramm, da ich mich mit meinen Lieblingsspeisen aus der Kindheit tröstete: Fleisch und Käse.

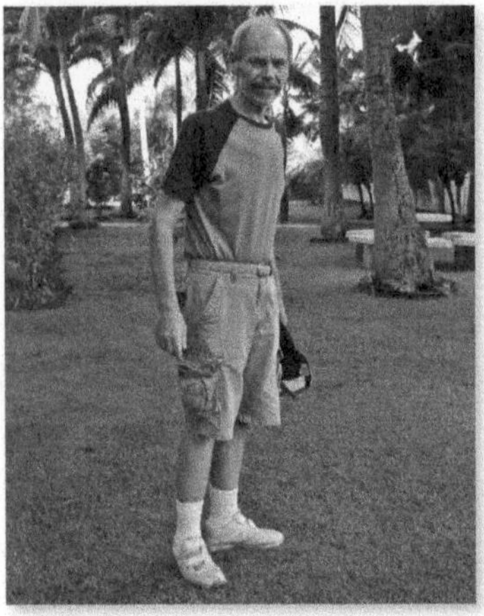

Mit 28 stieß ich auf ein Buch von Dr. McDougall. Als ich las, dass man so viel essen darf, wie man will, nahm ich es mit nach Hause. Ich kaufte 10 Pfund Kartoffeln und dachte: »Dem werd' ich's zeigen!« Am nächsten Morgen hatte ich fast 2 Pfund weniger auf der Waage. Es war ein Wunder! Aber bald aß ich Sauerrahm und Butter zu den Kartoffeln, und das Gewicht stand wieder still.

Vierzehn Jahre später hatte ich 45 Kilogramm abgenommen, von 150 auf 105 Kilogramm. Da dachte ich, ich könne mit der Atkins-Diät eine Abkürzung nehmen. Ich wusste zwar, dass sie ungesund war, dafür aber schnell und effektiv. Wenn ich erst einmal unter 90 Kilogramm wäre,

könnte ich meine Gesundheit ja mit der McDougall-Diät wieder in Ordnung bringen. Fünf Jahre später war ich wieder bei 136 Kilogramm, was mehrere Jahre so blieb.
Mit 50 wollte ich es noch einmal mit der McDougall-Diät versuchen. Im August wog ich 131 Kilogramm, im Dezember waren es nur noch 104 Kilogramm. Mein Erfolg machte mich übermütig, und die Weihnachtssüßigkeiten taten ihr Übriges. Mein Gewicht schoss wieder auf 123 Kilogramm. Ich probierte es mit Medifast und verlor in 30 Tagen 15 Kilogramm, bekam aber auch Nierensteine. Ich hatte unsägliche Schmerzen.
Als ich mich schließlich zu 100 Prozent auf das McDougall-Programm für maximalen Gewichtsverlust einließ, hörte ich auf, Kalorien zu zählen. Ich aß nur noch, wenn ich hungrig war, und nur noch die erlaubten Lebensmittel. Als Ziel setzte ich mir 79 Kilogramm, obwohl ich mich nicht erinnern konnte, wann ich je so wenig gewogen hatte. Heute bin ich 55 Jahre und habe mein Ziel mit 72 Kilogramm sogar unterschritten. Mein Blutdruck ist 100/70 mmHg, mein BMI mit 22,9 normal, mein Cholesterin bleibt bei 117 mg/dL und mein Blutzucker bei 100 mg/dL. Morgens wache ich energiegeladen auf, freue mich auf den Tag und fühle mich besser als je zuvor. Ich esse nicht mehr aus Frust, sondern weil ich zum ersten Mal wirklich den Geschmack von Essen genieße. Am meisten Spaß macht es, Leuten zu erzählen, dass ich 85–90 Prozent Kohlenhydrate esse – manche behaupten, ich würde lügen.

Trinken Sie zu und zwischen den Mahlzeiten heiße oder kalte Kräutertees oder Mineralwasser (mit oder ohne Kohlensäure). Für den kleinen Hunger zwischendurch eignen sich:

- Rohes oder gedämpftes grünes, gelbes oder orangefarbenes Gemüse wie Karotten, Erbsenschoten, Paprika, Staudensellerie, Gurken oder Brokkoli
- Frisches Obst wie Äpfel, Bananen, Beeren, Pfirsiche, Weintrauben und Melonen
- Gekochte, geschnittene Kartoffeln, Süßkartoffeln, Yamswurzeln – warm oder kalt
- Maiswaffeln, Reiscracker und Vollkornkekse – möglichst ohne Fett und/oder Öl
- Vollkornweizenbrot
- Maistortillas mit Salsa
- Ohne Fett gepopptes Popcorn, mit Sojasauce und Nährhefe gewürzt
- Gewürzte Nori-Algen
- McDougall Cup Meals (McDougall Tassengerichte, bestellbar nur im Internet, möglicherweise mit größerem Aufwand verbunden)
- Reste der Mahlzeiten des Essensplans oder der Rezepte in Kapitel 15

Wie nehme ich möglichst viel ab?

Halten Sie sich an eine strengere Version der *High-Carb-Diät,* wenn Sie schnell und viel abnehmen wollen:

- Füllen Sie Ihren Teller bei jeder Mahlzeit zu einem Drittel bis zu einer Hälfte mit nicht stärkehaltigen grünen, gelben und orangefarbenen Gemüsen.
- Füllen Sie den Rest des Tellers mit Stärkelieferanten.

McDougall-Wochenplan

Montag	Dienstag	Mittwoch	Donnerstag	Freitag	Samstag	Sonntag
Frühstück	Frühstück	Frühstück	Frühstück	Frühstück	Frühstück	Frühstück
Mittag	Mittag	Mittag	Mittag	Mittag	Mittag	Mittag
Abend	Abend	Abend	Abend	Abend	Abend	Abend

- Meiden Sie alle Einfachzucker, auch Trockenobst und Fruchtsäfte.
- Essen Sie nur ein bis zwei Stück frisches Obst am Tag.
- Meiden Sie Mehl und Mehlerzeugnisse wie Brot, Brötchen und Nudeln.
- Meiden Sie alle fettreichen Nahrungsmittel wie Nüsse, Samen, Avocados, Oliven und Sojaprodukte.
- Essen Sie täglich viele kleinere, statt eine oder zwei große Mahlzeiten.
- Halten Sie sich an einen einfachen Essensplan mit wenigen Gerichten wie Süßkartoffeln mit Brokkoli oder Bohnen und Reis, gepaart mit einem nicht stärkehaltigen Gemüse. Größere Abwechslung sorgt für größere Verzehrmengen.
- Gehen Sie nicht zum Essen aus.
- Treiben Sie häufiger Sport, um mehr Kalorien zu verbrennen und ihren übergroßen Appetit zu zügeln.

Achtung: Genuss und Sättigung sind bei dieser Ernährungsumstellung und Gewichtsreduktion der Schlüssel zum Erfolg. Werden Sie nicht übereifrig. Wenn Sie den Gemüseanteil weiter steigern und den Stärkeanteil noch mehr senken, führt dies zu ständigem Hungergefühl. Das erschwert nur die Einhaltung des Ernährungsprogramms und erhöht das Risiko, es ganz abzubrechen. Wenn Sie Hunger haben, essen Sie mehr Stärkelieferanten.

Programm für maximalen Gewichtsverlust

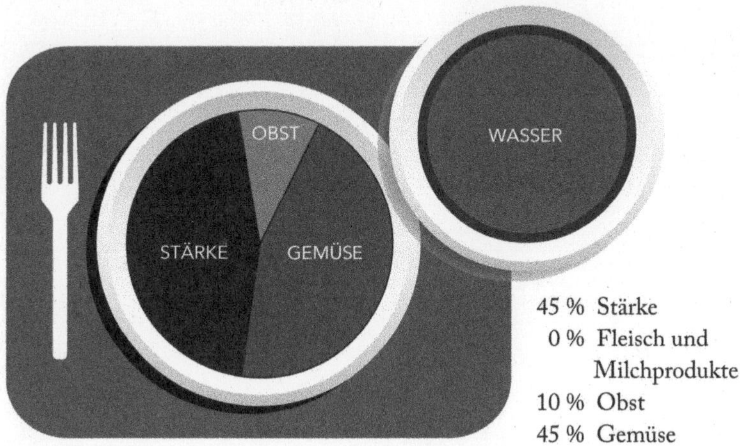

McDougalls Menüplaner für die ganze Woche

Erstellen Sie einen Menüplan für mindestens eine ganze Woche. Ich empfehle Ihnen sogar, für mehrere Wochen im Voraus einen Plan mit Gerichten zu machen. Tragen Sie am besten erst alle Frühstücke ein. Das sollte einfach sein, denn die meisten Menschen essen zum Frühstück immer dasselbe. Wir essen beispielsweise immer Haferbrei mit Obst, weil er einfach und lecker ist, satt macht, preiswert ist und einfach vorzubereiten. Suchen Sie dann Ihre Lieblingsgerichte für abends aus. Denken Sie immer daran, Ihre Mahlzeiten um den Stärkelieferanten (Kartoffeln, Reis etc.) herum zu planen und sie möglichst einfach zu halten. Für das Mittagessen eignen sich besonders gut die Reste vom Abend oder auch Sandwiches mit einem der Aufstriche aus Kapitel 15, dazu Salat, Tomaten, Zwiebeln und anderes Gemüse.

Arbeiten Sie drei oder vier verschiedene Wochenpläne aus, die Sie abwechseln können. So vermeiden Sie Panik, wenn Sie plötzlich feststellen, dass Sie vergessen haben, einen Plan vorzubereiten. Schreiben Sie die passende Einkaufsliste auf die Rückseite jedes Wochenplans. So sind Sie gut vorbereitet und wissen immer, was Sie die kommende Woche benötigen.

Kapitel 15

Unsere 100 Lieblingsrezepte
von Mary McDougall

Start in den Tag

Diese Frühstücksrezepte bringen Sie schwungvoll in den Tag. Sie können viele aber auch als Abendbrot oder als Snack genießen.

Einfaches Müsli

Bereiten Sie es am Abend vor und genießen Sie es am nächsten Morgen.

Vorbereitung: 5 Min. • Für 1 Person

75 g Haferflocken
250 ml Soja- oder Reismilch, Apfelsaft oder Wasser
1 EL Korinthen oder Rosinen
½ TL Zimt
Bananenscheiben, frische Beeren oder andere Früchte (optional)

Haferflocken, Sojamilch, Korinthen und Zimt in einer Schüssel oder einem luftdichten Behälter vermengen und zugedeckt über Nacht kalt stellen.
Am Morgen kalt, oder in der Mikrowelle erhitzt, genießen.
Vor dem Servieren nach Wunsch Früchte über das Müsli geben.

Luftige Pfannkuchen

Diese Pfannkuchen werden durch das Mineralwasser schön locker und luftig. Wenn es etwas herzhafter sein darf, verwenden Sie nur Vollkornmehl, die Pfannkuchen bleiben trotzdem verblüffend leicht. Mein Enkel Jaysen und ich mögen sie pur, aber sie schmecken auch mit etwas Ahornsirup oder Apfelmus großartig.

Sie können den Teig auch am Vortag zubereiten und über Nacht kalt stellen. Kurz vor der Zubereitung verdünnen Sie den Teig mit etwas Sojamilch, Reismilch oder Mineralwasser wieder auf seine ursprüngliche Konsistenz. Die fertigen Pfannkuchen können Sie über Nacht kalt stellen oder bis zu einer Woche einzeln in Gefrierbeuteln einfrieren und im Kühlschrank über Nacht wieder auftauen. Sie können die Pfannkuchen anschließend entweder kalt genießen oder 20 Sekunden in der Mikrowelle heiß machen.

Vorbereitung: 10 Min. • Zubereitung: 10 Min. • Ergibt 10–12 Stück

85 g Vollkornweizenmehl
85 g Weizenmehl (oder Vollkornweizenmehl)
2 TL Backpulver
1 Prise Salz
1 EL Ei-Ersatzpulver
2–3 pürierte reife Bananen (ca. 180 g)
250 ml Soja- oder Reismilch
125 ml Mineralwasser mit Kohlensäure
1 EL Apfel- und/oder Pfaumenmus
1 EL frisch gepresster Zitronensaft
40 g frische Blaubeeren (nach Belieben)

Die Mehlsorten, Backpulver und Salz in einer mittelgroßen Schüssel vermengen.

In einer zweiten Schüssel den Ei-Ersatz mit gut 60 ml warmem Wasser schaumig schlagen. Die Bananen hinzugeben und gut verrühren. Sojamilch, Mineralwasser, Apfelmus und Zitronensaft hinzugeben und gründlich verrühren. Die Blaubeeren (falls verwendet) vorsichtig einrühren.
Eine beschichtete Pfanne bei mittlerer Hitze erhitzen und dann den Teig löffelweise (ca. 60 ml pro Pfannkuchen) in die Pfanne geben und durch Schwenken verteilen. Sobald sich Blasen im Teig bilden, den Pfannkuchen wenden und hellbraun backen. Wiederholen, bis der Teig aufgebraucht ist.

Arme Ritter

Ich bereite immer einen ganzen Schwung vor und stelle die Toastscheiben, einzeln verpackt, kalt oder friere sie ein. Dann muss ich sie nur noch schnell im Ofen oder in der Mikrowelle heiß machen, und das Frühstück ist fertig. Sie können die Datteln auch mit 1 Esslöffel braunem Zucker ersetzen. Kurkuma dient nur der Farbe, ist also nicht unbedingt nötig.

Vorbereitung: 10 Min. • Zubereitung: 15 Min. • Ergibt 12 Stück

500 ml Cashew-Milch (siehe Seite 277)
3 EL entkernte, gehackte Datteln
1 Prise Zimtpulver
1 Prise Kurkuma
12 Scheiben Vollkornbrot
Ahornsirup, Fruchtmus oder -aufstrich zum Servieren

Die Hälfte der Cashew-Milch mit Datteln, Zimt und Kurkuma im Mixer glatt pürieren. Die restliche Cashew-Milch hinzugeben und kurz mixen.
Die Mischung in eine Schüssel umfüllen und die Brotscheiben einzeln nacheinander gründlich darin wenden.
Eine beschichtete Pfanne bei mittlerer Hitze erhitzen und dann die Brotscheiben unter Wenden von beiden Seiten gleichmäßig goldbraun braten.
Warm mit einem Belag nach Wunsch servieren.

Kürbis-Walnuss-Muffins

Wenn wir unseren Programmteilnehmern diese würzigen Muffins servieren, stehen sie regelmäßig am Ofen Schlange. Wir backen die Muffins in Muffinformen aus Silikon, wie man sie online und in vielen Supermärkten bekommt. Sie brauchen keine Papierförmchen und können die Muffins schon nach 10 Minuten aus den Formen lösen.

Vorbereitung: 20 Min. • Backzeit: 30 Min. • Ergibt 12 Stück

2 TL Ei-Ersatzpulver
120 g Vollkornweizenmehl
85 g Weizenmehl
90 g brauner Zucker
1½ TL Zimtpulver
1 TL Backnatron
1 TL geriebene Muskatnuss
½ TL Backpulver
1 Prise Salz
70 g grob gehackte Walnüsse
50 g Rosinen
230 g Kürbis aus der Dose
100 g Apfel- und/oder Pflaumenmus
125 ml Melasse (Zuckersirup)
60 ml Sojamilch

12 Silikon-Muffinförmchen bereitstellen oder ein Muffinblech mit Papierförmchen bestücken.
Den Backofen auf 180 °C vorheizen und den Rost in die unterste Schiene schieben. Den Ei-Ersatz in einer kleinen Schüssel mit 60 ml warmem Wasser schaumig schlagen und beiseitestellen.
Die Mehlsorten in einer großen Schüssel mit Zucker, Zimt, Natron, Muskat, Backpulver und Salz vermengen. Walnüsse und Rosinen untermischen.

In einer zweiten Schüssel Kürbis, Apfelmus, Melasse und Sojamilch glatt rühren. Den Ei-Ersatz hinzugeben und die Mischung schnell mit der Mehlmischung verrühren.
Den Teig auf die Muffinformen verteilen und 30 Minuten goldbraun backen. Einen Holzspieß in die Mitte eines Muffins stechen, klebt kein Teig mehr daran, sind die Muffins gar. Die Muffins auf einem Kuchengitter abkühlen lassen, dann aus den Formen lösen.

Blaubeer-Muffins

Sie können hier frische oder tiefgekühlte Blaubeeren verwenden. Gefrorene Blaubeeren zunächst im Beutel auftauen, dann in einem Sieb abtropfen lassen und unter sanftem Schütteln im Sieb mit etwas Mehl mischen.

Vorbereitung: 20 Min. • Backzeit: 25 Min. • Ergibt 12 Stück

1 EL Ei-Ersatzpulver
120 g Vollkornweizenmehl
120 g gebleichtes oder normales Vollkornweizenmehl
2 TL Backpulver
1 Prise Meersalz
100 g Apfelmus
125 ml Agavendicksaft
125 ml Soja- oder Reismilch
1 TL Vanilleextrakt
1 TL frisch gepresster Zitronensaft
100 g Blaubeeren

Eine Silikon-Muffinform mit 12 Mulden bereitstellen oder ein Muffinblech mit Papierformen bestücken.
Den Backofen auf 180 °C vorheizen.
Den Ei-Ersatz in einer kleinen Schüssel mit 60 ml warmem Wasser schaumig schlagen und beiseitestellen.

Die Mehlsorten in einer Schüssel mit Backpulver und Salz vermengen.
In einer zweiten Schüssel Apfelmus mit Dicksaft, Sojamilch, Vanilleextrakt und Zitronensaft verrühren. Die Blaubeeren sanft mit einem Pfannenwender unterziehen.
Den Teig auf die Muffinformen verteilen und 25 Minuten goldbraun backen. Einen Holzspieß in die Mitte eines Muffins stechen, klebt kein Teig mehr daran, sind die Muffins gar. Die Muffins auf einem Kuchengitter vollständig abkühlen lassen, dann aus den Formen lösen.

Vollkornplätzchen

Servieren Sie die Plätzchen nach Wunsch mit einem fruchtigen Aufstrich frisch aus dem Ofen. Rühren Sie Blaubeeren in den Teig, für eine herzhafte Version lassen Sie sie weg. Die Plätzchen schmecken am besten frisch, halten sich aber in einem luftdicht schließenden Behälter bis zu zwei Tage.

Vorbereitung: 15 Min. • Backzeit: 16–18 Min. • Ergibt 12 Stück

250 g Vollkornweizenmehl oder je
125 g Weizenmehl und Vollkornweizenmehl
50 g Haferflocken
50 g Zucker
2 TL Backpulver
1 Prise Salz
120 ml Soja- oder Reismilch
125 ml Mineralwasser
50 g Apfelmus und/oder Pflaumenmus
1 TL frisch gepresster Zitronensaft
70 g frische Blaubeeren (nach Belieben)

Den Backofen auf 200 °C vorheizen.
Mehlsorten, Haferflocken, Zucker, Backpulver und Salz in einer mittelgroßen Schüssel vermengen.

Die Sojamilch in einer kleinen Schüssel mit Mineralwasser, Apfelmus und Zitronensaft verrühren. Zur Mehlmischung geben und kurz miteinander verrühren. Falls verwendet, die Blaubeeren vorsichtig unterrühren.
Mit einem Eisportionierer oder großen Löffel 12 gleich große Teigportionen auf einem beschichteten oder mit Backpapier ausgelegten Backblech verteilen und 16–18 Minuten goldgelb backen.
Die Plätzchen auf einem Gitter etwas abkühlen lassen. Warm servieren.

Rösti

Sie können frische oder tiefgefrorene geriebene Kartoffeln verwenden. Tiefgefrorerne Rösti müssen nicht extra auftauen, brauchen aber etwas länger zum Backen. Sie können die Kartoffeln ganz leicht selber in der Küchenmaschine raspeln. Mit Schale sind sie nahrhafter, ohne sehen die Rösti heller aus. Geben Sie als leckeres Extra klein gehackte Zwiebeln und Paprikawürfel zum Kartoffelteig.

Vorbereitung: 10 Min. • Garzeit: 18 Min. • Für 4 Personen

700–800 g frische Kartoffeln, gerieben oder tiefgefrorene geriebene Kartoffeln

Eine beschichtete Pfanne 3 Minuten bei mittlerer Hitze erhitzen. Die Kartoffeln in die trockene Pfanne geben und mit dem Pfannenwender leicht flach drücken. Die Pfanne abdecken und die Rösti 5–8 Minuten backen, bis sie zu bräunen beginnen.
Mit dem Pfannenwender in einem Stück wenden (wenn die Rösti brechen, nach dem Wenden einfach wieder zusammenschieben). 7–10 Minuten backen, bis die Rösti gar und gleichmäßig gebräunt ist.
Sofort servieren.

Kartoffelpfannkuchen

Mit der Küchenmaschine sind Kartoffeln und Zwiebel schnell gerieben. Reiben Sie die Kartoffeln erst unmittelbar vor der Zubereitung (mit oder ohne Schale, das bleibt Ihnen überlassen), damit sie nicht braun werden. Ganz nach Lust und Laune können Sie die Pfannkuchen mit Apfelmus, Ketchup, Barbecuesauce, Bratensauce, frischer Tomatensalsa oder einer anderen Sauce essen.

Vorbereitung: 20 Min. • Garzeit: 30 Min. • Ergibt 6 Stück

4 oder 5 festkochende Kartoffeln, gerieben
½ Zwiebel, geschält und gerieben
5 EL Vollkornweizenmehl
3 EL frisch gehackte Petersilie

Den Backofen auf 90 °C vorheizen.
Die Kartoffeln in einer mittelgroßen Schüssel gründlich mit Zwiebel, Mehl, Petersilie und 3 EL Wasser vermengen.
Ein bis zwei Portionen Teig in eine heiße beschichtete Pfanne geben und leicht mit dem Pfannenwender glatt drücken. 5–8 Minuten von einer Seite goldgelb backen, dann wenden und 5–8 Minuten von der anderen Seite fertig backen. Den restlichen Teig ebenso ausbacken.
Die fertigen Pfannkuchen auf einem Teller stapeln und bis zum Servieren im Backofen warm stellen.
Warm servieren.

Huevos Rancheros ohne Ei

Diese vegane Version des mexikanischen Frühstücksklassikers verwendet Tofu statt Eier. Sie können die Rühreier ohne Ei pur essen oder mit einem Löffel Sauce nach Wahl in Tortillas füllen. Besonders cremig werden sie mit einem Löffel Tofu-Sauerrahm (siehe Seite 268). Für die Bohnen warme gekochte Bohnen mit der Gabel zerdrücken oder Bohnenpüree (siehe Seite 340) verwenden.

Vorbereitung: 10 Min. • Zubereitung: 8 Min. • Für 4 Personen

60 ml Gemüsebrühe
30 g gehackte Frühlingszwiebeln (grüne und weiße Teile)
450 g fester Tofu, abgetropft und mit der Gabel zerdrückt
1 TL normale oder salzarme Sojasauce
1 Prise Kurkuma
1 TL gehackte grüne Chili (nach Belieben)
gehacktes frisches Koriandergrün (nach Belieben)
1 Prise Salz, frisch gemahlener schwarzer Pfeffer
8 kleine weiche Maistortillas
2 Becher gekochte Wachtelbohnen (Pintobohnen)

Die Brühe mit den Frühlingszwiebeln in einen großen beschichteten Topf geben und unter regelmäßigem Rühren 3 Minuten kochen, bis die Frühlingszwiebeln weich sind. Tofu, Sojasauce, Kurkuma und Chili (falls verwendet) hinzugeben. 5 Minuten unter Rühren kochen, bis die Mischung heiß ist. Koriander (falls verwendet), Salz und Pfeffer nach Geschmack einrühren. Vom Herd nehmen.
Zum Servieren die Tortillas in einer trockenen Pfanne kurz aufwärmen. Eine Tortilla auf einen Teller legen, warme Bohnen darauf verteilen und mit einer weiteren Tortilla und weiteren Bohnen bedecken. Etwas Tofumischung auf dem Stapel verteilen. Sauce nach Wahl darübergeben oder in einer separaten Schale dazureichen. Mit den restlichen Tortillas weitere Stapel anrichten und sofort servieren.

Stella Blues Tofu-Scramble

Meine Tochter Heather und ich lieben den Tofu-Scramble im Stella Blues Café auf Maui, den sie mit Kartoffelspalten und Zwiebel servieren. Hier ist meine Version, die ich sogar noch lieber mag als das Original. Wir essen es pur, auf Kartoffelpfannkuchen (siehe Seite 252) oder auch auf Rösti (siehe Seite 251), morgens, mittags und abends.

Vorbereitung: 15 Min. • Garzeit: 12 Min. • Für 4 Personen

700 g kleine Brokkoliröschen
1 Bund Frühlingszwiebeln (weiße und grüne Teile), gehackt
450 g frische Champignons, in Scheiben geschnitten
450 g fester Tofu, abgetropft und in 1 cm große Würfel geschnitten
180 ml Tahini-Sauce (siehe Seite 273)
2 TL normale oder salzarme Sojasauce
Sriracha-Sauce oder andere scharfe Chilisauce (nach Belieben)

Die Brokkoliröschen etwa 5 Minuten dämpfen, bis sie gerade weich sind. Vom Herd nehmen, abtropfen lassen und beiseitestellen.
Frühlingszwiebeln und Champignons mit 2 EL Wasser in einen großen beschichteten Topf geben und unter regelmäßigem Rühren bei mittlerer bis starker Hitze 5 Minuten garen, bis sie gerade weich werden. Den Tofu hinzugeben und 3 Minuten mitgaren. Tahini-Sauce, Sojasauce, Brokkoli und ein paar Spritzer Chilisauce (falls verwendet) hinzugeben. Durchrühren und 2–3 Minuten erhitzen, bis die Sauce heiß ist und leicht andickt. Sofort servieren.

Gemüse Benedikt

Lassen Sie Ihrer Fantasie freien Lauf und experimentieren Sie hier mit gedämpftem Brokkoli, Spinat, gebratenen Champignons oder jedem anderen Gemüse statt Tomate und Avocado. Die Sauce schmeckt auch toll zu gedämpftem Spargel oder anderem Gemüse oder auch über dick geschnittenen, gekochten Kartoffeln. Sie können sie einen Tag im Voraus zubereiten und abgedeckt kalt stellen. Die Sauce dann bei niedriger Hitze wieder aufwärmen und dabei umrühren, damit sie nicht anbrennt.

Vorbereitung: 15 Min. • Garzeit: 5 Min. • Für 2–4 Personen

1 EL Speisestärke
250 ml Cashew-Milch (siehe Seite 277)
2 EL frisch gepresster Zitronensaft
1 TL Nährhefe
½ TL Zwiebelpulver
1 Prise Knoblauchpulver
1 Prise Salz
1 Msp. Kurkuma
1 Prise Paprikapulver
2 Scheiben fettfreien Toast
1 Rispentomate, in 4 Scheiben geschnitten
½ Avocado, in Scheiben geschnitten

Die Stärke in einer kleinen Schüssel in 2 EL kaltem Wasser auflösen und beiseitestellen. Die Cashew-Milch in einem Topf mit Zitronensaft, Hefe, Zwiebel- und Knoblauchpulver, Salz, Kurkuma und Paprikapulver verrühren. Die Stärkemischung einrühren. Bei niedriger Hitze unter ständigem Rühren aufkochen, dann unter Rühren weiterkochen, bis die Sauce glatt und sämig ist. Beiseitestellen.
Die Toastscheiben toasten und je eine auf einen Teller legen. Eine Tomatenscheibe und ein paar Avocadoscheiben darauf anrichten, die Sauce darübergeben und sofort servieren.

Ost-West-Frühstück

Eine schöne Möglichkeit, gekochte Kartoffeln und Reisreste zu verwerten. Das Gericht schmeckt pur, mit Sauce oder auch als Tortillafüllung. Sie können Reste, gut verpackt, bis zu 4 Tage im Kühlschrank aufbewahren und bei mittlerer Hitze im Topf oder in der Mikrowelle aufwärmen.

Vorbereitung: 15 Min. • Garzeit: 10 Min. • Für 4 Personen

250 ml Gemüsebrühe
1 Zwiebel, gehackt
80 g gewürfelte rote Paprika
80 g gehackter Staudensellerie
2 große rote Kartoffeln, gekocht und in große Stücke geschnitten
150 g gekochter brauner Reis
300 g gehackter frischer Blattspinat
1 EL normale oder salzarme Sojasauce
½ TL Kreuzkümmel
1 Spritzer Tabasco (optional)

Die Hälfte der Brühe mit Zwiebel, Paprika und Sellerie in einen großen beschichteten Topf geben. Unter gelegentlichem Rühren 5 Minuten garen, bis das Gemüse weich wird. Die Kartoffeln und die restlichen 125 ml Brühe hinzugeben und 5 Minuten garen.

Reis, Spinat, Sojasauce und Kreuzkümmel einrühren. Unter Rühren weitergaren, bis alles warm ist und der Spinat leicht zusammenfällt. Nach Belieben mit 1–2 Spritzern Tabasco würzen.

Sofort servieren.

Salate

»Salat« bedeutet nicht zwangsläufig eine Schüssel voller grüner Blätter. Meine Frau und ich essen stattdessen lieber herzhafte Salate mit Kartoffeln, Getreide und Gemüse.
Viele unserer Salate eignen sich prima als volle Mahlzeit, gerne auch mit einer dicken Scheibe Vollkornbrot. Andere sind auch schöne Beilagen für Sandwiches, Suppen oder Hauptgerichte.
Ab Seite 268 finden Sie weitere Dressings und Saucen, mit denen Sie Ihre eigenen Kreationen aufpeppen können.

Yukon-Kartoffelsalat

Das ist unser Lieblingssalat. Der Spritzer Essig gibt den gekochten Kartoffeln einen ganz besonders frischen Geschmack. Wir essen den Salat am liebsten, wenn er noch warm ist.

Größere, gelbe, mehligkochende Kartoffeln haben einen wundervoll buttrigen Geschmack – da braucht man kein zusätzliches Fett. Rote oder weiße, neue, festkochende Kartoffeln schmecken hier aber genauso gut.

Vorbereitung: 20 Min. • Garzeit: 10–12 Min. • Für 6 Personen

900 g große, gelbe, mehlig kochende Kartoffeln, geschält und in große Stücke geschnitten
3 EL Weißweinessig
100 g Tofu-Mayonnaise (siehe Seite 269)
1 EL Soja- oder Mandelmilch
1 EL Senf (aus Senfpulver angerührt)
1 EL gehackte frische oder getrocknete Petersilie
¼ TL gehackter frischer oder getrockneter Dill

1 Prise Salz
frisch gemahlener schwarzer Pfeffer
1 Stange Staudensellerie, gewürfelt
½ Bund gehackte Frühlingszwiebeln (grüne und weiße Teile)
70 g geriebene Möhren (nach Belieben)

Die Kartoffeln in einem großen Topf mit Wasser bedecken. Aufkochen, die Temperatur reduzieren, bis das Wasser nur noch köchelt. Die Kartoffeln darin 10–12 Minuten garen. Gut abtropfen lassen, dann in eine große Schüssel geben, Essig unterrühren und 30 Minuten ziehen lassen.
Für das Dressing Tofu-Mayonnaise mit Sojamilch, Senf, Petersilie, Dill, Salz und Pfeffer nach Geschmack verrühren. Beiseitestellen.
Die abgekühlten Kartoffeln mit Sellerie, Frühlingszwiebeln, Möhren (falls verwendet) und dem Dressing sanft durchheben. Sofort servieren oder, bis zu 24 Stunden abgedeckt, kalt stellen und kalt servieren.

Gemüse-Taboulé

Ein frisches und leckeres Taboulé. Wenn es herzhafter sein darf, geben Sie 300 g gekochte Kichererbsen, Kidneybohnen oder Weiße Bohnen hinzu. Bohnen aus der Dose vorher gründlich abwaschen und gut abtropfen lassen.

Vorbereitung: 15 Min. • Quellen: 30 Min. • Kühlen: 2–3 Std. • Für 8 Personen

250 g Bulgur
3 Tomaten, gehackt
1 Gurke, gehackt
1 grüne Paprika, gehackt
6 Frühlingszwiebeln (grüne und weiße Teile), gehackt
1 Bund frische Petersilie, gehackt
2 EL frisch gehackte Minze
125 ml frisch gepresster Zitronensaft
frisch gemahlener schwarzer Pfeffer

Den Bulgur in eine mittelgroße Schüssel geben und mit 500 ml kochendem Wasser übergießen. Abdecken und 30 Minuten quellen lassen. In einem Sieb lassen.
In der Zwischenzeit Tomaten, Gurke, Paprika, Frühlingszwiebeln, Petersilie und Minze in einer großen Schüssel vermengen. Den abgetropften Bulgur unterheben und mit Zitronensaft und Pfeffer abschmecken.
Gut durchheben, abdecken und 2–3 Stunden kalt stellen. Kalt servieren.

Nudelsalat

Bereiten Sie diesen Sommersalat einen Tag im Voraus zu, damit sich die Aromen entfalten können. Sie können hier auch gerne Ihr Lieblingsgemüse verwenden. Wir mögen am liebsten Brokkoliröschen.

Vorbereitung: 30 Min. • Kühlen: mind. 4 Std. • Für 6–8 Personen

350 g Hörnchennudeln
100 g Tofu-Mayonnaise (siehe Seite 269) oder fettfreie oder möglichst fettarme vegane Mayonnaise
1 TL Senf (aus Senfpulver angerührt)
2 EL frisch gehackte Petersilie
½ TL getrockneter Dill
1 Stange Staudensellerie, gewürfelt
½ grüne Paprika, gewürfelt
½ rote Paprika, gewürfelt
3 Frühlingszwiebeln (grüne und weiße Teile), gehackt
30 g geriebene Möhren
Salz
frisch gemahlener schwarzer Pfeffer

Die Nudeln nach Packungsanweisung al dente kochen (oder 8 Minuten in reichlich sprudelnd kochendem Wasser). Abgießen und zum Abkühlen beiseitestellen.

Die Tofu-Mayonnaise in einer großen Schüssel mit Senf, Petersilie und Dill verrühren. Sellerie, Paprikawürfel, Frühlingszwiebeln und Möhren einrühren. Die Pasta hinzugeben und sanft durchrühren. Mit Salz und Pfeffer abschmecken.
Abdecken und vor dem Servieren mindestens 4 Stunden (besser 1 Tag) kalt stellen.

Sommerliche Panzanella

Meine Tochter Heather kam von einer Reise zurück und war ganz begeistert von dem Brotsalat, den sie unterwegs gegessen hatte. Also kreierte sie diese Version, die am besten mit frischen Rispentomaten aus dem Garten oder vom Wochenmarkt schmeckt.

Vorbereitung: 20 Min. • Ruhezeit: 15 Min. • Für 4 Personen

1 Laib möglichst fettarmes Baguette oder Ciabatta, in 2,5 cm große Würfel geschnitten
1 Gurke, in 1 cm große Würfel geschnitten
1 grüne Paprika, in 1 cm große Würfel geschnitten
3 reife Tomaten, in 1 cm große Würfel geschnitten
½ Bund Basilikum, frisch gehackt
40 g Kalamata-Oliven, entsteint und geviertelt
250 ml fettfreies Balsamico-Dressing (siehe Seite 270)
3 Knoblauchzehen, zerdrückt oder gerieben
2 EL heißes Wasser
2 EL Gemüsebrühe
2 TL Balsamicoessig

Backofen auf 150 °C vorheizen. Brotwürfel auf einem Backblech ausbreiten und 15 Minuten im Ofen trocknen. Auf dem Blech abkühlen lassen. Gurke, Paprika, Tomaten, Basilikum und Oliven in eine große Schüssel geben.

Das Balsamico-Dressing in einer kleinen Schüssel mit Knoblauch, Wasser, Brühe und Essig verrühren.
Etwa 15 Minuten vor dem Servieren die Brotwürfel zur Gemüsemischung geben und gründlich durchheben. Das Dressing hinzugeben und erneut mischen. Den Salat vor dem Servieren 15 Minuten ruhen lassen, damit die Brotwürfel das Dressing aufsaugen können. Servieren.

Nudelsalat mit Avocado und Tomaten

Nehmen Sie für diesen einfachen Sommersalat die besten Avocados und Tomaten, die Sie finden können. Die Zubereitung können Sie sogar den Teenagern im Haus überlassen – es geht einfach, und sie werden es auch mögen. Der Salat schmeckt frisch gemacht am besten.

Vorbereitung: 10 Min. • Garzeit: 8 Min. • Für 4 Personen

300 g mittelgroße Pasta (z. B. Conchiglie)
3 reife Tomaten, gehackt
2 Avocados, geschält, entsteint und gehackt
2–3 Knoblauchzehen, zerdrückt oder gerieben
2 EL frisch gepresster Limettensaft
Salz
frisch gemahlener schwarzer Pfeffer

Die Pasta 8 Minuten in reichlich sprudelnd kochendem Wasser al dente kochen. Abgießen und unter fließendem kaltem Wasser abschrecken.
Tomaten, Avocado, Knoblauch und Limettensaft in einer großen Schüssel mischen, die Pasta hinzugeben und vorsichtig durchheben. Mit Salz und Pfeffer abschmecken.
Sofort servieren oder abgedeckt mehrere Stunden kalt stellen und gekühlt servieren.

Linsensalat

Ich habe diesen Salat das erste Mal vor 25 Jahren gemacht, als wir auf Hawaii lebten und ihn bei unseren Strandausflügen genossen haben.

Wenn Sie keine milden Zwiebeln haben, können Sie normale Zwiebeln für 5 Minuten in kaltes Wasser einlegen und dann abtropfen lassen, um ihnen die Schärfe zu nehmen

Vorbereitung: 15 Min. • Garzeit: 30 Min. • Kühlen: 3 Std. • Für 6 Personen

300 g getrocknete Linsen
2 EL Rotweinessig
½ Bund frische Petersilie, gehackt
1 Knoblauchzehe, zerdrückt oder gerieben
1 EL normale oder salzarme Sojasauce
2 TL Dijon-Senf
1 TL vegetarische Worcestersauce
½ TL getrockneter Oregano
120 g geriebene Möhren
1 milde Zwiebel, gehackt
frisch gemahlener schwarzer Pfeffer

Die Linsen mit 1 l Wasser in einen mittleren Topf geben. Aufkochen, die Temperatur reduzieren und abgedeckt 30 Minuten kochen lassen, bis die Linsen gar, aber noch bissfest sind. Gründlich abtropfen lassen.
Den Essig in einer großen Schüssel mit Petersilie, Knoblauch, Sojasauce, Senf, Worcestersauce, Oregano und 1 EL Wasser verrühren. Möhren, Zwiebeln und Linsen hinzugeben und mit Pfeffer abschmecken. Vorsichtig durchrühren und alle Zutaten mit Dressing überziehen.
Abdecken und vor dem Servieren mindestens 3 Stunden kalt stellen oder bis zu 2 Tage im Kühlschrank aufbewahren.

Fiesta-Mexicana-Salat

Sie können die schwarzen Bohnen in diesem herzhaften Salat zur Abwechslung auch durch Kidney- oder Wachtelbohnen ersetzen. Der Salat liefert gleich dreifach Stärke: mit Reis, Bohnen und Mais. Er ist prima für ein Picknick.

Zubereitung: 10 Min. • Für 4–6 Personen

450 g gekochter brauner Reis
1 Dose (430 g) schwarze Bohnen, abgetropft und gewaschen
100 g frisch gekochte oder tiefgekühlte (aufgetaute) Maiskörner
1 Tomate, gehackt
4 Frühlingszwiebeln (grüne und weiße Teile), gehackt
150 g Salsa fresca (Tomaten-Chili-Sauce)
50 g Tofu-Mayonnaise (siehe Seite 269) oder möglichst fettarme vegane Mayonnaise

Reis, Bohnen, Mais, Tomate und Frühlingszwiebeln in einer großen Schüssel vermengen.
In einer kleinen Schüssel Salsa und Tofu-Mayonnaise miteinander verrühren. Über die Reis-Bohnen-Mischung geben und gründlich durchmischen.
Sofort servieren oder vor dem Servieren, abgedeckt bis zu 24 Stunden, kalt stellen.

Regenbogensalat

Dieser Salat schmeckt fantastisch mit frischen Erbsen und Mais. Außerhalb der Saison können Sie auch tiefgekühlte Erbsen und Mais nehmen. Diese bei Zimmertemperatur auftauen lassen.

Zubereitung: 15 Min. • Kühlen: 2 Std. • Für 6–8 Personen

550 g gekochter brauner Reis
1 Dose (430 g) Kidneybohnen, abgegossen und abgewaschen
1 Dose (430 g) schwarze Bohnen, abgegossen und abgewaschen
1 Dose (430 g) Kichererbsen, abgegossen und abgewaschen
120 g frisch gekochte oder tiefgekühlte (aufgetaute) Maiskörner
150 g Erbsen
½ rote Zwiebel, gewürfelt
½ grüne Paprika, gewürfelt
2 EL gehackte schwarze Oliven
2 EL gehackter frischer Koriander
200 ml gekauftes oder selbstgemachtes fettarmes Salatdressing
1 EL normale oder salzarme Sojasauce
½ TL Tabasco
Salz
frisch gemahlener Pfeffer

Reis, Bohnen und Kichererbsen in einer großen Schüssel mischen. Mais, Erbsen, Zwiebel, Paprika, Oliven und Koriander hinzugeben und gründlich mischen.
In einer kleinen Schüssel Dressing, Sojasauce und Tabasco glatt rühren. Über den Salat geben und gründlich mischen.
Salat abdecken und vor dem Servieren mindestens 2 Stunden kalt stellen oder bis zu 2 Tage im Kühlschrank aufbewahren. Mit Salz und Pfeffer abschmecken und servieren.

Marktsalat mit Quinoa

Die alten Inka stärkten sich mit Quinoa für die Schlacht. Wir können diese alte Getreidesorte (eigentlich sind es Samen) heute in Bioläden und Reformhäusern und oft sogar im Supermarkt kaufen.

Waschen Sie Quinoa immer mehrere Minuten in einem Sieb unter fließendem kaltem Wasser und bewegen Sie die Körner mit den Fingern, um den bitter schmeckenden Überzug zu entfernen.

Vorbereitung: 15 Min. • Garzeit: 15 Min. • Kühlen: 2 Std. • Für 6–8 Personen

200 g Quinoa, gründlich unter fließendem Wasser gewaschen
½ rote Paprika, gehackt
½ grüne Paprika, gehackt
½ orange Paprika, gehackt
1 kleine Zucchini, gehackt
2 Tomaten, gehackt
1 Bund Frühlingszwiebeln (grüne und weiße Teile), grob gehackt
1 Dose (430 g) Kichererbsen, abgetropft und abgespült
½ Bund frische Petersilie, grob gehackt
2 Stängel frischer Koriander, grob gehackt
1 Stängel frische Minze, grob gehackt
125 ml frisch gepresster Zitronensaft
1 EL normale oder salzarme Sojasauce
mehrere Spritzer Tabasco
frisch gemahlener schwarzer Pfeffer

Quinoa mit 500 ml Wasser in einen mittelgroßen Topf geben. Aufkochen, die Temperatur reduzieren und abgedeckt 15 Minuten weich köcheln lassen, bis das Wasser aufgenommen wurde. Vom Herd nehmen und abgedeckt beiseitestellen.

In der Zwischenzeit Paprika, Zucchini, Tomaten, Frühlingszwiebeln, Kichererbsen, Petersilie, Koriander und Minze in einer Schüssel mischen. Quinoa dazugeben und alles gut vermengen. Mit Zitronensaft, Sojasauce, Tabasco und Pfeffer würzen und gut durchrühren.
Abdecken und vor dem Servieren 2–8 Stunden kalt stellen.

Mein Caesar-Salat

Das Dressing für diesen Salat kann man mehrere Stunden im Voraus zubereiten und bis zum Servieren kalt stellen. Schütteln Sie es dann einfach wieder kräftig auf. Übriges Dressing hält sich, luftdicht verschlossen, bis zu 1 Woche im Kühlschrank. Als Variante heben Sie kurz vor dem Servieren geröstete Croûtons unter. Ich habe dieses Rezept vor 8 Jahren von Miyoko Schinner bekommen, und heute ist es das Lieblingsdressing meiner Familie!

Mandelmehl besteht aus fein gemahlenen Mandeln. Sie können es online und in Reformhäusern und Bioläden kaufen. Wenn Sie es selbst machen wollen, mahlen Sie ungesalzene, geschälte oder ungeschälte Mandeln im Mixer zu einem feinen Pulver. Achten Sie aber darauf, dass Sie keine Mandelbutter bekommen. Deshalb die Mandeln vorher gut kühlen. Das fertige Mandelmehl hält sich im Gefrierfach bis zu 6 Monate.

Zubereitung: 15 Min. • Für 4 Personen

2 EL Mandelmehl
3 EL Dijon-Senf
3 EL Nährhefe
3 Knoblauchzehen, zerdrückt oder gerieben
3 EL frisch gepresster Zitronensaft
2 EL normale oder salzarme Sojasauce
2 Romanasalatköpfe, gewaschen, trocken geschleudert und in Stücke gezupft

Mandelmehl, Senf, Hefe und Knoblauch in ein 400-ml-Schraubglas füllen und mit einer Gabel zu einer Paste verrühren. Zitronensaft, Sojasauce und 1 EL Wasser hinzugeben. Glas fest verschrauben und kräftig schütteln. Den Salat in eine große Schüssel geben. Das Dressing gut aufschütteln und die Hälfte über den Salat geben. Vermischen, probieren und nach Geschmack mehr Dressing untermischen.

Eierloser Eiersalat

Dieser Salat hat sich über die 20 Jahre, die ich ihn schon zubereite, immer weiterentwickelt. Die einzigen Originalzutaten sind Tofu als Grundlage und Kurkuma für die gelbe Farbe eines Eiersalats. Wenn Ihnen eine Zutat einfällt, die Sie gerne in einem Eiersalat hätten – geben Sie sie dazu! Servieren Sie den Salat auf einem Bett aus Blattsalaten oder richten Sie ihn mit grünem Salat, eingelegtem Gemüse oder anderem auf Brotscheiben oder Bagels an.

Zubereitung: 10 Min. • Kühlen: 2 Std. • Ergibt 500 g

400 g fester Tofu, gut abgetropft und mit einer Gabel zerdrückt
50 g Tofu-Mayonnaise (siehe Seite 269) oder fettarme vegane Mayonnaise
2 EL gehackter Staudensellerie
2 EL fein gehackte Zwiebel
2 TL Essig
½ TL Kurkuma
1 Prise Zwiebelpulver
1 Prise Knoblauchpulver
1 Prise getrockneter Dill
1 Prise Salz

Den Tofu mit den restlichen Zutaten in eine Schüssel geben und gründlich mischen. Vor dem Servieren, luftdicht abgedeckt, mindestens 2 Stunden kalt stellen oder bis zu 2 Tage im Kühlschrank aufbewahren.

Dressings, Saucen und Co.

Diese Dressings und Saucen veredeln nicht nur die Rezepte in diesem Buch, sondern können auch als Inspiration für eigene Kreationen dienen. Im Zweifelsfall können Sie auch ölfreie Dressings und Saucen aus dem Supermarkt oder dem Reformhaus verwenden, um einen Salat anzumachen oder eine Sauce für Pasta, Linsen und Getreide zu zaubern.
Unter den folgenden Rezepten finden Sie auch unseren schnellen und einfachen veganen Parmesan und die Cashew-Milch, mit der Sie im Handumdrehen tolle cremige Saucen zubereiten.

Tofu-Sauerrahm

Eine großartige Alternative zu saurer Sahne. Einige Stunden im Kühlschrank andicken lassen – und die Aromen entfalten sich voll.

Zubereitung: 10 Min. • Kühlen: 2 Std. • Ergibt ca. 300 g

350 g Seidentofu, in einem feinmaschigen Sieb abgetropft
2 ½ EL frisch gepresster Zitronensaft
2 ½TL Zucker
1 Prise Salz

Den abgetropften Tofu in der Küchenmaschine mit Zitronensaft, Zucker und Salz glatt rühren. In einen luftdicht schließenden Behälter füllen, verschließen und mindestens 2 Stunden kalt stellen oder bis zu 2 Wochen im Kühlschrank aufbewahren.

Tofu-Mayonnaise

Zubereitung: 5 Min. • Ergibt ca. 300 g

350 g Seidentofu, in einem feinmaschigen Sieb abgetropft
1 ½ EL frisch gepresster Zitronensaft
1 TL Zucker, ½ TL Salz
1 Prise Senfpulver
1 Prise gemahlener weißer Pfeffer

Abgetropften Tofu mit Zitronensaft, Zucker, Salz, Senfpulver und Pfeffer glatt pürieren. In einen luftdichten Behälter füllen und mindestens 2 Stunden kalt stellen und bis zu 2 Wochen im Kühlschrank aufbewahren. Ich verwende diese Mayonnaise für alle meine Dressings und Sandwiches.

Tofu-Island-Dressing

Prima Ersatz für die handelsübliche Thousand-Island-Sauce.

Zubereitung: 10 Min. • Kühlen: 2 Std. • Ergibt ca. 500 ml

350 g Seidentofu, in einem feinmaschigen Sieb abgetropft
3 EL Ketchup
1 TL normale oder salzarme Sojasauce
1 EL frisch gepresster Zitronensaft
2 EL sweet Pickle-Relish (Gemüserelish aus dem Glas)
1 EL gehackte rote Zwiebel
1 EL gehackte frische Petersilie
frisch gemahlener schwarzer Pfeffer

Den Tofu im Mixer oder der Küchenmaschine mit Ketchup, Sojasauce, Zitronensaft und 80 ml Wasser glatt rühren. In eine Schüssel umfüllen und Relish, Zwiebel, Petersilie und einige Prisen Pfeffer einrühren.

Cremiges Koriander-Knoblauch-Dressing

Den kräftigsten Geschmack bekommen Sie, wenn Sie neben den Korianderblättern auch ein paar Stängel verarbeiten. Sie können auch andere frische Kräuter wie Basilikum, Petersilie oder Minze nehmen.

Zubereitung: 5 Min. • Kühlen: 2 Std. • Ergibt ca. 500 ml

350 g Seidentofu, in einem feinmaschigen Sieb abgetropft
125 ml Reisessig
60 ml normale oder salzarme Sojasauce
2–3 Knoblauchzehen, zerdrückt oder gerieben
½ Bund frischer Koriander

Den Tofu im Mixer oder der Küchenmaschine mit Essig, Sojasauce und Knoblauch glatt rühren. Den Koriander hinzugeben und kurz zerkleinern. Das Dressing in ein Schraubglas füllen, verschließen und mindestens 2 Stunden kalt stellen und bis zu 5 Tage im Kühlschrank aufbewahren.

Fettfreies Balsamico-Dressing

Ein leckeres, ölfreies Salatdressing ist im Handel kaum zu finden. Es ist auch nicht so leicht selber zu machen. Dieses Dressing aber schmeckt und hat die richtige Konsistenz. Sparen Sie aber auf keinen Fall bei der Qualität des Essigs.

Die Geheimzutat ist hier ein wenig Xanthan oder Guaran (natürliches Verdickungsmittel aus dem Reformhaus). Das macht das Dressing cremig und lässt es an den Salatblättern haften. Beide Zutaten kann man auch zum Andicken anderer ungekochter Saucen und Dressings verwenden.

Zubereitung: 10 Min. • Kühlen: 2 Std. • Ergibt 625 ml

60 ml Balsamicoessig
60 ml Apfelessig
60 ml Rotweinessig
60 ml ungewürzter Reisessig
3–4 Knoblauchzehen
50 g Bio-Ketchup, möglichst zuckerarm
1 EL Dijon-Senf
1–2 EL Agavendicksaft
½ TL Xanthan oder Guaran

Balsamico und übrige Essigsorten in den Mixer geben. Knoblauch, Ketchup, Senf, 1 EL Agavendicksaft und 250 ml Wasser hinzugeben und glatt mixen. Bei laufendem Motor langsam Xanthan oder Guaran hinzugeben, ohne dass sich Klümpchen bilden. Weitermixen, bis das Dressing andickt und cremig wird (es dickt beim Kühlen noch weiter an). Abschmecken und nach Wunsch mehr Agavendicksaft hinzugeben.
Das Dressing vor dem Servieren in einem luftdicht schließenden Behälter mindestens 2 Stunden kalt stellen oder bis zu 2 Wochen im Kühlschrank aufbewahren.

Zitrus-Chili-Dressing

Damit das Dressing etwas cremiger wird, geben Sie bis zu einem halben Teelöffel Xanthan oder Guaran bei laufendem Motor in den Mixer. Stellen Sie das Dressing dann rund eine halbe Stunde kalt, damit es andicken kann.

Zubereitung: 5 Min. • Ergibt 375 ml

250 ml Orangensaft
2 EL Dijon-Senf
125 ml Reisessig
2 Knoblauchzehen
1 EL Chilipulver
1 EL süße thailändische Chilisauce (z. B. Mae Ploy)

Orangensaft mit Senf, Essig, Knoblauch, Chilipulver und Chilisauce im Mixer glatt rühren.
Übrig gebliebenes Dressing hält sich, luftdicht verschlossen, bis zu 1 Woche im Kühlschrank.

Rote Paprika-Aioli

Wir essen diese Aioli als Dip für Rohkost, auf Kräckern und Brot und als Abwechslung zu Ketchup auf Burgern.

Zubereitung: 10 Min. • Kühlen: mind. 1 Std. • Ergibt 500 ml

350 g Seidentofu, in einem feinmaschigen Sieb abgetropft
80 g geröstete rote Paprika aus dem Glas, abgetropft
2 EL frisch gepresster Zitronensaft
1 EL Apfelessig
1 Prise Salz

Den Tofu im Mixer glatt rühren. Paprika, Zitronensaft, Essig und Salz hinzugeben und mehrere Minuten gründlich glatt mixen.
Das Dressing in einem luftdicht schließenden Behälter mindestens 1 Stunde kalt stellen oder bis zu 4 Tage im Kühlschrank aufbewahren.

Tahini-Sauce

Wir verwenden diese Sauce zum Stella Blues Scramble (siehe Seite 254) und zu den Falafel-Wraps (siehe Seite 285). Die Sauce ist wegen der Sesampaste etwas fetthaltiger und sollte sparsam verwendet werden. Wenn es schärfer sein darf, geben Sie einen Spritzer Sriracha-Sauce oder eine andere scharfe Chilisauce hinzu.

Zubereitung: 5 Min. • Ergibt 500 ml

ca. 200 g rohe oder geröstete Tahini (Sesampaste)
60 ml frisch gepresster Zitronensaft
2 Knoblauchzehen, zerdrückt oder gerieben

Die Tahini mit Zitronensaft, Knoblauch und 250 ml Wasser in die Küchenmaschine oder den Mixer geben und zu einer glatten Paste rühren. Sofort verbrauchen oder in einem luftdicht schließenden Behälter bis zu 3 Tage im Kühlschrank aufbewahren.

Pikante Erdnusssauce

Sparsam eingesetzt, liefern diese fettreicheren Dressings auch in kleinen Mengen viel Geschmack. Wir essen sie zu Salat, Süßkartoffeln, rohem oder gedämpftem Gemüse und braunem Reis.

Zubereitung: 5 Min. • Ergibt 500 ml

ca. 200 g feine Erdnussbutter
180 ml Reisessig
60 ml normale oder salzarme Sojasauce
1–2 EL Sambal Oelek (indonesische Chilipaste)
60 ml warmes Wasser
2 EL Korianderblätter

Die Erdnussbutter mit Essig, Sojasauce und Chilipaste im Mixer glatt und cremig rühren. Das warme Wasser und die Korianderblätter hinzugeben und weitermixen, bis alles glatt ist.
Sofort verbrauchen oder in einem luftdicht schließenden Behälter bis zu 1 Woche im Kühlschrank aufbewahren.

Enchilada-Sauce

Diese vielseitige rote Sauce verwenden wir bei unserem Tamale-Auflauf (siehe Seite 316) und den Kartoffel-Enchiladas (siehe Seite 327).

Vorbereitung: 5 Min. • Zubereitung: 5 Min. • Ergibt ca. 625 ml

240 ml passierte Tomaten (Passata)
1–1 ½ EL Chilipulver
2 EL Speisestärke
1 Prise Zwiebelpulver
1 Msp. Knoblauchpulver

Die Tomaten in einem Topf mit Chilipulver, Stärke, Zwiebel- und Knoblauchpulver und 175 ml kaltem Wasser verrühren. Aufkochen und bei mittlerer Hitze 5 Minuten rühren, bis die Sauce andickt.
Warm servieren. Übrig gebliebene Sauce in einem luftdicht schließenden Behälter bis zu 1 Woche im Kühlschrank aufbewahren. Unter Rühren bei niedriger Hitze wieder aufwärmen.

Marsala-Champignon-Sauce

Wir verwenden diese Sauce hauptsächlich für Gefüllte Paprika (siehe Seite 326), sie passt aber auch wunderbar zu Getreide, Kartoffeln, Pasta und Gemüse. Hier ist einer der seltenen Fälle, in denen wir Alkohol als Geschmacksträger nutzen.

Vorbereitung: 15 Min. • Zubereitung: 15 Min. • Ergibt 875 ml

2 Lauchstangen (nur weiße und helle Teile), in dünne Scheiben geschnitten
340 g frische Champignons, geputzt und in dünne Scheiben geschnitten
½ TL frisch gehackte Oreganoblätter
½ TL frisch gehackte Salbeiblätter
60 ml normale oder salzarme Sojasauce
30 ml Marsalawein
3 ½ EL Speisestärke

Lauch und Champignons mit 125 ml Wasser in einen Topf geben. Bei mittlerer Hitze unter gelegentlichem Rühren 5 Minuten dünsten, bis das Gemüse zart ist. Oregano, Salbei, Sojasauce, Marsala und 750 ml Wasser hinzugeben. Aufkochen, die Temperatur reduzieren und unabgedeckt unter gelegentlichem Rühren 8 Minuten köcheln lassen.
Die Stärke in einer kleinen Schüssel in 60 ml kaltem Wasser auflösen. Die Mischung unter ständigem Rühren in die Sauce geben. Bei mittlerer Hitze rühren, bis die Sauce aufkocht und leicht andickt.

Goldene Bratensauce

Wir nehmen diese leckere Sauce für unseren Tofu-Braten (siehe Seite 315), sie schmeckt aber auch zu Rösti und Kartoffelpüree. Das Geheimnis der klümpchenfreien Sauce ist das braune Reismehl. Selbst wenn Sie während des Kochens das Umrühren vergessen, genügt es, wenn Sie die Sauce zum Abschluss noch schnell mit dem Schneebesen glatt rühren.

Vorbereitung: 5 Min. • Zubereitung: 10 Min. • Ergibt ca. 500 ml

375 ml Gemüsebrühe
3 EL normale oder salzarme Sojasauce
2 EL Tahini (Sesampaste)
30 g braunes Reismehl
frisch gemahlener schwarzer Pfeffer

Die Brühe in einem Topf mit 125 ml Wasser verrühren. Sojasauce und Tahini in einer kleinen Schüssel vermischen, dann in die Brühe rühren. Die Mischung unter Rühren aufkochen.

Die Temperatur reduzieren und unter Rühren weiterköcheln, dabei das Reismehl langsam löffelweise einstreuen. Das Mehl gut einarbeiten. Sobald die Sauce eindickt und sämig ist, mit etwas Pfeffer abschmecken, in eine Sauciere umfüllen und servieren.

Übrige Sauce hält sich, luftdicht verpackt, im Kühlschrank bis zu 4 Tage. Sie dickt währenddessen weiter an. Bei mittlerer Hitze unter Rühren wieder aufwärmen und bei Bedarf mit etwas Wasser verdünnen.

Veganer Parmesan

Dieser vegane Ersatz für Parmesan enthält keine industriell verarbeiteten Zutaten und ist in wenigen Minuten fertig. Er ist perfekt zum Aufpeppen von Suppen, Eintöpfen und Pasta.

Zubereitung: 5 Min. • Ergibt 2 Becher

1 Becher Mandelmehl (siehe Kasten auf Seite 266)
1 Becher Nährhefe
1 Prise Zwiebelpulver
1 Prise Salz (nach Belieben)

Mandelmehl, Hefe und Zwiebelpulver in ein Schraubglas geben. Verschließen und gut schütteln. Nach Belieben mit Salz abschmecken und erneut schütteln. Verschlossen bis zu 1 Monat im Kühlschrank aufbewahren.

Cashew-Milch

Dieses Rezept ist seit 28 Jahren meine liebste Basis für Saucen und Arme Ritter. Verwenden Sie nur rohe Cashewkerne. Das Rezept funktioniert auch mit geschälten Mandeln.

Zubereitung: 5 Min. • Ergibt 500 ml

70 g Cashewkerne

Die Cashewkerne mit 250 ml Wasser in den Mixer geben und glatt mixen. Weitere 250 ml Wasser hinzugeben und 1–2 Minuten weitermixen. Die Mischung durch ein feines Sieb in eine Schüssel abgießen und die übrigen Feststoffe wegwerfen.
Die Cashew-Milch hält sich, luftdicht verschlossen, im Kühlschrank 2–3 Tage.

Burger und Wraps

Wraps machen einfach mehr Spaß als Sandwiches, weil man hier seine Lieblingszutaten nach Lust und Laune in eine Tortilla oder ein Fladenbrot einwickeln kann. Sie sind einfach zuzubereiten, und man kann alles aufbrauchen, was so unter der Woche übrig geblieben ist.
Burger kann man mittags und abends essen. Allerdings sollte man die Supermarktware aus industriell verarbeitetem Soja lieber links liegen lassen. Die ist auch nicht gesünder als Fast Food. Wir machen uns lieber selbst leckere Burger aus Bohnen und Vollkorngetreide. Da weiß man genau, was man isst, und es schmeckt einfach richtig gut.

Servieren Sie Ihre Burger auf Vollkornbrötchen mit Salat, Tomate, Zwiebeln und eingelegtem Gemüse, Ketchup, Senf oder einem Löffel Tofu-Mayonnaise (siehe Seite 269). Auch die Rote Paprika-Aioli (siehe Seite 272) passt toll zu den Burgern.
Ist endlich Essenszeit?

Nehmen Sie Tortillas ohne zusätzliches Fett. Sie sollten nur aus Mais oder Vollkornweizen, Wasser und wenigen anderen Zutaten bestehen. Wärmen Sie die Fladen kurz vor dem Servieren in einer trockenen beschichteten Pfanne auf oder erhitzen Sie sie, in ein Handtuch gewickelt, in der Mikrowelle, bis sie sich falten lassen.

Linsen-Kartoffel-Burger

Diese Burger sind lecker, gesund und schnell gemacht. Sie können gegarte übrige Burger bis zu 3 Monate einfrieren. Erhitzen Sie die gefrorenen Burger auf einem Teller etwa 2 Minuten (Gebrauchsanleitung beachten) in der Mikrowelle oder etwa 5 Minuten in der trockenen Pfanne.

Vorbereitung: 50 Min. • Garzeit: 40 Min. • Ergibt 12 Burger

300 g getrocknete Linsen
400 g tiefgekühlte Rösti, gewürfelt
½ Zwiebel, gehackt
40 g zarte Haferflocken
½ TL Salbei
½ TL Thymian
½ TL Majoran
¼ TL Geflügelgewürz
frisch gemahlener schwarzer Pfeffer
Vollkornbrötchen und Würzsaucen zum Servieren

Die Linsen mit 500 ml Wasser in einen Topf geben. Abgedeckt bei mittlerer Hitze 40 Minuten kochen, bis sie sehr weich sind und das Wasser aufgenommen haben. Vom Herd nehmen und beiseitestellen.

In der Zwischenzeit die gefrorenen Rösti mit 500 ml Wasser in einen zweiten Topf geben und 20 Minuten unabgedeckt bei mittlerer Hitze kochen, bis die Kartoffelwürfel weich sind und das Wasser verkocht ist. Vom Herd nehmen und beiseitestellen.

Den Backofen auf 180 °C vorheizen und zwei beschichtete oder mit Backpapier ausgelegte Backbleche bereitstellen.

Die Zwiebel mit 60 ml Wasser in einen kleinen Topf geben und unter gelegentlichem Rühren bei mittlerer Hitze 5 Minuten kochen, bis sie weich ist. Vom Herd nehmen und beiseitestellen.

Linsen, Rösti und Zwiebel in einer großen Schüssel gut vermengen. Haferflocken, Salbei, Thymian, Majoran und Geflügelgewürz hinzugeben

und mit Pfeffer abschmecken. Alles gründlich vermengen.
Die Mischung mit feuchten Händen zu 12 Burgern formen und auf den Backblechen verteilen. 20 Minuten backen, wenden und weitere 20 Minuten von der anderen Seite fertig backen.
Die Burger warm auf den Brötchen servieren.

McDougalls Veggie-Burger

Unsere McVeggies haben sich über die Jahre bewährt und sind auch 30 Jahre nach ihrer Erfindung in der Familie ausgesprochen beliebt. Für einen authentischen Grillgeschmack legen Sie die fertigen Burger für einige Minuten auf den Grill.
Sie können die Burger im Voraus formen und bis zu 2 Tage kalt stellen oder bis zu 3 Monate, luftdicht verpackt, einfrieren. Erhitzen Sie die gefrorenen Burger auf einem Teller etwa 2 Minuten in der Mikrowelle oder etwa 5 Minuten in der trockenen Pfanne.

Vorbereitung: 30 Min. • Zubereitung: 30 Min. • Ergibt 16 Burger

600 g fester Tofu, gut abgetropft
350 g Seidentofu, in einem feinmaschigen Sieb abgetropft
225 g zarte Haferflocken
280 g tiefgekühlter Blattspinat, aufgetaut, abgetropft und ausgedrückt
1 große Zwiebel, gehackt
220 g Champignons, gehackt
3 Knoblauchzehen, zerdrückt oder gerieben
2 EL normale oder salzarme Sojasauce
2 EL vegetarische Worcestersauce
2 EL Dijon-Senf
1 TL Paprikapulver
1 TL frisch gepresster Zitronensaft
½ TL frisch gemahlener schwarzer Pfeffer
Vollkornbrötchen und Würzsaucen zum Servieren

Den Backofen auf 180 °C vorheizen und zwei beschichtete oder mit Backpapier ausgelegte Backbleche bereitstellen.
Die beiden Tofusorten in der Küchenmaschine glatt pürieren. Den Tofu in eine große Schüssel geben und mit Haferflocken und Spinat vermengen.
Zwiebel, Champignons und Knoblauch mit 125 ml Wasser in einen großen beschichteten Topf geben und unter regelmäßigem Rühren bei mittlerer Hitze 10–12 Minuten dünsten, bis die Zwiebel weich und das Wasser verkocht ist. Die Mischung zusammen mit Sojasauce, Worcestersauce, Senf, Paprikapulver, Zitronensaft und Pfeffer zum Tofu geben. Mit den Händen gründlich vermengen.
Die Mischung mit feuchten Händen zu 16 ca. 5 mm dicken Burger formen und auf den Backblechen verteilen. 20 Minuten backen, wenden und weitere 20 Minuten von der anderen Seite fertig backen.
Die Burger warm auf den Brötchen servieren.

Tamale-Burger

Wir wickeln die Burgermischung in Tortillas, aber man kann auch Burger daraus formen und auf Brötchen servieren. In beiden Fällen passen mexikanische Würzsaucen perfekt dazu. Sie können übrige gebackene Burger, luftdicht verpackt, bis zu 3 Monate einfrieren. Erhitzen Sie die gefrorenen Burger auf einem Teller etwa 2 Minuten in der Mikrowelle oder etwa 5 Minuten in der trockenen Pfanne.

Vorbereitung: 30 Min. • Ruhen: 20 Min. • Kühlen: 30 Min. • Grillen: 10 Min. • Ergibt 8–10 Burger

50 g Masa Harina (siehe Seite 342)
2 EL Gemüsebrühe
1 Zwiebel, fein gehackt
1 kleine rote Paprika, entkernt und fein gehackt
100 g frisch gekochte oder tiefgekühlte (aufgetaute) Maiskörner
1 Chipotle-Chili in Adobo, gehackt
2 TL Adobo-Sauce
2 Knoblauchzehen, zerdrückt oder gerieben
1 TL gemahlener Kreuzkümmel
550 g gekochter brauner Reis, aufgewärmt
½ Bund Koriander, gehackt
¾ TL abgeriebene Limettenschale
1 ½ EL frisch gepresster Limettensaft
8–10 Maistortillas
Blattsalat, Tomaten, Avocado und Tacosauce zum Servieren

Masa Harina in einer kleinen Schüssel mit 125 ml Wasser verrühren und beiseitestellen.
Die Brühe in einen mittelgroßen beschichteten Topf geben und Zwiebel, Paprika, Mais, Chili, Adobo-Sauce, Knoblauch und Kreuzkümmel hineingeben. Unter ständigem Rühren 10 Minuten dünsten, bis das Gemüse weich ist. Masa Harina dazugeben und gut verrühren (die Mischung dickt

stark an). Abdecken und bei niedriger Hitze unter gelegentlichem Rühren 5 Minuten ziehen lassen.
Den aufgewärmten Reis mit der Gemüsemischung in eine große Schüssel geben und gründlich mit Koriander, Limettenschale und -saft vermengen. 20 Minuten ruhen lassen.
Zwei Backbleche mit Backpapier auslegen. Eine kleine Schüssel mit Wasser bereitstellen. Die Hände mit dem Wasser benetzen und die Gemüse-Reis-Mischung zu 8–10 ovalen, flachen Burgern formen, die in die Mitte einer Tortilla passen. Die Burger auf die Backbleche verteilen und 30 Minuten kalt stellen.
Einen Grill oder eine Grillpfanne vorheizen und die Burger bei mittlerer Hitze etwa 7 Minuten von jeder Seite knusprig grillen.
Zum Servieren einen Burger auf eine Tortilla geben, mit Beilagen nach Belieben verfeinern und einrollen.

Sloppy Joes mit Linsen

Sloppy Joes sind normalerweise ein fettiger Imbiss: ein Brötchen gefüllt mit einer Hackfleischsauce. Wir bieten eine gesunde Alternative an. Die Sauce lässt sich gut wieder aufwärmen, es lohnt sich also, eine größere Menge zuzubereiten. Luftdicht verpackt, hält sie sich im Kühlschrank 4 Tage. Einfach bei niedriger Hitze unter Rühren wieder aufwärmen.

Vorbereitung: 15 Min. • Zubereitung: 1 Std. • Für 8–10 Personen

1 Zwiebel, gehackt
1 grüne Paprika, gehackt
1 EL Chilipulver
150 g getrocknete braune Linsen
420 g gehackte Tomaten
2 EL normale oder salzarme Sojasauce
2 EL Senf (aus Senfpulver)
2 EL brauner Zucker

1 TL Reisessig
1 TL vegetarische Worcestersauce
frisch gemahlener schwarzer Pfeffer
Vollkornbrötchen und Würzsaucen zum Servieren

Zwiebel und Paprika mit 80 ml Wasser in einen großen Topf geben. Bei mittlerer Hitze unter gelegentlichem Rühren 5 Minuten dünsten, bis die Zwiebel weich wird. Das Chilipulver einrühren.
Linsen, Tomaten, Sojasauce, Senf, Zucker, Essig, Worcestersauce, Pfeffer und 750 ml Wasser untermengen. Aufkochen, die Temperatur reduzieren, abdecken und unter gelegentlichem Rühren 55 Minuten köcheln lassen.
Zum Servieren die Sauce über Vollkornbrötchen geben und nach Belieben mit Saucen würzen.

Tomaten-Wraps

Wenn mein Garten im August vor frischen Tomaten aus allen Nähten platzt, ist die beste Zeit für dieses Gericht gekommen. Es ist einfach perfekt für die heißen Spätsommernächte in Nordkalifornien.

Zubereitung: 15 Min. • Kühlen: 30 Min. • Für 4–6 Personen

600 g frische Tomaten, gehackt
420 g schwarze oder Wachtelbohnen aus der Dose, abgetropft und abgewaschen
150 g Avocado, gehackt
3 Frühlingszwiebeln (grüne und weiße Teile), gehackt
2 EL frisch gehackter Koriander
2 EL frisch gepresster Limettensaft
1 EL gehackte Jalapeños (nach Belieben)
Salz
Tabasco, Sriracha- oder andere scharfe Sauce
4–6 Mais- oder Vollkorn-Weizentortillas, warm
klein geschnittener Romana-Salat zum Servieren

Die Tomaten in einer mittelgroßen Schüssel vorsichtig mit Bohnen, Avocado, Frühlingszwiebeln, Koriander, Limettensaft und Jalapeño, falls verwendet, mischen. Mit Salz und etwas scharfer Sauce abschmecken. Abgedeckt 30 Minuten bis 2 Stunden kalt stellen.
Zum Servieren eine Tortilla auf einen Teller legen und die Tomatenfüllung in der Mitte anrichten. Mit Salat bestreuen und mit weiterer Sauce besprenkeln. Einrollen und genießen.

Falafel-Wraps

Traditionell serviert man Falafel in Pitabrot und stellt die übrigen Zutaten auf dem Tisch bereit, sodass sich jeder seine Mischung selber zusammenstellen kann. Meine Tochter macht es sich da einfacher: Sie mischt alle Beläge in einer Schüssel und wickelt sie dann in eine Vollkornweizen-Tortilla ein. Das hat auch mich überzeugt. Selbstverständlich können Sie die Mischung auch in ein aufgeschnittenes Pitabrot füllen. Wenn es noch weniger Fett sein soll, nehmen Sie fettarmes Hummus statt der Tahini.

Für ölfreie Falafel kaufen Sie eine Falafelmischung und mischen Sie nach Anleitung an. Dann aber braten Sie sie nicht in der Pfanne, sondern backen Sie die Küchlein im Ofen bei 190 °C etwa 10 Minuten von jeder Seite, bis sie schön goldbraun sind. Sie können sie auch ohne Fett in einer beschichteten Pfanne braun anbraten.

Zubereitung: 20 Min. (mit vorbereiteten Falafeln) • Für 6–8 Personen

Tahini-Sauce (siehe Seite 273)
60 ml frisch gepresster Zitronensaft
1 Tomate, gehackt
120 g Gurke, gehackt
3 Frühlingszwiebeln (grüne und weiße Teile), gehackt
Sriracha-Chilisauce

ca. 80 g Blattsalat, gehackt
700–800 g Falafel, gebacken und in große Stücke geschnitten
Vollkorn-Pitabrot oder -Weizentortilla

Die Tahini-Sauce in einer mittelgroßen Schüssel mit Zitronensaft, Tomate, Gurke, Frühlingszwiebeln und Sriracha-Sauce verrühren. Salat und Falafelstücke unterheben.
Zum Servieren aufgeschnittenes Pitabrot oder Tortillas mit der Falafelmischung füllen.

Pikante Tofu-Tacos mit Weißkraut und Koriander-Knoblauch-Aioli

Das Weißkraut liefert den Biss und die Aioli den Pepp. Beides zusammen mit Tacos gibt im Handumdrehen ein leckeres Mittag- oder Abendessen.

Vorbereitung: 30 Min. • Zubereitung: 10 Min. • Für 6–8 Personen

Für den Tofu
60 ml normale oder salzarme Sojasauce
2 EL frisch gepresster Limettensaft
2 EL Chilipulver
2 TL gemahlener Kreuzkümmel
2 TL Knoblauchpulver
½ TL Cayennepfeffer
680 g sehr fester Tofu, abgetropft und in 1 cm große Würfel geschnitten

Für das Weißkraut
400 g Weißkohl, fein geschnitten
3 EL gewürzter Reisessig
½ TL frisch gepresster Limettensaft

Für die Aioli

1 Portion Tofu-Sauerrahm (siehe Seite 268)
½ Bund Koriander, grob gehackt
2 große Knoblauchzehen, zerdrückt oder gerieben
2 EL frisch gepresster Limettensaft
1 Prise Salz
12 kleine Mais- oder Vollkorn-Weizentortillas, warm
scharfe Chilisauce (nach Belieben)

Für den Tofu: Sojasauce, Limettensaft, Chilipulver, Kreuzkümmel, Knoblauchpulver und Cayennepfeffer in einer großen Schüssel verrühren. Den Tofu vorsichtig unterheben und 10 Minuten marinieren.
Einen großen beschichteten Topf bei mittlerer Hitze erhitzen. Den Tofu mit der Marinade hineingeben und unter gelegentlichem Rühren 10 Minuten erhitzen, bis der Tofu braun und knusprig wird. Beiseitestellen.
Für das Weißkraut: Weißkohl, Essig und Limettensaft in einer mittelgroßen Schüssel mischen und ziehen lassen.
Für die Aioli: Tofu-Sauerrahm, Koriander, Knoblauch, Limettensaft und Salz in einer kleinen Schüssel miteinander verrühren.
Zum Servieren die warme Tofumischung längs in der Mitte einer Tortilla verteilen und mit Weißkraut, Aioli und Chilisauce (falls verwendet) anrichten. Einrollen und servieren.

Baja-Gemüse-Wraps

Die Füllung für diese Wraps reicht für eine Woche. Stellen Sie Reste einfach abgedeckt in den Kühlschrank und wärmen Sie sie vor dem Servieren bei mittlerer Hitze in einem Topf oder in der Mikrowelle auf. Behalten Sie etwas von dem Koriander zurück und bestreuen Sie damit kurz vor dem Servieren die Füllung. Sie können die Füllung auch auf Ofenkartoffeln oder gekochtem Vollkorngetreide servieren.

Vorbereitung: 20 Min. • Zubereitung: 20 Min. • Für 6–8 Personen

1 Zwiebel, gehackt
1 grüne Paprika, gehackt
1 Möhre, längs halbiert und in Scheiben geschnitten
1 Knoblauchzehe, zerdrückt oder gerieben
125 ml Gemüsebrühe
1 Bund Frühlingszwiebeln (grüne und weiße Teile), in 1 cm lange Stücke geschnitten
150 g Chinakohl, klein geschnitten
1 EL normale oder salzarme Sojasauce
1 TL Chilipulver
1 TL Oreganoblätter
400 g frische Tomaten, gehackt
400 g (reichlich) frischer Blattspinat, gehackt
2 Dosen (à 420 g) schwarze Bohnen, abgetropft und abgespült
125 ml Salsa Fresca
1–2 EL gehackter frischer Koriander
Tabasco oder andere scharfe Sauce nach Geschmack
6–8 Vollkorn-Weizentortillas, warm

Zwiebel, Paprika, Möhre und Knoblauch in einen großen Topf geben. Die Gemüsebrühe hinzugeben und unter gelegentlichem Rühren bei mittlerer Hitze 5 Minuten garen, bis das Gemüse weich wird. Frühlingszwiebeln, Kohl, Sojasauce, Chilipulver und Oregano hinzugeben und unter gelegentlichem Rühren 10 Minuten kochen. Tomaten, Spinat, Bohnen und Salsa hinzugeben und 5 Minuten kochen. Vom Herd nehmen und Koriander und Chilisauce nach Geschmack einrühren.
Eine Tortilla auf einen Teller legen, die Füllung in der Mitte verteilen, einrollen und servieren.

Barbecue-Tofu-Wraps

Sie können selbstverständlich auch jede andere Bohnensorte für diese Wraps verwenden.

Vorbereitung: 20 Min. • Zubereitung: 20 Min. • Für 6–8 Personen

400 g fester Tofu, abgetropft und in 1 cm große Würfel geschnitten
3 TL Weißweinessig
1 ½ TL gemahlener Kreuzkümmel
1 ½ TL Chilipulver
125 ml Gemüsebrühe
1 Zwiebel, gehackt
1 rote Paprika, gehackt
1 Dose (420 g) schwarze Bohnen, abgetropft und abgewaschen
180 g gekochter brauner Reis
120 g frische oder tiefgekühlte (aufgetaute) Maiskörner
200 ml Barbecue-Sauce
6–8 Vollkorn-Weizentortillas, warm
klein geschnittener Blattsalat, gehackte Tomaten, gehackte Zwiebeln und/oder Salsa zum Belegen (nach Belieben)

Den Tofu mit Essig, Kreuzkümmel und Chilipulver in eine flache Schüssel geben. Vorsichtig durchrühren, um den Tofu mit der Marinade zu überziehen, dann beiseitestellen.

Gemüsebrühe mit Zwiebel und Paprika in einen beschichteten Topf geben. Unter gelegentlichem Rühren 5 Minuten dünsten, bis das Gemüse weich wird. Bohnen, Reis, Mais und Barbecue-Sauce einrühren und unter gelegentlichem Rühren 2 Minuten erhitzen. Den Tofu hinzugeben und 3 Minuten garen, dabei hin und wieder umrühren.

Zum Servieren eine Tortilla auf einen Teller legen und die Füllung in der Mitte verteilen. Nach Belieben belegen, einrollen und servieren.

Hoisin-Tofu-Wraps mit Salat

Diese Wraps machen richtig Spaß, lassen sich aber einfach nicht elegant essen – Sie brauchen unbedingt Servietten. Wenn es weniger Fett sein soll, lassen Sie die Pinienkerne weg und geben Sie 100 g gehackte Wasserkastanien und einen zusätzlichen Esslöffel Hoisin-Sauce zum kochenden Tofu.

Vorbereitung: 15 Min. • Zubereitung: 15 Min. • Für 2 Personen

340 g fester Tofu, abgetropft und in 1 cm große Würfel geschnitten
3 EL Reisessig
2 EL normale oder salzarme Sojasauce
1 EL Zucker
¼ TL Sambal Oelek (indonesische Chilipaste)
1 Spritzer Sesamöl
1 EL Hoisin-Sauce, mehr zum Servieren
1 Bund frischer Koriander oder glatte Petersilie, gehackt
70 g geröstete Pinienkerne
8 Eisberg- oder Kopfsalatblätter

Den Tofu mit Reisessig, Sojasauce, Zucker, Sambal Oelek und Sesamöl in eine Schüssel geben und vorsichtig mischen.
Einen beschichteten Topf bei mittlerer bis starker Hitze erhitzen und den Tofu mit der Marinade hineingeben. Unter ständigem Rühren 3–4 Minuten kochen, bis die Flüssigkeit verdampft ist. Hoisin-Sauce, dann Koriander oder Petersilie einrühren und 1 Minute pfannenrühren. Den Topf vom Herd nehmen und die Pinienkerne untermengen.
Zum Servieren ein Salatblatt auf einen Teller legen, nach Wunsch mit etwas Hoisin-Sauce beträufeln und die Tofumischung in der Mitte anrichten. Salatblatt einrollen und servieren.

Aufstriche für Wraps

Artischocken-Aufstrich

Ein leckerer Aufstrich für Sandwiches, als Dip für Cräcker oder Rohkost sowie als Füllung für Pita-Brote mit Tomaten, Gurke und Sprossen.

Zubereitung: 10 Min. • Ergibt 750 ml

2 Dosen (à 400 g) Artischockenherzen in Wasser, abgetropft und abgewaschen
1 Dose (420 g) weiße Bohnen, abgetropft und abgewaschen
4 EL Zitronensaft
2 Knoblauchzehen, zerdrückt
4 Frühlingszwiebeln, gehackt
1 EL normale oder salzarme Sojasauce
½ TL Cayennepfeffer

Alle Zutaten in den Mixer geben und glatt pürieren.

Thunfischfreier Thunfisch-Aufstrich

Dies ist ein absoluter Hit des McDougall-Programms, perfekt für ein dickes, herzhaftes Sandwich mit Salat, Tomaten und Zwiebeln.

Zubereitung: 10 Min. • Kühlen: 1 Std. • Ergibt 500 ml

1 Dose (420 g) Kichererbsen, abgetropft und abgewaschen
50 g Tofu-Mayonnaise (siehe Seite 269) oder möglichst fettarme vegane Mayonnaise
½ Zwiebel, fein gehackt
1 Stange Staudensellerie, fein gehackt
1 Frühlingszwiebel, fein gehackt
1 EL Zitronensaft

Die Kichererbsen in den Mixer geben und grob pürieren oder mit einem Stampfer zerstoßen. Nicht glatt pürieren. In eine Schüssel geben und gründlich mit den restlichen Zutaten vermengen. Mindestens 1 Stunde kalt stellen oder bis zu 4 Tage im Kühlschrank aufbewahren.

Suppen und Eintöpfe

Diese herzhaften Suppen und Eintöpfe sollte jede Sorge zerstreuen, dass Sie bei der High-Carb-Diät Hunger leiden müssten. Ganz im Gegenteil sind diese Gerichte nahrhaft genug, um jeden satt zu bekommen.
Man kann Suppen und Eintöpfe auch sehr gut im Voraus zubereiten und später aufwärmen. Viele schmecken dann sogar noch besser. Reichen Sie dazu einen Salat und eine Scheibe Vollkornbrot, und Sie haben eine herrliche Mahlzeit.

Miso-Suppe

Diese einfache, leckere Suppe ist leicht genug für warme Sommerabende und eignet sich auch als Vorspeise für ein mehrgängiges Abendessen. Für etwas mehr Substanz geben Sie Soba- oder Udon-Nudeln zusammen mit der Miso dazu.

Vorbereitung: 10 Min. • Zubereitung: 5 Min. • Ruhen: 2 Min. • Für 4 Personen

30 g Wakame-Seetang
4 EL milde weiße Miso
340 g Seidentofu, in einem feinmaschigen Sieb abgetropft
30 ml normale oder salzarme Sojasauce
4 Frühlingszwiebeln (grüne und weiße Teile), gehackt

Den Seetang in einer Schüssel mit Wasser bedecken und 5 Minuten einweichen. Abtropfen, das Wasser mit den Händen herausdrücken und den

Tang in mundgerechte Stücke schneiden. Beiseitestellen.
1 l Wasser in einem Topf zum Kochen bringen. Die Miso in einer kleinen Schüssel mit 125 ml kochendem Wasser zu einer glatten Paste rühren. Die Paste in den Topf geben, einrühren und 1 Minute kochen. Tofu, Sojasauce und Seetang dazugeben. Sanft durchrühren, vom Herd nehmen und die Frühlingszwiebeln hineingeben. Vor dem Servieren 2 Minuten ziehen lassen.

Stückige Gazpacho

Ich serviere Variationen dieser erfrischenden Tomatensuppe den ganzen Sommer hindurch, vor allem wenn es in Santa Rosa nachts zu warm für warmes Essen ist. Sie können die Vorbereitungszeit verkürzen, indem Sie das Gemüse im Mixer zerkleinern, statt von Hand zu schneiden. Ansonsten ist die Gazpacho ganz einfach zu machen. Sie hält sich, fest verschlossen, bis zu 3 Tage im Kühlschrank.

Zubereitung: 20–40 Min. • Kühlen: etwa 3 Std. • Für 10 Personen

2 große reife Tomaten
1 l Tomatensaft
120 g Gurke, gehackt
1 rote Zwiebel, gehackt
2 Stangen Staudensellerie, gehackt
60 g frische oder tiefgekühlte (aufgetaute) Maiskörner
80 g grüne Paprika, gehackt
3 Frühlingszwiebeln (grüne und weiße Teile), gehackt
30 g Zucchini, gehackt
30 g grüne Chilis aus dem Glas, gehackt
½ Bund frische Petersilie, gehackt
3 Stängel Koriander, gehackt
1–2 Knoblauchzehen, zerdrückt oder gerieben
2 EL Rotweinessig

2 EL Limettensaft
1 EL Tabasco oder andere scharfe Sauce (nach Belieben)

Die Tomaten mit einem Tomatenmesser schälen oder kurz in kochendes Wasser tauchen und dann schnell in Eiswasser abschrecken, damit sie nicht garen. Die Schale sollte sich jetzt leicht abziehen lassen.
Die geschälten Tomaten entkernen und das Fruchtfleisch hacken und in eine große Schüssel geben. Tomatensaft, Gurke, Zwiebel, Sellerie, Mais, Paprika, Frühlingszwiebeln, Zucchini, Chilis, Petersilie, Koriander, Knoblauch, Essig und Limettensaft hinzugeben und durchrühren.
Abgedeckt 3 Stunden kalt stellen, bis die Gazpacho sehr kalt ist. Nach Belieben mit Sauce abschmecken oder die Sauce auf den Tisch stellen.
Kalt servieren.

Minestrone

Ich bereite Minestrone im Herbst und Winter in den verschiedensten Varianten zu, das hier ist unsere Lieblingsversion. Sie können jede Art von getrockneter Pasta nehmen. Wir nehmen Spaghetti und brechen sie in 5-cm-Stücke.

Vorbereitung: 30 Min. • Zubereitung: 3 Std. • Für 8 Personen

250 g getrocknete Kidneybohnen
1 Zwiebel, gehackt
1 TL zerdrückter Knoblauch
1 Stange Sellerie, gehackt
1 Möhre, in Scheiben geschnitten
6–8 kleine Kartoffeln (z. B. Bamberger Hörnchen oder Rosa Tannenzapfen), in Stücke geschnitten
60 g frische grüne Bohnen, in 2,5 cm lange Stücke geschnitten
250 ml passierte Tomaten
2 EL getrocknete Petersilie

1 ½ TL Basilikum
1 ½ TL Oregano
½ TL Majoran
1 Prise Selleriesamen
½ TL frisch gemahlener schwarzer Pfeffer
1 Dose (420 g) Kichererbsen, abgetropft und abgewaschen
1 Dose (420 g) gehackte Tomaten
1 Zucchini, gehackt
150 g Weißkohl, klein geschnitten
100 g getrocknete Vollkorn-Pasta

Die Bohnen in einem großen Topf mit Wasser bedecken. Aufkochen, 2 Minuten kochen, vom Herd nehmen und 1 Stunde quellen lassen (alternativ die Bohnen über Nacht einweichen). Das Wasser abgießen. Zwiebel, Knoblauch und 2 l frisches Wasser hinzugeben. Aufkochen, die Temperatur reduzieren und abgedeckt 1 Stunde kochen lassen. Sellerie, Möhre, Kartoffeln, grüne Bohnen, passierte Tomaten und alle Kräuter und Gewürze hinzugeben. Aufkochen, die Temperatur reduzieren und 45 Minuten köcheln lassen. Kichererbsen, Tomaten aus der Dose und Zucchini hinzugeben. Weitere 30 Minuten kochen. Kohl und Pasta hineingeben und weitere 30 Minuten kochen.

Schnelle Schwarze-Bohnen-Suppe

Diese Suppe kann man wunderbar im Voraus zubereiten und dann kurz aufwärmen. Bereiten Sie die doppelte Menge zu, damit Sie immer eine schnelle Suppe zur Hand haben.

Vorbereitung: 5 Min. • Zubereitung: 10 Min. • Für 2–4 Personen

3 Dosen (à 420 g) schwarze Bohnen, abgetropft und abgewaschen
450 ml Gemüsebrühe
250 ml Salsa Fresca
½ TL gerebelter Oregano
¼ TL Chilipulver (nach Belieben mehr)
⅛ TL geräuchertes Chipotle-Pulver
einige Spritzer scharfe Sauce (nach Belieben)

Von den Bohnen 200 g in einer Schüssel beiseitestellen. Die übrigen Bohnen mit der Brühe und der Salsa in den Mixer geben. Glatt pürieren und in einen Topf umfüllen. Die zurückbehaltenen Bohnen mit der Gabel oder einem Stampfer leicht zerdrücken und mit den übrigen Zutaten in den Topf geben. Bei mittlerer Hitze 10 Minuten kochen, damit sich die Aromen entfalten können. Vor dem Servieren mit Gewürzen und Sauce abschmecken.

Tortilla-Suppe

Wenn frische Tomaten keine Saison haben, können Sie auch Tomaten aus der Dose nehmen. Geben Sie 1 Dose (420 g) gehackte Tomaten zusammen mit den Bohnen und dem Mais hinzu.

Vorbereitung: 15 Min. • Zubereitung: 30 Min. • Für 6 Personen

1 l Gemüsebrühe
1 Zwiebel, gehackt
80 g grüne Paprika, gehackt
450 g frische Tomaten, gehackt
1 Dose (420 g) schwarze Bohnen, abgetropft und abgewaschen
120 g tiefgekühlte Maiskörner
75–125 ml Salsa (mild, medium oder scharf)
1–2 EL gehackte grüne Chilis
90–120 g Avocado, gehackt
Salz
frisch gemahlener Pfeffer
30 g zerbröselte fettarme Tortillachips

125 ml Brühe in einen kleinen Topf geben. Zwiebel, Paprika und Tomaten hineingeben. Unter gelegentlichem Rühren bei niedriger Hitze 15 Minuten kochen. Die restliche Brühe hinzugeben, aufkochen, die Temperatur reduzieren und Bohnen und Mais hinzugeben. 10 Minuten bei niedriger Hitze kochen. Die Salsa, die Chilis sowie die Avocado dazugeben und mit Salz sowie Pfeffer abschmecken. Weitere 5 Minuten kochen. Unmittelbar vor dem Servieren die Tortillachips einrühren.

Tomaten-Basilikum-Suppe

Diese Suppe ist ein schöner erster Gang für eine Dinnerparty und eignet sich auch als Sauce für Gemüse, Kartoffeln und Pasta.

Vorbereitung: 10 Min. • Zubereitung: 1 Std. 30 Min. • Für 6–8 Personen

2 Dosen (à 800 g) gehackte Tomaten im eigenen Saft
375 ml Gemüsesaft
1 Zwiebel, grob gehackt
4–6 Knoblauchzehen, zerdrückt oder gerieben
1 großes Bund frisches Basilikum (ca. 60 g)
250 ml Soja- oder Reismilch (nach Belieben)
frisch gemahlener schwarzer Pfeffer

Die Tomaten mit Saft, Gemüsesaft, Zwiebel, Knoblauch und Basilikum in einen großen Topf geben und 125 ml Wasser einrühren. Aufkochen, die Temperatur reduzieren und abgedeckt 1 ½ Stunden köcheln lassen.
Die Suppe mit einem Stabmixer oder in mehreren Portionen im Standmixer pürieren und wieder in den Topf geben.
Die Sojamilch (falls verwendet) einrühren und erhitzen, aber nicht mehr kochen. Mit Pfeffer abschmecken und heiß servieren.

Kartoffelsuppe

Wenn Sie tiefgekühlte, fettarme Rösti verwenden, ist diese äußerst beliebte Suppe des McDougall-Programms im Handumdrehen zubereitet.

Vorbereitung: 10 Min. • Zubereitung: 30 Min. • Für 4–6 Personen

1 l Gemüsebrühe
1 Zwiebel, gehackt
2 Stangen Sellerie, gehackt

1 Stange Lauch (nur weiße und helle grüne Teile), in dünne Ringe geschnitten
800–850 g gewürfelte tiefgekühlte Rösti
500 ml Soja- oder Reismilch
1 Msp. weißer Pfeffer
2 EL getrocknete Petersilie
2 EL getrocknete Schnittlauchröllchen
½ TL Meersalz (nach Belieben)
Raucharoma (Liquid Smoke, nach Belieben)

125 ml Brühe mit Zwiebel, Sellerie und Lauch in einen großen Topf geben und 5 Minuten kochen, bis das Gemüse weich wird. Die Kartoffeln und die restliche Brühe hinzugeben. Aufkochen, die Temperatur reduzieren und abgedeckt 20 Minuten köcheln lassen.
Die Suppe mit einem Stabmixer oder in mehreren Portionen im Standmixer pürieren und wieder in den Topf geben.
Sojamilch, Pfeffer, Petersilie, Schnittlauch sowie Salz und einen Spritzer Raucharoma (falls verwendet) einrühren. Erhitzen und servieren.

Marokkanische Linsensuppe

Diese Suppe ist in Marokko in zahlreichen Varianten ein typisches Essen für den Ramadan und für Feste. Hier ist unsere Version.
Wir reichen dazu Vollkornfladenbrot zum Dippen oder geben die Suppe über braunen Reis.

Vorbereitung: 15 Min. • Zubereitung: 1 Std. • Für 6–8 Personen

1 Zwiebel, gehackt
4 Stangen Sellerie, gehackt
1,5 l Gemüsebrühe
450 g Tomaten, gehackt
200 g getrocknete rote Linsen
1 Dose (420 g) Kichererbsen, abgetropft und abgewaschen

1 Lorbeerblatt
½ TL Zimt
½ TL Ingwerpulver
½ TL Kurkuma
1 Prise gemahlener Koriander
1 Prise frisch gemahlener schwarzer Pfeffer
100 g Risoni- bzw. Orzo-Nudeln (Nudeln in Reisform)
½ Bund Koriander, gehackt
2 EL frisch gepresster Zitronensaft

125 ml Wasser mit Zwiebel und Sellerie in einen großen Topf geben. Unter gelegentlichem Rühren 5 Minuten kochen, bis das Gemüse weich wird. Brühe, Tomaten, Linsen, Kichererbsen, Lorbeerblatt, Zimt, Ingwer, Kurkuma, Koriander und Pfeffer dazugeben. Aufkochen, die Temperatur reduzieren und abgedeckt 45 Minuten köcheln lassen, bis die Linsen zart sind.

Nudeln, Koriandergrün und Zitronensaft einrühren. 10 Minuten kochen, bis die Risoni al dente sind.

Heiß servieren.

Erbsen-Gemüse-Suppe

Diese sämige Suppe mit ihren kräftigen Gemüsestücken ist perfekt für kalte Regentage, nicht zuletzt durch das Senfpulver und das geräucherte Paprikapulver. Sie können die Suppe pur oder auch auf braunem Reis servieren. Sie dickt beim Abkühlen an, deshalb koche ich sie meist schon morgens und lasse sie dann abkühlen und andicken. Bevor ich sie wieder erwärme, gebe ich dann Tomaten und frische Kräuter dazu.

Vorbereitung: 15 Min. • Zubereitung: 1 Std. 10 Min. • Für 6–8 Personen

400 g getrocknete Erbsen
1 große Zwiebel, gehackt
3 Selleriestangen, gehackt
2 Möhren, gehackt
280 g kleine Kartoffeln (z. B. Bamberger Hörnchen oder Rosa Tannenzapfen), gewürfelt
2 Knoblauchzehen, zerdrückt oder gerieben
2 EL getrocknete Petersilie
2 Lorbeerblätter
1 TL Senfpulver
½ TL geräuchertes Paprikapulver
frisch gemahlener schwarzer Pfeffer
1 große Tomate, in 1 cm große Würfel geschnitten
30 g frischer Koriander oder Petersilie, grob gehackt
Meersalz nach Belieben

Die Erbsen mit 2 l Wasser in einen großen Topf geben. Bei mittlerer Hitze aufkochen, die Temperatur reduzieren und ohne Deckel 20 Minuten köcheln lassen. Zwiebel, Sellerie, Möhren, Kartoffeln, Knoblauch, Petersilie, Lorbeerblätter, Senfpulver, Paprikapulver und Pfeffer einrühren. Wieder aufkochen, die Temperatur reduzieren und abgedeckt 45 Minuten köcheln lassen, bis das Gemüse zart ist. Tomate, Koriander und Meersalz nach Belieben hinzugeben. Vor dem Servieren 5 Minuten ziehen lassen.

Festliche Dal-Suppe

In Indien, Nepal, Pakistan, Sri Lanka und Bangladesch macht man aus getrockneten Linsen, Erbsen und Bohnen sämige Suppen und Eintöpfe, die man Dal nennt. Diese kräftige Suppe ist eine prima Möglichkeit, übrig gebliebenes Gemüse aufzubrauchen. Wenn es etwas schärfer sein soll, geben Sie etwas Chilisauce hinzu.

Vorbereitung: 10 Min. • Zubereitung: 1 Std. • Für 4 Personen

1 Zwiebel, gehackt
2 Knoblauchzehen, zerdrückt oder gerieben
1 ½ TL frisch geriebener Ingwer
1 TL geräuchertes Paprikapulver
½ TL gemahlener Kreuzkümmel
¼ TL gemahlener Koriander
frisch gemahlener schwarzer Pfeffer
200 g rote Linsen
1 Dose (420 g) Kichererbsen, abgetropft und abgewaschen
1 Dose (420 g) gehackte Tomaten
280 g mehligkochende Kartoffeln, grob gewürfelt
1 EL frisch gepresster Zitronensaft
1–2 TL Sambal Oelek (indonesische Chilipaste)
200 g Blattgemüse wie Mangold, Grünkohl oder Spinat, grob gehackt
Meersalz nach Geschmack

60 ml Wasser mit Zwiebel und Knoblauch in einen großen Topf geben und unter gelegentlichem Rühren bei mittlerer Hitze 5 Minuten kochen, bis die Zwiebel weich wird.

Ingwer, Paprikapulver, Kreuzkümmel, Koriander und einige Prisen Pfeffer einrühren. Linsen, Kichererbsen, Tomaten, Kartoffeln und 750 ml Wasser hinzugeben. Aufkochen, die Temperatur reduzieren und abgedeckt 50 Minuten köcheln lassen, bis die Linsen zart sind.

Zitronensaft, 1 TL Sambal Oelek und das Blattgemüse einrühren.

5–7 Minuten kochen, bis das Gemüse gar ist. Mit Salz und Sambal Oelek abschmecken.
Heiß servieren.

Quinoa-Eintopf

Die perfekte Suppe für kalte Winterabende, wenn man etwas Bodenständiges und Wärmendes braucht. Statt der Bamberger Hörnchen bzw. Rosa Tannenzapfen können Sie auch neue rote Kartoffeln nehmen.

Vorbereitung: 15 Min. • Zubereitung: 40 Min. • Für 6–8 Personen

1 l Gemüsebrühe
100 g Quinoa, unter fließendem kaltem Wasser im Sieb gewaschen
350 g kleine Kartoffeln (z. B. Bamberger Hörnchen oder Rosa Tannenzapfen), in mundgerechte Stücke geschnitten
1 große Zwiebel, gehackt
2–4 Knoblauchzehen, zerdrückt oder gerieben
2 Jalapeños, ohne Samen und gehackt
250 g frische oder tiefgekühlte Maiskörner
100 g frischer Blattspinat, gehackt
Chilisauce nach Belieben
frisch gemahlener schwarzer Pfeffer nach Belieben

Brühe, Quinoa, Kartoffeln, Zwiebel, Knoblauch und Chilis mit 500 ml Wasser in einen großen Topf geben. Aufkochen, die Temperatur reduzieren und abgedeckt 20 Minuten kochen lassen, bis alles gar ist. Den Mais einrühren und 15 Minuten kochen. 5 Minuten vor Ende der Kochzeit den Spinat einrühren. Unmittelbar vor dem Servieren mit Chilisauce und Pfeffer abschmecken.
Heiß servieren und Chilisauce zum Nachwürzen auf den Tisch stellen, falls jemand mehr Schärfe wünscht.

Schwarze-Bohnen-Chipotle-Suppe

Die perfekte Suppe für den Slow Cooker: Sie geben einfach am Morgen alle Zutaten in den Topf und haben abends eine fertige Suppe.

Vorbereitung: 10 Min. • Zubereitung: 8 Std. • Für 8–10 Personen

400 g getrocknete schwarze Bohnen
2 Dosen (à 420 g) geröstete gehackte Tomaten
225 g grüne Chilis aus dem Glas, gewürfelt
1 Zwiebel, gehackt
2 Knoblauchzehen, zerdrückt oder gerieben
1 TL Chilipulver
1 TL gemahlener Kreuzkümmel
¼ TL zerstoßener roter Pfeffer
1 Msp. Chipotle-Pulver
3 Stängel frischer Koriander, gehackt

Bohnen, Tomaten, Chilis, Zwiebel, Knoblauch, Chilipulver, Kreuzkümmel, Pfeffer und Chipotle-Pulver in einen Slow Cooker (Schongarer) geben und 1,5 l Wasser einrühren. Abdecken und auf hoher Stufe 8 Stunden kochen. Vor dem Servieren Koriander einrühren.

Herbstliche Gartengemüsesuppe

Hier kommt eine schöne Gemüsevielfalt zum Einsatz, die Sie nach Lust und Laune variieren können.

Vorbereitung: 45 Min. • Zubereitung: 1 Std. • Für 8 Personen

1 Zwiebel, gehackt
4 Knoblauchzehen, zerdrückt oder gerieben
2 Möhren, geschält und in Scheiben geschnitten

2 Stangen Sellerie, gehackt
1,5 l Gemüsebrühe
900 g Eiertomaten, gehackt
1 Dose (420 g) Cannelini-Bohnen, abgetropft und abgewaschen
1 Dose (420 g) kleine weiße Bohnen, abgetropft und abgewaschen
2 EL normale oder salzarme Sojasauce
240 g Zucchini, klein geschnitten
350 g kleine Blumenkohlröschen
200 g Grünkohl, klein geschnitten
200 g Mangold, klein geschnitten
50 g getrocknete Pasta
3 Stängel frisches Basilikum, in dünne Streifen geschnitten
frisch gemahlener schwarzer Pfeffer

Zwiebel, Knoblauch, Möhren und Sellerie mit 125 ml Wasser in einen großen Topf geben und unter gelegentlichem Rühren 5 Minuten kochen. Brühe, Tomaten, beide Sorten Bohnen und Sojasauce einrühren. Aufkochen, die Temperatur reduzieren und abgedeckt 10 Minuten kochen. Zucchini, Blumenkohl und Kohl einrühren und 15 Minuten kochen. Dann Mangold und Pasta hinzugeben und die Pasta 10 Minuten al dente garen. Basilikum einrühren. Vor dem Servieren mit Pfeffer abschmecken.

Süßkartoffel-Bisque

Sie können hier sowohl Süßkartoffeln als auch Yamswurzeln nehmen. Yams gibt der Bisque eine noch intensivere orange Farbe. Bisque ist eigentlich eine dickflüssige, püreeartige Suppe aus Krusten- und Schalentieren.

Vorbereitung: 20 Min. • Zubereitung: 1 Std. • Für 6–8 Personen

1 Zwiebel, gehackt
1,2 l Gemüsebrühe
2 Jalapeños, ohne Samen und gehackt

360 g Süßkartoffeln oder Yamswurzeln, geschält und in Stücke geschnitten
3 Möhren, geschält und in Scheiben geschnitten
250 ml Soja- oder Reismilch
1–2 EL in Streifen geschnittenes Basilikum
1 EL brauner Zucker
1 Prise Cayennepfeffer (nach Belieben)

Die Zwiebel mit 125 ml Brühe in einen mittelgroßen Topf geben. Unter gelegentlichem Rühren 5 Minuten kochen, bis die Zwiebel weich ist. Die Jalapeños hinzugeben und 2 Minuten kochen. Die restliche Brühe mit Kartoffeln oder Yamswurzeln und Möhren in den Topf geben. Aufkochen, die Temperatur reduzieren und abgedeckt 45 Minuten kochen lassen, bis das Gemüse gar ist.
Die Suppe mit einem Stabmixer oder in mehreren Portionen im Standmixer pürieren und wieder in den Topf geben.
Sojamilch, Basilikum, Zucker und Cayennepfeffer (falls verwendet) einrühren. Unter gelegentlichem Rühren 5 Minuten köcheln lassen.
Heiß servieren.

Brokkoli-Bisque

Schneller geht es, wenn Sie abgepackte Brokkoliröschen kaufen.

Vorbereitung: 10 Min. • Zubereitung: 20 Min. • Für 6–8 Personen

700 g Brokkoliröschen
750 ml Gemüsebrühe
280 g gewürfelte tiefgekühlte Rösti
1 Zwiebel, gehackt
1 TL getrockneter Dill
625 ml Soja- oder Reismilch
1 EL Dijon-Senf
1 Prise frisch gemahlener weißer Pfeffer

Brokkoli, Brühe, Kartoffeln, Zwiebel und Dill in einen mittelgroßen Topf geben. Aufkochen und bei mittlerer Hitze abgedeckt 15 Minuten kochen lassen.
Die Suppe mit einem Stabmixer oder in mehreren Portionen im Standmixer pürieren und wieder in den Topf geben.
Sojamilch, Senf und Pfeffer einrühren. Erhitzen und heiß servieren.

Pilz-Graupen-Suppe

Sie sparen bei der Zubereitung Zeit, wenn Sie bereits in Scheiben geschnittene Champignons und vorgeschnittenen Kohl kaufen.

> Wasabi (japanischer Meerrettich) in Pulverform finden Sie in Asialäden, Reformhäusern und im Internet.

Vorbereitung: 10 Min. • Zubereitung: 1 Std. • Für 4–6 Personen

200 g Perlgraupen
1 Zwiebel, gehackt
1 EL normale oder salzarme Sojasauce
1 EL getrocknete Petersilie
2 TL Dill
½ TL gemahlener Kreuzkümmel
1 Prise Knoblauchpulver
1 Msp. frisch gemahlener schwarzer Pfeffer
1 Msp. Wasabipulver
220 g frische Champignons, in Scheiben geschnitten
200 g Weißkohl, klein geschnitten

Graupen, Zwiebel, Sojasauce, Petersilie, Dill, Kreuzkümmel, Knoblauchpulver, Pfeffer und Wasabi mit 1,5 l Wasser in einen Topf geben. Aufkochen, die Temperatur auf mittlere Hitze reduzieren und abgedeckt

30 Minuten kochen, bis die Graupen gar sind. Champignons und Kohl hinzugeben und weitere 30 Minuten kochen.
Heiß servieren.

Ventana-Linseneintopf

Dies ist meine Version des belebenden Linseneintopfs, den wir in unserem Bed & Breakfast in La Ventana in Mexiko gegessen haben. Wir servieren ihn manchmal auf Vollkornbrotscheiben oder Brötchen oder genießen ihn mit Ofenkartoffeln oder braunem Reis.

Vorbereitung: 10 Min. • Zubereitung: 1 Std. 15 Min. • Für 6–8 Personen

1 Zwiebel, gehackt
2 Knoblauchzehen, zerdrückt oder gerieben
1–2 Jalapeños, ohne Samen und gehackt
400 g grüne Linsen
280 g kleine Kartoffeln (z. B. Bamberger Hörnchen oder Rosa Tannenzapfen), klein geschnitten
¼–½ TL Chipotle-Chilipulver
200 g junger Blattspinat oder gehackte Spinatblätter
scharfe Sauce zum Servieren

Zwiebel, Knoblauch und Chilis mit 125 ml Wasser in einen großen Topf geben. Unter gelegentlichem Rühren 5 Minuten kochen, bis die Zwiebel weich ist. Linsen, Kartoffeln, ¼ Teelöffel Chilipulver und 1,5 l Wasser hinzugeben.
Abdecken, aufkochen, die Temperatur reduzieren und 1 Stunde köcheln lassen, bis die Linsen weich sind. Den Spinat einrühren und 5 Minuten kochen. Mit Chilipulver abschmecken.
Heiß im Topf servieren, scharfe Sauce separat dazureichen.

Kürbiseintopf im Kürbis

Dieses Rezept ist ein wenig aufwendiger, sieht dann aber auch beeindruckend aus und schmeckt wirklich köstlich. Wir bereiten es gerne an Fest- und Feiertagen. Ich empfehle, eine wirklich hochwertige Kürbissorte mit viel Geschmack und wenig Fäden zu nehmen. Achten Sie vor allem auf saftiges, leckeres und tief oranges Fruchtfleisch.

Seitan wird aus Weizengluten hergestellt und hat eine bissfeste Konsistenz. Sie bekommen ihn in Bioläden und Reformhäusern.

Vorbereitung: 1 Std. • Zubereitung: 1 Std. 20 Min. • Für 8 Personen

500 ml Gemüsebrühe
1 Zwiebel, gehackt
1 rote oder grüne Paprika, grob gehackt
2 Knoblauchzehen, zerdrückt oder gerieben
2 TL Chilipulver
2 Lorbeerblätter
1 ½ TL getrockneter Oregano
frisch gemahlener schwarzer Pfeffer
3 Möhren, geputzt und in 2,5 cm lange Stücke geschnitten
2 Maiskolben, in 2,5 cm lange Stücke geschnitten
2 Yamswurzeln, geschält und in große Stücke geschnitten
2 weiße Kartoffeln, geschält und in große Stücke geschnitten
280 g TK-Perlzwiebeln
110 g grüne Chilis aus dem Glas, gewürfelt
230 g Seitan, in mundgerechte Stücke geschnitten
6–7 kg Kürbis
2 EL Ahornsirup

60 ml Brühe mit Zwiebel, Paprika und Knoblauch in einen großen Topf geben. Unter gelegentlichem Rühren 5 Minuten kochen, bis die Zwiebel

weich wird. Chilipulver, Lorbeerblätter, Oregano und einige Prisen Pfeffer einrühren. 2 Minuten unter Rühren kochen. Die restliche Brühe, Möhren, Mais, Yams, Kartoffeln, Perlzwiebeln, Chilis und Seitan einrühren. Bei niedriger Hitze abgedeckt 30 Minuten köcheln lassen.
In der Zwischenzeit den Backofen auf 180 °C vorheizen.
Den Deckel vom Kürbis abschneiden und beiseitelegen. Die Kerne und Fäden mit einem großen Löffel herauslösen und wegwerfen. Die Innenseite des Kürbis mit Ahornsirup einpinseln und den Deckel wieder aufsetzen. Den Kürbis in eine ausreichend große und 2,5 cm hoch mit Wasser gefüllte Backform stellen und 30 Minuten backen. Den Deckel öffnen und den heißen Eintopf hineinfüllen. Den Deckel wieder aufsetzen und weitere 45 Minuten backen.
Zum Servieren, Kürbisfleischstücke mit dem Eintopf aus dem Kürbis löffeln und in Suppentellern servieren.

Tunesischer Süßkartoffeleintopf

Wenn Sie diese bezaubernde Kombination aus Süßkartoffel, Erdnussbutter und Gewürzen einmal gekostet haben, werden Sie sich fragen, warum Sie das erst jetzt entdecken. Der herzhafte Eintopf schmeckt lecker auf Reis oder anderen Stärkelieferanten. In Tunesien nimmt man traditionell Couscous.

Vorbereitung: 20 Min. • Zubereitung: 40 Min. • Für 6–8 Personen

1 Zwiebel, gehackt
2 Jalapeños, ohne Samen und gewürfelt
2 TL geriebener frischer Ingwer
2 Knoblauchzehen, zerdrückt oder gerieben
2 TL gemahlener Kreuzkümmel
½ TL Zimtpulver
¼ TL zerstoßener roter Pfeffer
¼ TL gemahlener Koriander

2–3 Süßkartoffeln oder Yamswurzeln, geschält und grob gehackt (ca. 700 g)
2 Dosen (à 410 g) gehackte Tomaten
2 Dosen (à 420 g) Kichererbsen, abgetropft und abgewaschen
120 g grüne Bohnen, in 2,5 cm große Stücke geschnitten
375 ml Gemüsebrühe
75 g Erdnussbutter
3 Stängel frischer Koriander, grob gehackt

Zwiebel, Jalapeños, Ingwer und Knoblauch mit 80 ml Wasser in einen großen Topf geben und unter gelegentlichem Rühren 5 Minuten kochen. Kreuzkümmel, Zimt, Pfeffer und Koriander einrühren. 1 Minute unter Rühren kochen. Süßkartoffeln oder Yamswurzeln, Tomaten, Kichererbsen, Bohnen, Brühe und Erdnussbutter dazugeben. Aufkochen, die Temperatur auf niedrige Hitze reduzieren und 30 Minuten köcheln lassen, bis die Süßkartoffeln gar sind.
Koriander einrühren und vor dem Servieren 2 Minuten ziehen lassen. Heiß servieren.

Globaler Bohneneintopf

Sie können diesen Eintopf auch mit anderem Getreide wie Bulgur, Buchweizen, Hirse oder mit Reis und mit Vollkorn-Couscous zubereiten. Sie können gekauftes Hummus verwenden oder Ihr Hummus aus Kichererbsen oder weißen Bohnen und etwas Brühe, Knoblauch und Salz selber machen. Wenn Sie keine neuen, kleinen Kartoffeln bekommen können, schneiden Sie größere Kartoffeln in mundgerechte Stücke. Wenn Sie statt Spinat lieber Mangold möchten, verlängern Sie die Kochzeit um 5 Minuten. Wir essen den Eintopf gerne auf Reis oder gebackenen Tortillachips.

Vorbereitung: 25 Min. • Zubereitung: 1 Std. • Für 6 Personen

750 ml Gemüsebrühe
1 Zwiebel, gehackt

2 Stangen Sellerie, gehackt
2 Möhren, gehackt
1 grüne Paprika, gehackt
1 rote Paprika, gehackt
3 Knoblauchzehen, zerdrückt
280 g neue Kartoffeln, in Stücke geschnitten
2 Dosen (à 420 g) Cannellini-Bohnen, abgetropft und abgewaschen
240 ml passierte Tomaten
250 g Hummus
1 ½ EL getrocknete Petersilie
1 ½ EL normale oder salzarme Sojasauce
1 TL getrocknetes Basilikum
½ TL getrockneter Oregano
½ TL geräuchertes Paprikapulver
⅛–¼ TL zerstoßener roter Pfeffer
100 g gekochte Quinoa
30 g Blattspinat, in dünne Streifen geschnitten

125 ml Brühe mit Zwiebel, Sellerie, Möhren, Paprika und Knoblauch in einen großen Topf geben. Unter gelegentlichem Rühren 10 Minuten kochen. Die restliche Brühe mit Kartoffeln und Bohnen hinzugeben. Aufkochen, die Temperatur reduzieren und abgedeckt 30 Minuten kochen. Passierte Tomaten, Hummus, Kräuter und Gewürze hinzugeben und weitere 10 Minuten kochen. Die Quinoa einrühren und wieder 5 Minuten kochen. Spinat einrühren und 2 Minuten mitziehen lassen.

Garbanzo Delight

»Garbanzo« ist die amerikanische Bezeichnung für Kichererbsen. Die Yamswurzel zerfällt beim Kochen und macht die Brühe sämig. Dieser köstliche und verblüffend süße Gemüseeintopf hat das Zeug zum Lieblingsessen. Sie können ihn gut im Voraus zubereiten und später wieder aufwärmen. Reichen Sie dazu braunen Reis oder Vollkorngetreide, Vollkorntoast oder auch Kartoffeln.

Vorbereitung: 20 Min. • Zubereitung: 50–60 Min. • Für 8 Personen

1 l Gemüsebrühe
1 Zwiebel, gehackt
1 Möhre, gehackt
2 Stangen Sellerie, gehackt
2 Stangen Lauch (nur den weißen Teil), in Ringe geschnitten
2 Yamswurzeln, in Stücke geschnitten
2 Dosen (à 420 g) Kichererbsen, abgetropft und abgewaschen
450 g Brokkoliröschen
1 EL Zitronensaft
1 EL normale oder salzarme Sojasauce
1 ½ TL geriebener Meerrettich
1 TL gemahlener Kreuzkümmel
1 TL gemahlener Koriander
1 Prise Cayennepfeffer
1 Spritzer Tabasco

500 ml Brühe mit Zwiebel, Möhre, Sellerie, Lauch und Yamswurzeln in einen großen Topf geben. Aufkochen, die Temperatur reduzieren und unabgedeckt 30 Minuten kochen. Kichererbsen, Brokkoli, Zitronensaft, restliche Brühe, Kräuter und Gewürze hinzugeben. Gut durchrühren. Wieder aufkochen, Temperatur reduzieren und unter gelegentlichem Rühren weitere 20–30 Minuten kochen.

Hauptgerichte

Beim Einstieg in eine stärkebasierte Diät haben viele Menschen Angst, dass damit viel Arbeit auf sie zukommt. Das muss aber nicht so sein. Wenn Sie unserem Beispiel folgen, stehen Sie nicht vor Bergen von Gemüse, das geschält und geschnitten werden will, und müssen auch nicht jeden Topf und jedes Küchengerät zum Einsatz bringen und danach alles stundenlang abwaschen. Unsere einfachen Gerichte können meist mit nur einem oder zwei Töpfen zubereitet werden.
Manche Menschen denken auch, sie müssten für ein vollständiges Abendessen mehrere Gänge auf den Tisch bringen. Das ging mir anfangs auch so, aber ich habe mit der Zeit gelernt, dass einige der besten Mahlzeiten aus einem Eintopf oder einer Suppe und einem schlichten grünen Salat und Vollkornbrot bestehen.
Unsere unkomplizierten Fertiggerichte setzen auf einfache, frische Zutaten und verzichten auf die bei Convenience Food sonst üblichen Unmengen von Chemikalien, von denen die meisten von uns noch nie etwas gehört haben. Stattdessen enthalten die verwendeten Fertigzutaten nur eine oder zwei Komponenten: Tomaten aus der Dose mit etwas Basilikum, Bohnen aus der Dose in ihrem Kochsud, tiefgekühlte Maiskörner, steril verpackte Gemüsebrühe, vorgeschnittene Zwiebeln und Möhren, scharfe Sauce aus der Flasche. Damit wird das Kochen zum Kinderspiel. Sie können natürlich auch Ihre eigenen Zutaten wie gekochte Bohnen, frischen Mais, selbst gemachte Gemüsebrühe usw. verwenden (mehr über Vorräte erfahren Sie im Kapitel 13).
Der folgende Abschnitt enthält Gerichte, die wir selber essen und unserer Familie, unseren Gästen und den Teilnehmern des McDougall-Programms servieren. Die meisten Rezepte kann man im Voraus zubereiten und 2–3 Tage im Kühlschrank aufbewahren, oder man verarbeitet Reste am nächsten Tag. Viele Gerichte schmecken auch zimmerwarm, können aber auch genauso leicht im Ofen, in der Mikrowelle oder auf dem Herd aufgewärmt werden.

Tofu-Braten

Zusammen mit Kartoffelpüree (mit Gemüsebrühe oder laktosefreier Milch) und der Goldenen Bratensauce (siehe Seite 276) kommen hier selige Kindheitserinnerungen auf. In Scheiben schmeckt der Braten auch großartig auf Sandwiches.

> Wenn Sie keine Semmelbrösel zur Hand haben, zerkleinern Sie eine oder zwei Scheiben Brot vom Vortag im Mixer. Es lohnt sich sowieso, altbackenes Brot fein zu mahlen und auf Vorrat in Gefrierbeuteln einzufrieren.

Vorbereitung: 15 Min. • Zubereitung: 1 Std. • Abkühlen: 5 Min. • Für 6–8 Personen

850 g fester Tofu, abgetropft und mit der Gabel zerdrückt
120 g zarte Haferflocken
180 ml Ketchup oder Barbecue-Sauce
60 ml normale oder salzarme Sojasauce
2 EL Dijon-Senf
2 EL vegetarische Worcestersauce
1 Prise Knoblauchpulver
1 Prise frisch gemahlener schwarzer Pfeffer

Den Backofen auf 180 °C vorheizen und eine beschichtete oder Silikon-Kastenform bereitstellen. Den Tofu mit den übrigen Zutaten in eine große Schüssel geben und mit den Händen gut vermengen.
Die Mischung in die Form füllen und 1 Stunde backen, bis Oberseite und Ränder goldbraun sind. 5 Minuten in der Form auf einem Kuchengitter abkühlen lassen.
Zum Servieren die Seiten mit einem Messer von der Form lösen, dann den Braten auf einen Servierteller stürzen und in Scheiben schneiden.

Tamale-Auflauf

Dieses Rezept lässt sich gut einen Tag im Voraus zubereiten. Stellen Sie den Auflauf einfach über Nacht in den Kühlschrank und backen Sie ihn am nächsten Tag genauso lange wie angegeben.

Vorbereitung: 10 Min. • Zubereitung: 1 Std. • Ruhe: 10 Min. • Für 4–6 Personen

600 g frische oder tiefgekühlte (aufgetaute) Maiskörner
80 g Masa Harina (siehe Seite 342)
60 ml Gemüsebrühe
100 g Tofu-Sauerrahm (siehe Seite 268)
110 g grüne Chilis aus dem Glas, gewürfelt
2 EL gehackte geröstete rote Paprika
2 EL gehackte schwarze Oliven
½ TL Salz (nach Belieben)
Salsa Fresca, Enchilada-Sauce (siehe Seite 274) und oder Guacamole (siehe Seite 339) zum Servieren

Den Backofen auf 180 °C vorheizen und eine 2-Liter-Backform bereitstellen. Mais, Masa Harina und Brühe im Mixer glatt pürieren. Die Mischung mit Tofu-Sauerrahm, Chilis, Paprika, Oliven und Salz in eine Schüssel geben und gründlich vermengen.
Die Mischung in die Backform füllen. Mit Backpapier, dann mit Alufolie abdecken und die Ränder fest verschließen oder einen Deckel aufsetzen. 1 Stunde backen. Vor dem Servieren 10 Minuten ruhen lassen.
Zum Servieren den Tamale-Auflauf auf Teller verteilen und Salsa Fresca, Enchilada-Sauce und/oder Guacamole in separaten Schalen dazureichen.

Bohnen-Mais-Enchiladas

Wir machen uns gerne ein einfaches Abendessen aus pürierten Wachtelbohnen und Salsa in Tortillas. Ich verwende dazu meist Bohnenreste. Sie können natürlich auch das Bohnenpüree (siehe Seite 340) als Füllung nehmen.

Vorbereitung: 40 Min. • Zubereitung: 45 Min. • Für 6–8 Personen

1,2 l Enchilada-Sauce (siehe Seite 274)
700 g gekochte Wachtelbohnen, püriert
100 g Frühlingszwiebeln, gehackt
180 g frische oder tiefgekühlte (aufgetaute) Maiskörner
60 g reife Oliven aus dem Glas, abgetropft, entsteint und in Ringe geschnitten
1–2 EL gewürfelte grüne Chilis (nach Belieben)
10 Vollkorn-Weizentortillas oder 16 Maistortillas
frische Salsa oder Tofu-Sauerrahm (siehe Seite 268) zum Servieren

Den Backofen auf 180 °C vorheizen. 375 ml der Enchilada-Sauce auf dem Boden einer 2,8-l-Backform verstreichen.
Die Bohnen in einer großen Schüssel mit Frühlingszwiebeln, Mais, Oliven und Chilis (falls verwendet) vermengen. Eine Tortilla flach auslegen und einen dicken Streifen Füllung in der Mitte verteilen. Die Tortilla einrollen und mit der Naht nach unten in die Backform legen. Mit der übrigen Füllung die restlichen Tortillas füllen und einrollen. Die Tortillas eng nebeneinander in die Form legen. Restliche Enchilada-Sauce gleichmäßig darüber verteilen.
Die Form mit Backpapier und dann mit Alufolie abdecken und die Ränder fest verschließen. 45 Minuten backen, vor dem Servieren 5 Minuten ruhen lassen.
Heiß servieren und dazu Salsa und Tofu-Sauerrahm reichen.

Thailändischer grüner Curryreis

Für diesen Reis brauchen Sie eine milde thailändische Currypaste, die Sie in Asialäden und in gut sortierten Supermärkten bekommen. Wenn es schärfer sein darf, nehmen Sie scharfe rote Currypaste oder reichen Sie zusätzlich eine scharfe Sauce dazu. Richtig schön bunt wird es mit lila Reis anstelle des braunen.

Das in die Reis- oder Mandelmilch gerührte Kokosaroma ist ein wunderbarer Ersatz für Kokosmilch.

Vorbereitung: 20 Min. • Zubereitung: 12 Min. • Für 4 Personen

80 ml Gemüsebrühe
1 Zwiebel, in 1 cm große Würfel geschnitten
1 rote Paprika, in 1 cm große Würfel geschnitten
1 gelbe Paprika, in 1 cm große Würfel geschnitten
2 Knoblauchzehen, zerdrückt oder gerieben
1–2 EL thailändische grüne Currypaste
200 g Chinakohl, grob geschnitten
180 g Brokkoliröschen
200 g Blumenkohlröschen
120 g Zuckerschoten
1 EL normale oder salzarme Sojasauce
750 g gekochter brauner Langkornreis
1 Tomate, in 1 cm große Würfel geschnitten
1 EL grob gehacktes Thai- oder Gartenbasilikum
1 EL grob gehackter frischer Koriander
250 ml Mandel- oder Reismilch
1 TL Kokosextrakt

Die Brühe mit Zwiebel, Paprika und Knoblauch in einen großen Topf geben. Unter gelegentlichem Rühren bei mittlerer Hitze 5 Minuten ko-

chen. 1 EL Currypaste einrühren (bis zu 2 EL, wenn es schärfer sein darf). Kohl, Brokkoli, Blumenkohl, Zuckerschoten und Sojasauce hinzugeben. Gut durchrühren, abdecken, die Temperatur auf niedrige Hitze reduzieren und 5 Minuten köcheln lassen, bis das Gemüse gar ist.
Reis, Tomate, Basilikum, Koriander, Mandelmilch und Kokosextrakt einrühren. Gut durchrühren und alles in 2–3 Minuten erhitzen. Heiß in flachen oder tiefen Tellern nach Belieben mit Essstäbchen servieren.

Artischocken-Paella

Artischocken und brauner Reis ergeben hier eine fantastische Textur und einen tollen Geschmack. Eine Prise Safran gibt Farbe und eine Erdigkeit, die wunderbar zu den Artischocken passt – aber Vorsicht: Er macht auch Flecken!

Vorbereitung: 30 Min. • Zubereitung: 40 Min. • Ruhen: 5 Min. • Für 8 Personen

200 g brauner Reis
575 ml Gemüsebrühe
1 Zwiebel, gehackt
2 Knoblauchzehen, zerdrückt oder gerieben
120 g grüne Paprika, in Streifen geschnitten
120 g rote Paprika, in Streifen geschnitten
280 g tiefgekühlte Butterbohnen, aufgetaut
2 kleine Tomaten, gehackt
1 TL getrockneter Oregano
1 Prise Meersalz
1 Msp. zerstoßene Chiliflocken
1 Prise Safran
1 Dose (420 g) in Wasser eingelegte Artischockenherzen, abgetropft und halbiert
150 g tiefgekühlte Erbsen, aufgetaut

Den Reis in einer Schüssel mit 500 ml kochendem Wasser übergießen. Abdecken und 20 Minuten quellen lassen. Anschließend das nicht aufgesaugte Wasser abgießen und den Reis beiseitestellen.
Die Brühe in einem Topf zum Kochen bringen. 80 ml der Brühe in einen Wok oder eine Pfanne mit abgerundeten Seiten schöpfen. Zwiebel und Knoblauch hineingeben und bei mittlerer Hitze 3 Minuten rühren, bis die Zwiebel weich zu werden beginnt. Paprika, Bohnen und Tomaten hinzugeben und unter Rühren 3 Minuten kochen. Oregano, Salz, Chiliflocken, Safran, Reis und die restliche Brühe einrühren. Aufkochen, die Temperatur reduzieren und abgedeckt 30 Minuten kochen lassen. Artischocken und Erbsen einrühren.
Vom Herd nehmen und vor dem Servieren 5 Minuten abgedeckt ziehen lassen.

Karibischer Reis

Die Kombination aus Butternusskürbis, Currygewürzen, braunem und Wildreis und Mangold gibt einen einzigartigen Geschmack und viel Textur. Da wird jeder Bissen zum Geschmackserlebnis.

Vorbereitung: 15 Min. • Zubereitung: 1 Std. • Für 6–8 Personen

1 l Gemüsebrühe
1 Zwiebel, gehackt
1–2 Knoblauchzehen, zerdrückt oder gerieben
110 g grüne Chilis aus dem Glas, gewürfelt
350 g Butternusskürbis, geschält und gehackt
2 TL Currypulver
1 TL gemahlener Koriander
½ TL gemahlener Kreuzkümmel
frisch gemahlener schwarzer Pfeffer
200 g brauner Langkornreis
100 g Wildreis

1 Dose (420 g) Kidneybohnen, abgetropft und abgewaschen
100 g Mangold, gehackt
75 g Frühlingszwiebeln (grüne und weiße Teile), gehackt

125 ml Brühe mit Zwiebel, Knoblauch und Chilis in einen großen Topf geben. Unter gelegentlichem Rühren 5 Minuten kochen, bis die Zwiebel weich wird.
Kürbis, Currypulver, Koriander, Kreuzkümmel und einige Prisen Pfeffer einrühren und 2 Minuten kochen. Beide Reissorten und die restliche Brühe hinzugeben. Aufkochen, die Temperatur reduzieren und abgedeckt 45 Minuten köcheln lassen, bis der Reis gar ist.
Bohnen, Mangold und Frühlingszwiebeln einrühren und 5 Minuten kochen, bis alles heiß und der Mangold gar ist.
Heiß servieren.

Polenta mit schwarzen Bohnen und Mango-Salsa

Kochen Sie die Polenta im Voraus und bewahren Sie sie, in Rollen geformt, im Kühlschrank auf. Sie können auch fertig gekochte Polenta kaufen, falls Sie eine Quelle dafür finden. Sie sollte jedoch fettarm sein und neben Mais, Wasser, Kräutern und Gewürzen keine anderen Zutaten, vor allem kein Fett, enthalten.

Polenta lässt sich aus grobem Maismehl leicht selber machen. Das Ergebnis sollte so dickflüssig sein, dass der Rührlöffel aufrecht darin stehen bleibt. Zum Schneiden die Polenta zu Rollen formen oder in einen Topf pressen und abkühlen lassen. Von den Rollen einfach Scheiben abschneiden und im Ofen backen oder in einer trockenen Pfanne von beiden Seiten goldgelb braten.

Vorbereitung: 15 Min. • Zubereitung: 20 Min. • Für 6–8 Personen

680 g gekochte Polenta, in 1 cm dicke Scheiben geschnitten
125 ml Gemüsebrühe
1 Zwiebel, gehackt
1 rote Paprika, gehackt
1 orange oder gelbe Paprika, gehackt
2 Knoblauchzehen, zerdrückt oder gerieben
2 Dosen (à 420 g) schwarze Bohnen, abgetropft und abgewaschen
1 Dose (420 g) gehackte Tomaten
110 g grüne Chilis aus dem Glas, gewürfelt
1 TL Chilipulver
1 TL gemahlener Kreuzkümmel
1–2 Spritzer Tabasco oder andere scharfe Sauce
frisch gemahlener schwarzer Pfeffer
3 Stängel frischer Koriander, gehackt
500 ml selbstgemachte (siehe Seite 340) oder gekaufte Mango-Salsa

Den Backofen auf 190 °C vorheizen.
Die Polentascheiben auf ein beschichtetes Backblech legen und 15 Minuten backen.
In der Zwischenzeit Brühe, Zwiebel, Paprika und Knoblauch in einen großen Topf geben. Unter gelegentlichem Rühren 5 Minuten kochen, bis das Gemüse weich wird. Bohnen, Tomaten, Chilis, Chilipulver, Kreuzkümmel, Tabasco und einige Prisen Pfeffer hinzugeben und 10 Minuten kochen. Abschmecken und nach Wunsch nachwürzen. Den Koriander einrühren und den Topf vom Herd nehmen.
Zum Servieren einige Polentascheiben auf jeden Teller legen und die Bohnenmischung darauf anrichten. Mango-Salsa darübergeben oder in einer Schale separat dazu servieren.

Tex-Mex-Kartoffeln

Diese gebackenen Kartoffelspalten mit pikanten Bohnen sind für mich der Inbegriff mexikanischer Küche. Wir verwenden hier zwar größtenteils Konserven, aber die frischen Tomaten und der Koriander sorgen trotzdem für einen frischen Geschmack. Das Tofu-Taco-Topping macht das Gericht besonders cremig.

Vorbereitung: 20 Min. • Zubereitung: 40 Min. • Für 6 Personen

6 große rote Kartoffeln, längs in Spalten geschnitten
2 Dosen (à 420 g) Wachtelbohnen, abgetropft und abgewaschen
250 ml Salsa Fresca
110 g grüne Chilis aus dem Glas, gewürfelt
1 kleine Zwiebel, gehackt
1–2 Knoblauchzehen, zerdrückt oder gerieben
½ TL Chilipulver
½ TL gemahlener Kreuzkümmel
3 Stängel frischer Koriander, gehackt
1 Tomate, gehackt
30 g frische oder tiefgekühlte (aufgetaute) Maiskörner
2 Frühlingszwiebeln (weiße und grüne Teile), gehackt
Tofu-Taco-Topping (siehe Seite 342; nach Belieben)

Den Backofen auf 190 °C vorheizen. Die Kartoffeln auf einem Backblech verteilen und 40 Minuten goldbraun backen.

In der Zwischenzeit die Bohnen in einem Topf mit Salsa, Chilis, Zwiebel, Knoblauch, Chilipulver, Kreuzkümmel und der Hälfte des Korianders vermengen. Unter gelegentlichem Rühren bei niedriger Hitze 15 Minuten kochen.

Tomate, Mais, Frühlingszwiebeln und restlichen Koriander in einer kleinen Schüssel vermengen. Die Kartoffelspalten auf Tellern anrichten. Die warme Bohnenmischung darübergeben und mit der Tomatenmischung abschließen. Mit ein paar Löffeln Tofu-Taco-Topping (falls verwendet) garnieren.

Pikante Limabohnen mit Kohl

Verwendet man übrig gebliebenen Reis und vorgeschnittenen Weißkohl, kann man dieses köstliche Gericht in nur 15 Minuten zaubern. Es ist eines unserer beliebtesten Rezepte. Wir reichen dazu scharfe Sriracha-Sauce und warme Maistortillas.
Sie können den Reis auch einen Tag im Voraus kochen und bis zur Verwendung kalt stellen. Experimentieren Sie mit fertig gekauften Gewürzmischungen, z. B. mit Zitronenschale und Dill, oder mischen Sie Ihre Lieblingskräuter und -gewürze selbst zusammen.

Vorbereitung: 5 Min. • Zubereitung: 10 Min. • Für 3–4 Personen

450 g tiefgekühlte Limabohnen
250 g Weißkohl, klein geschnitten
60 ml Gemüsebrühe
½ EL normale oder salzarme Sojasauce
1–2 TL Gewürzmischung (siehe Tipp oben)
½–1 TL Sambal Oelek (indonesische Chilipaste)
180 g frische oder tiefgekühlte (aufgetaute) Maiskörner
450–500 g gekochter brauner Reis
1 große gehackte Tomate (nach Belieben)
warme Maistortillas (nach Belieben)
Sriracha-Sauce (nach Belieben)

Die Bohnen mit Kohl, Brühe und Sojasauce in einen großen beschichteten Topf geben. Unter regelmäßigem Rühren 2 Minuten kochen, bis das Gemüse beginnt, weich zu werden. Gewürzmischung und Sambal Oelek hinzugeben und weitere 3 Minuten kochen. Den Mais hinzugeben und unter gelegentlichem Rühren 2 Minuten kochen. Den Reis hinzugeben und kochen, bis alles heiß und das Gemüse gar ist. Kurz vor dem Servieren die Tomatenstücke (falls verwendet) einrühren.
Sofort in tiefen Tellern oder in einer großen Schüssel mit warmen Tortillas und Sriracha-Sauce servieren.

Vegetarischer Shepherd's Pie

Hierfür kann man prima übrig gebliebenes Kartoffelpüree verwenden. Für frisches Püree Kartoffeln weich kochen und mit ein wenig Gemüsebrühe und Sojamilch zerstampfen.

Vorbereitung: 35 Min. • Zubereitung: 1 Std. • Für 6 Personen

750 ml Gemüsebrühe
1 Zwiebel, gehackt
1 Stange Sellerie, gehackt
1 grüne Paprika, gehackt
1 Knoblauchzehe, zerdrückt oder gerieben
½ TL Salbeiblätter
½ TL Majoran
1 EL normale oder salzarme Sojasauce
1 Möhre, in dünne Scheiben geschnitten
140 g frische Champignons, in Scheiben geschnitten
250 g Blumenkohlröschen
100 g Weißkohl, klein geschnitten
120 g grüne Bohnen, in 2,5 cm lange Stücke geschnitten
2 EL Speisestärke
frisch gemahlener schwarzer Pfeffer
700 g Kartoffelpüree
Paprikapulver zum Bestäuben

Den Backofen auf 180 °C vorheizen.
125 ml Brühe mit Zwiebel, Sellerie, Paprika und Knoblauch in einen großen Topf geben. Unter gelegentlichem Rühren 5 Minuten kochen, bis das Gemüse weich wird. Salbei, Majoran und Sojasauce einrühren. Möhre, Champignons, Blumenkohl, Weißkohl, Bohnen und die restliche Brühe hinzugeben. Aufkochen, Temperatur reduzieren und unter gelegentlichem Rühren abgedeckt 20 Minuten köcheln lassen.
Die Stärke in einer kleinen Schüssel mit 80 ml kaltem Wasser verrühren.

Zum Gemüse geben und rühren, bis die Mischung andickt. Mit Pfeffer abschmecken. Die Mischung in eine Backform füllen und mit Kartoffelpüree bedecken. Mit Paprikapulver bestäuben und unabgedeckt 30 Minuten backen, bis das Kartoffelpüree heiß und leicht gebräunt ist.
Sofort servieren.

Gefüllte Paprika

Diese Paprika schmecken schon für sich toll, werden aber noch besser mit der Marsala-Champignon-Sauce auf Seite 275.

Vorbereitung: 45 Min. • Zubereitung: 20 Min. • Für 6 Personen

1,2 kg mehligkochende Kartoffeln, geschält und in Stücke geschnitten
2 Knoblauchzehen
6 Paprikaschoten, 1 cm hoher Deckel abgeschnitten und entfernt, Schote halbiert, Samen und Trennwände entfernt
190 ml Sojamilch
40 g Frühlingszwiebeln (grüne und weiße Teile), gehackt
120 g frische oder tiefgekühlte (aufgetaute) Maiskörner
Salz
frisch gemahlener schwarzer Pfeffer

Den Backofen auf 180 °C vorheizen.
Kartoffeln und Knoblauch in einem Topf mit Wasser bedecken. Aufkochen und die Kartoffeln ohne Deckel in 30 Minuten weich kochen.
Einen Topf 2,5 cm hoch mit Wasser füllen und einen Dämpfeinsatz einsetzen. Paprika hineinlegen und 10 Minuten abgedeckt dünsten. Paprikahälften mit der Schnittseite nach oben auf ein Backblech legen.
Die Kartoffeln abgießen und mit einem Stampfer oder einer Gabel mit der Sojamilch zu Püree stampfen. Frühlingszwiebeln und Mais einrühren und mit Salz und Pfeffer abschmecken.
Paprikaschoten mit Püree füllen und 20 Minuten goldgelb backen.

Kartoffel-Enchiladas

Verwenden Sie für dieses tolle mexikanische Gericht möglichst festkochende Kartoffeln wie Adelina oder Cilena. Auch rote und violette Sorten machen sich hier schön.

Vorbereitung: 15 Min. • Zubereitung: 50 Min. • Für 4–6 Personen

4 mittelgroße Kartoffeln, geschält und in 2,5 cm große Würfel geschnitten
1 Zwiebel, gehackt
1–2 Knoblauchzehen, zerdrückt oder gerieben
190 ml Gemüsebrühe
2 Jalapeños, entkernt und zerstoßen
1 TL Chilipulver
frisch gemahlener schwarzer Pfeffer
20 g frischer Spinat, quer in dünne Streifen geschnitten
625 ml Enchilada-Sauce (siehe Seite 274)
8 Vollkorn-Tortillas
frische Salsa (nach Belieben)

Den Backofen auf 180 °C vorheizen und eine 33 × 22 cm große (2,8 l) Backform bereitstellen.
Die Kartoffeln in einem Topf mit Wasser bedecken und 5–7 Minuten kochen. Abgießen und beiseitestellen.
Zwiebel und Knoblauch mit 60 ml Brühe in einen großen beschichteten Topf geben. Unter gelegentlichem Rühren 5 Minuten kochen, bis die Zwiebel weich wird. Die Jalapeños mit weiteren 60 ml Brühe hinzugeben und 1 Minute kochen. Chilipulver, einige Prisen Pfeffer, die gekochten Kartoffeln und restliche Brühe hinzugeben. Gut durchrühren, dann unter Rühren 1 Minute kochen. Spinat einrühren und den Topf vom Herd nehmen.
125 ml Enchilada-Sauce auf dem Boden der Backform verteilen. Eine Tortilla flach auslegen und etwa ein Achtel der Kartoffelfüllung entlang der Mitte verteilen. Die Tortilla einrollen und mit der Naht nach unten

in die Form legen. Die übrige Füllung auf die restlichen Tortillas verteilen. Diese einrollen und in die Form legen. Die restliche Enchilada-Sauce gleichmäßig darüber verteilen.
Abdecken und 30 Minuten backen. Heiß mit Salsa Fresca (falls verwendet) servieren.

Ofenmakkaroni mit Cashew-Sauce

Machen wir uns nichts vor: Eines der größten Probleme beim Umstieg auf eine vegane Ernährung ist der Verzicht auf Nudeln und Käse wie beispielsweise in einem Makkaroni-Auflauf. Unser Ersatz lockt mit einer cremigen Cashew-Sauce und einer knusprigen Kruste. Ich habe dieses Rezept zwar eigentlich für Kinder entwickelt, aber es ist auch bei Erwachsenen beliebt.

Vorbereitung: 15 Min. • Zubereitung: 30 Min. • Für 6–8 Personen

340 g Vollkorn-Makkaroni
150 g rohe Cashewkerne
25 g Nährhefe
375 g grüne Paprika, gehackt
1 EL frisch gepresster Zitronensaft
2 TL weiße Miso-Paste
1 TL Zwiebelpulver
1 Prise Salz
40 g Vollkorn-Semmelbrösel

Den Backofen auf 180 °C vorheizen.
Einen großen Topf mit Wasser zum Kochen bringen. Die Pasta hineingeben und ca. 6 Minuten oder nach Packungsanweisung al dente kochen. Abgießen, in eine große Schüssel geben und beiseitestellen.
Die Cashewkerne mit 125 ml Wasser in den Mixer geben und fast glatt pürieren. Hefe, Paprika, Zitronensaft, Miso-Paste, Zwiebelpulver, Salz und weitere 200 ml Wasser hinzugeben. Mehrere Minuten mixen, bis die

Mischung glatt ist, dabei die Seiten des Mixers bei Bedarf zwischendurch sauber schaben.
Die Cashewsauce über die Pasta geben und durchheben. In eine 1,9-l-Auflaufform füllen und mit den Semmelbröseln bestreuen. Abdecken und 30 Minuten backen, bis die Sauce Blasen wirft.
Heiß servieren.

Thai-Nudeln

Ich kenne niemanden, der dieses Gericht nicht mag, egal, wie er sich ernährt. Es ist perfekt für warme Sommerabende, weil man kaum Zeit am Herd verbringt. Zudem kann man es im Voraus zubereiten und kalt oder zimmerwarm servieren.

Vorbereitung: 20 Min. • Zubereitung: 20 Min. • Für 4 Personen

340 g Linguine
75 g cremige Bio-Erdnussbutter
60 ml Agavendicksaft
60 ml normale oder salzarme Sojasauce
3 EL Reisessig
1–2 TL Sambal Oelek (indonesische Chilipaste)
¼ TL Sesamöl (nach Belieben)
3 EL Gemüsebrühe
1 Bund Frühlingszwiebeln (grüne und weiße Teile), gehackt
6 Knoblauchzehen, zerdrückt oder gerieben
1 EL frisch geriebener Ingwer
150 g Mungbohnensprossen
200 g geriebene Möhren
200 g gebackener gewürzter Tofu, in dünne Scheiben geschnitten
gehackter Koriander
gehackte Erdnüsse (nach Belieben)

Die Linguine in der Mitte durchbrechen und in einen großen Topf mit kochendem Wasser geben. 8 Minuten al dente kochen. Abgießen, in eine große Servierschüssel geben und beiseitestellen.
Die Erdnussbutter in einer kleinen Schüssel mit Dicksaft, Sojasauce, Reisessig, Sambal Oelek und Sesamöl (falls verwendet) glatt rühren. Beiseitestellen.
Die Brühe mit Frühlingszwiebeln, Knoblauch und Ingwer in einen beschichteten Topf geben. Unter regelmäßigem Rühren 3 Minuten kochen, bis die Frühlingszwiebeln weich werden. Die Erdnussbuttermischung einrühren und 3 Minuten erhitzen.
Die Sauce über die Linguine geben und gründlich durchheben. Bohnensprossen, Möhren und Tofu hinzugeben und erneut durchheben.
Warm oder zimmerwarm mit gehacktem Koriander und Erdnüssen (falls verwendet) in separaten Schüsseln servieren.

Soba-Nudeln mit knusprigem Tofu & Gemüse

Sie können jedes Gemüse der Saison mit diesen leckeren Buchweizennudeln kombinieren. Der Tofu wird knusprig gebraten und mit einer aromatischen asiatischen Sauce gewürzt.

Vorbereitung: 30 Min. • Zubereitung: 20 Min. • Für 3–4 Personen

1 EL Sojasauce
1 ½ EL Agavendicksaft
1 Spritzer Sesamöl
280 g sehr fester Tofu, abgetropft und in 1 cm große Würfel geschnitten
450 g grüner Spargel, geputzt und in 2,5 cm lange Stücke geschnitten
220 g Zuckerschoten, geputzt
270 g Soba-Nudeln (Buchweizennudeln)
1 EL Mirin
½ EL Reisessig
1 Knoblauchzehe, zerdrückt oder gerieben
2 TL Speisestärke

1 Spritzer Sesam- oder Chiliöl (nach Belieben)
1 Prise zerstoßener roter Pfeffer (nach Belieben)
Sriracha-Chilisauce (nach Belieben)

Die Sojasauce in einer mittelgroßen Schüssel mit Agavendicksaft und Sesamöl verrühren. Den Tofu hinzugeben und sanft durchheben. 10 Minuten unter gelegentlichem Rühren marinieren.
Einen großen beschichteten Topf bei mittlerer Hitze erhitzen. Die Tofuwürfel mit dem Schaumlöffel hineingeben und unter gelegentlichem Wenden von allen Seiten anbräunen. Die Marinade aufbewahren. Den Topf vom Herd nehmen und beiseitestellen.
Einen großen Topf mit Wasser zum Kochen bringen. Spargel und Zuckerschoten hineingeben und 2 Minuten blanchieren. Das Gemüse mit dem Schaumlöffel herausnehmen und zum Tofu geben. Das Wasser wieder aufkochen und die Nudeln darin 4–5 Minuten gar kochen. Abgießen und mit Tofu und Gemüse in eine große Schüssel geben. Mit einem Spritzer Sojasauce besprenkeln und durchheben.
Die Tofumarinade in einen Topf geben und mit Mirin, Essig und Knoblauch verrühren. Die Stärke in einer kleinen Schüssel mit 1 EL kaltem Wasser glatt rühren und in den Topf geben. 1–2 Minuten kochen, bis die Sauce andickt. Sesam- oder Chiliöl und roten Pfeffer (falls verwendet) einrühren. Die Sauce über die Nudeln geben und sanft, aber gründlich durchheben.
Warm oder zimmerwarm mit Sriracha-Sauce servieren.

Spinat-Fettuccine mit Pesto

Sie können das Tofu-Pesto einen Tag im Voraus zubereiten, und luftdicht verpackt, im Kühlschrank aufbewahren. Am nächsten Tag brauchen Sie dann nur noch die Pasta kochen, mit Pesto durchheben und servieren.

Vorbereitung: 15 Min. • Zubereitung: 10 Min. • Für 6 Personen

400 g grüne Fettuccine
340 g dreifach gewaschener junger Blattspinat
gut 60 g grob gehacktes frisches Basilikum
2 Knoblauchzehen, zerdrückt oder gerieben
350 g Seidentofu, in einem feinmaschigen Sieb abgetropft
¼ TL Salz
frisch gemahlener schwarzer oder weißer Pfeffer
450 g Kirschtomaten, halbiert

Einen großen Topf mit Wasser zum Kochen bringen. Pasta hineingeben, umrühren und 8 Minuten sehr bissfest kochen. Spinat einrühren und in 1 Minute zusammenfallen lassen. Abgießen und in eine Schüssel geben. Basilikum und Knoblauch kurz im Mixer zerkleinern. Tofu, Salz und 60 ml Wasser hinzugeben. Gründlich mixen, dabei die Wände des Mixers mehrfach sauber schaben. Mit Pfeffer abschmecken und beiseitestellen. Das Tofu-Pesto über die Nudeln geben und gut durchheben. Kirschtomaten hinzugeben und erneut durchheben. Sofort servieren.

Pilze Stroganoff

Hier liefern drei verschiedene Pilzsorten eine tolle Textur und erdige Noten. Sie können natürlich Ihre Lieblingspilze nehmen.

Vorbereitung: 15 Min. • Zubereitung: 20 Min. • Für 6 Personen

450 g Fettuccine oder Spaghetti
1 Zwiebel, längs halbiert und dann quer in dünne Scheiben geschnitten
250 g Champignons, in Scheiben geschnitten
180 g Shiitakepilze, in Scheiben geschnitten
100 g Austernpilze, in Scheiben geschnitten
250 ml Gemüsebrühe
250 ml Sojamilch
3 EL normale oder salzarme Sojasauce
2 EL Weißwein (nach Belieben)
1 Prise Cayennepfeffer
frisch gemahlener schwarzer Pfeffer
2 EL Speisestärke

Einen großen Topf mit Wasser zum Kochen bringen. Die Pasta hineingeben und 8 Minuten al dente kochen. Abgießen und in eine Schüssel geben. Beiseitestellen.
In der Zwischenzeit die Zwiebel mit 80 ml Wasser in einen großen beschichteten Topf geben. Unter gelegentlichem Rühren 3 Minuten kochen, bis die Zwiebel weich wird. Die Pilze hinzugeben und 3 Minuten kochen. Brühe, Sojamilch, Sojasauce, Wein (falls verwendet), Cayennepfeffer und einige Prisen Pfeffer hinzugeben. Unter gelegentlichem Rühren bei mittlerer Hitze 12 Minuten kochen, bis die Pilze zart sind.
Die Stärke in einer kleinen Schüssel mit 60 ml kaltem Wasser glatt rühren. In die Pilze rühren und unter Rühren weiterkochen, bis die Sauce andickt. Die Sauce über die Pasta geben, durchheben und sofort servieren.

Gnocchi mit Kürbis, Spargel und Spinat

Dieses Gericht belohnt den Aufwand mit einem großartigen Geschmack. Sie können die Kürbis-Spargel-Mischung im Voraus zubereiten und kurz vor dem Servieren aufwärmen. Das erspart bei der Zubereitung einiges an Zeit.

Vorbereitung: 30 Min. • Zubereitung: 1 Std. • Für 6–8 Personen

1 Butternusskürbis (rund 900–1200 g) in große Stücke geschnitten, Kerne und Fäden entfernt
1 Zwiebel, gehackt
4 große Knoblauchzehen, zerdrückt oder gerieben
8 grüne Spargelstangen, geputzt, in 3 cm große Stücke geschnitten
900 g Kartoffel-Gnocchi
500 g Blattspinat
70 g geröstete Pinienkerne
1 kleines Bund Basilikum, Blätter aufgerollt und quer in dünne Streifen geschnitten
Salz
frisch gemahlener schwarzer Pfeffer

Den Backofen auf 180 °C vorheizen.
Die Kürbisstücke mit 250 ml Wasser in eine Backform geben. 1 Stunde backen, bis man mit einer Gabel leicht in den Kürbis stechen kann. Abkühlen lassen, dann schälen, das Fruchtfleisch in mundgerechte Stücke schneiden und beiseitestellen.
In der Zwischenzeit Zwiebel und Knoblauch mit 60 ml Wasser in einen Topf geben. Unter gelegentlichem Rühren 5 Minuten kochen, bis die Zwiebel weich wird. Den Spargel und bei Bedarf mehr Wasser hinzugeben. 2–3 Minuten kochen, bis der Spargel gerade zart ist. Den Kürbis hinzugeben und beiseitestellen.
Einen großen Topf mit Wasser zum Kochen bringen. Die Gnocchi hineingeben, umrühren und 3–4 Minuten kochen, bis sie an die Oberfläche

steigen. Den Spinat hinzugeben, durchrühren, dann abgießen und in eine vorgewärmte Servierschüssel geben.
Die Kürbismischung mit den Pinienkernen und dem Basilikum zu den Gnocchi geben. Gründlich durchheben und mit Salz und Pfeffer abschmecken. Sofort servieren.

Tofu-Lasagne

Ich bereite diese Lasagne schon seit vielen Jahren für meine Familie zu. Das Rezept kommt ohne Sojakäse aus und ist dadurch fettärmer, aber immer noch »cremig« und köstlich. Lassen Sie die Lasagne mindestens 45 Minuten ruhen, damit sie schön fest wird.

Für eine Variante mit intensiverem Spinatgeschmack etwa 600 g TK-Spinat auftauen, dann ausdrücken. Nicht mit dem Tofu mischen, sondern über die Tofumischung schichten, dann alles mit der Sauce bedecken. Zusätzlich einige Zwiebeln und Champignons 5 Minuten in der trockenen Pfanne anbraten und unter die Sauce rühren. Alternativ Zucchini längs in dünne Streifen schneiden und jeweils über eine Tofuschicht legen. Lasagneblätter ohne Vorkochen bekommt man im Supermarkt. Nehmen Sie nach Möglichkeit eine Vollkornvariante oder nach Wunsch glutenfreie Lasagneblätter.

Vorbereitung: 30 Min. • Zubereitung: 1 Std. • Ruhen: 45 Min. •
Für 6–8 Personen

Für den Tofu-Ricotta
350 g Seidentofu, in einem feinmaschigen Sieb abgetropft
450 g frischer Tofu, in einem feinmaschigen Sieb abgetropft
25 g Nährhefe
60 ml frisch gepresster Zitronensaft
60 ml Sojamilch

1 EL getrocknete Petersilie
1 TL Basilikum
1 TL Oregano
½ TL Knoblauchpulver
¼ TL Salz
frisch gemahlener schwarzer Pfeffer

Für die Lasagne
280 g TK-Blattspinat, aufgetaut und ausgedrückt (siehe Kasten)
Tofu-Ricotta
1,4 l fettarme, möglichst fettfreie Pasta-Sauce
230 g Lasagneblätter ohne Vorkochen (siehe Kasten)
veganer Parmesan (siehe Seite 277)

Alle Zutaten für den Tofu-Ricotta im Mixer pürieren und beiseitestellen.
Den Spinat zum Tofu-Ricotta geben und gut vermengen.
Den Backofen auf 180 °C vorheizen.
250 ml der Pasta-Sauce in eine 33 × 22 cm große Auflaufform geben und mit einer Lage Lasagneblätter bedecken. Die Hälfte des Tofu-Ricottas darauf verteilen. Weitere 250 ml Pasta-Sauce über den Ricotta geben und gleichmäßig verteilen. Wieder mit einer Lage Lasagneblätter abdecken und restlichen Ricotta darübergeben. Mit Lasagneblättern und 250 ml Sauce abschließen, sodass die Pasta vollständig bedeckt ist. Mit dem veganen Parmesan bestreuen. Mit Backpapier und Alufolie abdecken und die Ränder fest umschlagen. Die Lasagne 1 Stunde backen. Vor dem Aufschneiden mindestens 45 Minuten ruhen lassen.

Pasta mit Walnuss-Kräuter-Sauce

Die indonesische Chilipaste Sambal Oelek verleiht diesem Pastagericht eine schöne Schärfe, die Sie Ihrem Geschmack anpassen können.

Vorbereitung: 30 Min. • Zubereitung: 1 Std. • Für 6–8 Personen

500 ml Gemüsebrühe
260 g Walnüsse
gut 20 g frische Petersilie, grobe Stängel entfernt
gut 20 g frischer Koriander, grobe Stängel entfernt (nach Belieben)
3 TL frisch gepresster Zitronensaft
4 Knoblauchzehen, zerdrückt oder gerieben
2 TL Sambal Oelek (indonesische Chilipaste)
Salz
frisch gemahlener schwarzer Pfeffer
450 g Fusilli
550 g Brokkoliröschen
150 g rote Paprika, in Streifen
150 g gelbe Paprika, in Streifen
450 g Champignons, in mundgerechte Stücke geschnitten
6–8 halbierte Kirschtomaten

Brühe, Nüsse, Petersilie, Koriander (falls verwendet), Zitronensaft, Knoblauch und Sambal Oelek im Mixer glatt pürieren. Mit Salz, Pfeffer und Sambal Oelek abschmecken und beiseitestellen.
Einen großen Topf mit Wasser zum Kochen bringen. Die Pasta hineingeben und 5 Minuten kochen. Brokkoli und Paprika hinzugeben und 4–5 Minuten mitgaren. Die Champignons hinzugeben und 2 Minuten mitkochen.
Pasta und Gemüse abgießen und in eine Servierschüssel geben. Die Walnusssauce darüber verteilen und alles gründlich durchheben. Tomaten hinzugeben und erneut durchheben. Heiß, zimmerwarm oder kalt servieren.

Penne al Forno

Unser Enkel Jaysen liebt diese Pasta genauso sehr wie ich. Ich peppe meine Portion gerne mit einem Spritzer Sriracha-Sauce auf. Sie können das Gericht 1 Tag im Voraus zubereiten und kalt stellen. In diesem Fall verlängert sich die Backzeit um 15 Minuten.

Vorbereitung: 30 Min. • Zubereitung: 45 Min. • Ruhen: 5 Min. • Für 6–8 Personen

220 g Penne
280 g TK-Blattspinat, aufgetaut und ausgedrückt
60 ml Gemüsebrühe
1 Zwiebel, gehackt
70 g rohe Cashewkerne
1 Dose (420 g) weiße Bohnen, abgetropft und abgewaschen
1 EL normale oder salzarme Sojasauce
1 EL weiße Miso-Paste
2 TL frisch gepresster Zitronensaft
1 Prise Senfpulver
1 Prise Cayennepfeffer
80 g Vollkorn-Semmelbrösel

Backofen auf 180 °C vorheizen. Eine 2,8-l-Auflaufform mit Deckel bereitstellen.
Einen großen Topf mit Wasser zum Kochen bringen. Pasta darin 8 Minuten unter Rühren al dente kochen. Abgießen und in eine große Servierschüssel geben. Spinat hinzugeben, gut durchheben und beiseitestellen.
Brühe und Zwiebel unter gelegentlichem Rühren 5 Minuten in einem beschichteten Topf erhitzen, bis die Zwiebel weich wird. Beiseitestellen.
Die Cashewkerne im Mixer so fein wie möglich zerkleinern. 200 ml Wasser hinzugeben und glatt mixen. Die gekochte Zwiebel mit Bohnen, Sojasauce, Miso, Zitronensaft, Senfpulver, Cayennepfeffer und 250 ml Wasser hinzugeben und glatt pürieren.
Die Sauce über die Pasta geben und gut durchheben. In die Auflaufform umfüllen, gleichmäßig mit den Semmelbröseln bestreuen, abdecken und 45 Minuten backen. Vor dem Servieren 5 Minuten ruhen lassen.

Beilagen

Häufig sind es die kleinen Dinge, die ein Essen unvergesslich machen. Die folgenden Rezepte eignen sich als köstliche Beilagen zu anderen Gerichten in diesem Buch oder können, mit Salaten, Suppen oder mit anderen Beilagen kombiniert, zur Hauptspeise avancieren. Viele sind auch als Dip oder Snack sehr lecker.

Guacamole

Dieser fettreiche Dip dient gut als Würzsauce für andere Rezepte. Wer Gewicht verlieren will, sollte darauf verzichten oder die Guacamole nur zu besonderen Anlässen in kleinen Mengen genießen.

> Guacamole-Reste bewahrt man am besten in einem kleinen Behälter auf, in den sie gerade so hineinpassen. Die Oberfläche mit Frischhaltefolie abdecken, damit die Avocado nicht durch Luftkontakt braun wird. Alternativ mit Tomatensauce bedecken. Im Kühlschrank aufbewahrt, hält sich der Dip 1–2 Tage.

Zubereitung: 5 Min. • Ergibt rund 375 ml

4 reife Avocados, halbiert und entsteint
1 Tomate, gehackt
40 g grüne Chilis aus dem Glas, gewürfelt
1 Spritzer frisch gepresster Zitronensaft
1 Spritzer Tabasco

Das Fruchtfleisch der Avocado aus der Schale löffeln und in einer kleinen Schüssel mit der Gabel zerdrücken. Tomate, Chilis, Zitronensaft und Tabasco hinzugeben und gründlich verrühren.

Mango-Salsa

Diese tropische Salsa verwenden wir für unsere Polenta mit schwarzen Bohnen und Mango-Salsa (siehe Seite 321), sie passt aber auch gut zu anderen mexikanischen Gerichten. »Löffeln« Sie diese leckere Salsa mit einer aufgerollten Tortilla – ein himmlischer Snack.

Zubereitung: 10 Min. • Kühlen: 1 Std. • Ergibt 500 ml

400 g geschälte, gehackte reife Mango
½ Zwiebel, fein gehackt
80 g fein gehackte rote Paprika
1 frische Jalapeño, entkernt und fein gehackt
1 kleine Knoblauchzehe, zerdrückt oder gerieben
1 EL Apfelessig
Salz
frisch gemahlener schwarzer Pfeffer

Mango, Zwiebel, Paprika, Jalapeño, Knoblauch und Essig in eine Schüssel geben. 1 EL warmes Wasser hinzugeben und gründlich verrühren. Mit Salz und Pfeffer abschmecken.
Abdecken und vor dem Servieren mindestens 1 Stunde kalt stellen. Hält sich im Kühlschrank bis zu 1 Woche.

Bohnenpüree

Dieses vielseitige Bohnenpüree kann man mit Guacamole (siehe Seite 339) und Salsa Fresca oder Mango-Salsa (siehe Seite 340) in eine Tortilla einrollen und als Snack genießen. Gibt man zusätzlich Salat, Tomaten, rohes oder gekochtes Gemüse und sonstige Zutaten mit hinein, hat man einen tollen Burrito. Für einen besonderen Genuss richten Sie den Burrito auf einem Teller an und servieren Sie ihn mit Enchilada-Sauce (siehe Seite 274). Das Bohnenpüree schmeckt aber auch in Kombination mit anderen Vorspeisen. Ich bereite immer eine große Menge vor, um immer etwas als Beilage und für Snacks zur Hand zu haben.

Hier muss man sich nicht auf Wachtelbohnen beschränken. Das Mus schmeckt auch gut mit Borlotti-Bohnen oder peruanischen Mayocoba-Bohnen (zwei unserer Lieblingssorten).

Vorbereitung: 10–30 Min. • Zubereitung: 8–10 Std. • Für 10–12 Personen

500–600 g getrocknete Wachtelbohnen, abgewaschen
1 große Zwiebel, grob gehackt
4–6 Knoblauchzehen
Salz (nach Belieben)

Bohnen, Zwiebeln und Knoblauch in einen Slow Cooker geben und etwa 5 cm hoch Wasser einfüllen. Auf hoher Stufe 8–10 Stunden garen lassen. Das übrige Wasser nach dem Garen fast vollständig abgießen, auffangen und für eine Suppe oder einen Fond verwenden.
Bohnen, Zwiebeln und Knoblauch im Standmixer oder mit dem Pürierstab pürieren oder mit der Gabel klein drücken. Nach Wunsch mit etwas Salz würzen.
In einem luftdicht verschlossenen Behälter halten sich die Bohnen gekühlt bis zu 4 Tage. Eingefrorene Bohnen im Kühlschrank über Nacht auftauen lassen. Zum Aufwärmen in die Mikrowelle geben oder mit ein wenig Wasser in einem kleinen Topf auf dem Herd unter Rühren erwärmen, damit das Püree nicht ansetzt.

Tofu-Taco-Topping

Dieses schnelle Topping geben wir auf unsere Tex-Mex-Kartoffeln (siehe Seite 323). Es eignet sich aber auch als Dip zu gekochten, abgekühlten Kartoffelspalten oder zu rohem Gemüse.

Vorbereitung: 5 Min. • Kühlen: 3 Std.

350 g Seidentofu, abgetropft
½–1 Tütchen Taco-Gewürzmischung

Den Tofu im Mixer mit der Gewürzmischung glatt rühren. Abschmecken und je nach Wunsch würzen. Das Topping in eine Schüssel füllen.
Es sollte mehrere Stunden im Kühlschrank ziehen, um sein volles Aroma zu entwickeln.

Maistortillas

Bei unserem McDougall-Adventure in Costa Rica bereitet die »Tortilla-Lady« zu jeder Mahlzeit frische Maistortillas. Das Rezept ist sehr einfach, nur das Formen der Tortillas erfordert etwas Übung. Am einfachsten geht es mit einer Tortilla-Presse, es funktioniert aber auch von Hand.

Masa Harina ist Maismehl und ideal für die Herstellung von Tortillas. Es ist in mexikanischen Spezialitätenläden oder im Internet erhältlich. Man lagert es am besten gut verschlossen im Kühlschrank.

Vorbereitung: 30 Min. • Ruhen: 20 Min. • Zubereitung: 20 Min. • Ergibt 16 Tortillas

300 g Masa Harina
310 ml heißes Wasser

Masa Harina und Wasser in einer großen Schüssel vermengen. Den Teig mit den Händen mehrere Minuten geschmeidig kneten. Mit Frischhaltefolie abdecken und 20 Minuten ruhen lassen.
Den Teig in 16 gleich große Stücke teilen und mit den Händen zu Kugeln rollen. Die Kugeln einzeln zu Tortillas formen, den Rest derweil mit Frischhaltefolie abgedeckt lassen.
Die Kugeln zwischen zwei Lagen Backpapier legen und mit der Teigrolle flach rollen oder mit einer schweren Bratpfanne oder einer Tortillapresse flach drücken. Die Tortillas sollten 12–13 cm im Durchmesser haben und etwa 1,5 mm dünn sein.
Eine beschichtete Pfanne bei mittlerer Hitze erhitzen, bis ein kleiner Tropfen Wasser auf dem Pfannenboden tanzt.
Die Tortilla vom Backpapier lösen und in die heiße Pfanne geben. Backen, bis die Unterseite leicht gebräunt ist, dann wenden und die andere Seite leicht braun werden lassen. Die Tortilla in einen mit einem Tuch ausgeschlagenen Korb legen, das Tuch darüberschlagen und den restlichen Teig genauso verarbeiten.
Die Tortillas schmecken frisch zubereitet am besten.

Southwest Red Potatoes

Dies ist ein köstliches Rezept für meine heiß geliebten Kartoffeln. Die Würzung lässt sich leicht an jeden Geschmack anpassen. Wer Schärfe schlecht verträgt, lässt einfach die Chiliflocken weg. Wer keinen Kreuzkümmel mag, muss ihn nicht verwenden. Für verschiedene Geschmacksnoten sorgen unterschiedliche Dressings.

Vorbereitung: 10 Min. • Zubereitung: 15 Min. • Für 4 Personen

900 g rote Kartoffeln, in große Stücke geschnitten
20 g Frühlingszwiebeln, gehackt
4 EL ölfreies Salatdressing
¾ TL Cayennepfeffer

½–¾ TL Kreuzkümmel
1 Prise rote Chiliflocken (nach Belieben)

Die Kartoffeln in einem großen Topf mit kaltem Wasser bedecken, zum Kochen bringen und 20 Minuten kochen lassen, bis sie gerade von der Gabel rutschen. Abgießen. Die restlichen Zutaten in eine beschichtete Pfanne geben, Kartoffeln hinzugeben und 5 Minuten unter Wenden braten, bis sie rundum überzogen sind.

Würzige Pizzakartoffeln

Mit etwas Vorbereitung am Morgen sind diese Kartoffeln im Slow Cooker bis zum Abendessen perfekt gegart. Alles, was Sie dann noch benötigen, ist etwas frisches Gemüse oder ein grüner Salat. Mit der Mandoline werden die Kartoffelscheiben schön dünn (wir lassen die Schale dran). Die angegebenen Toppings sind nur Vorschläge und können frei variiert werden. Die Kartoffeln sind nach 6 Stunden fertig, setzt man sie morgens vor der Arbeit an, kann man sie aber den ganzen Tag (8 Stunden) garen lassen.

Vorbereitung: 20 Min. • Zubereitung: 6–8 Std. • Für 6–8 Personen

1 l Marinara- oder Pizza-Sauce, aus der Dose oder selbst gemacht
720 g Kartoffeln, in dünne Scheiben geschnitten
300–400 g Zutaten zum Belegen (z.B. Zwiebelstreifen, Champignons, Paprika, Tomaten, Artischockenherzen, schwarze Oliven, Spinat etc.)

Die Sauce in eine Schüssel geben, mit 125 ml Wasser verrühren und beiseitestellen.
Die Hälfte der Kartoffeln auf dem Boden des Slow Cookers verteilen und die Belagzutaten darüber verteilen. Mit der Hälfte der Sauce übergießen. Die restlichen Kartoffeln darüber verteilen und mit der restlichen Sauce übergießen. Auf niedriger Stufe 6–8 Stunden im Slow Cooker garen. Heiß servieren.

Regenbogenreis

Wir servieren diesen bunten Reis am liebsten zu Bohnen mit einem großen Salat dazu oder zu den Tex-Mex-Kartoffeln (siehe Seite 323). Er passt aber auch hervorragend zu den Bohnen-Mais-Enchiladas (siehe Seite 317). Koriander und Spinat verleihen ein frisches Aroma.

Vorbereitung: 15 Min. • Zubereitung: 50 Min. • Für 4 Personen

1 Zwiebel, gehackt
1 Paprika, gehackt
50 g Frühlingszwiebeln (weiße und grüne Teile), gehackt
1–2 Knoblauchzehen, zerdrückt oder gerieben
500 ml Gemüsebrühe
200 g brauner Langkornreis
110 g grüne Chilis aus dem Glas, gewürfelt
110 g Pimento-Chilis aus dem Glas, gehackt
150 g Maiskörner, frisch, aus der Dose oder tiefgefroren
1 EL getrocknete Petersilie
1 TL gemahlener Kreuzkümmel
500 g frischer Spinat, gehackt
3 Stängel frischer Koriander, gehackt
frisch gemahlener schwarzer Pfeffer

Zwiebel, Paprika, Frühlingszwiebeln und Knoblauch mit 4 EL Wasser in einen großen Topf geben. Unter gelegentlichem Rühren 3 Minuten kochen, bis das Gemüse beginnt, weich zu werden.
Brühe, Reis, Chilis, Mais, Petersilie und Kreuzkümmel einrühren, kurz aufkochen, Temperatur reduzieren und etwa 45 Minuten köcheln lassen, bis der Reis gar ist. Spinat und Koriander einrühren, mit etwas schwarzem Pfeffer würzen und weitere 2 Minuten kochen.
Heiß servieren.

Süßer Abschluss

Das Dessert ist das i-Tüpfelchen, das ein Essen abrundet. Wir essen häufig frisches Obst als Nachtisch. Aber solange man bei möglichst fettarmen Süßspeisen bleibt, spricht nichts dagegen, gelegentlich auch ein üppigeres Dessert zu genießen. Sie finden hier auch Rezepte für Feiertage und besondere Gelegenheiten, damit Sie auch diese angemessen begehen können.

Bananenbrot

Bananen bilden die süße, stärkehaltige Basis dieses köstlichen, saftigen Kuchens. Nimmt man anstatt Weizenvollkorn- oder normalem Vollkornmehl doppelgriffiges Mehl (z. B. Wiener Grießler oder Spätzlemehl), erhält man ein etwas dichteres Brot.

Vorbereitung: 25 Min. • Backen: 1 Std. • Abkühlen: 1 Std. •
Für 8–10 Personen

1 EL Ei-Ersatzpulver
190 ml Sojamilch
1 EL frisch gepresster Zitronensaft
180 g zerdrückte reife Bananen
170 g Kristallzucker oder Vollrohrzucker
50 g Apfel- und/oder Pflaumenmus
1–2 Tropfen Vanillearoma
150 g doppelgriffiges Vollkornmehl (z. B. Wiener Grießler)
120 g Weizenmehl
1 TL Backpulver
1 TL Backnatron
1 TL Zimtpulver
1 Prise Salz
30 g gehackte Walnüsse

Den Backofen auf 180 °C vorheizen. Eine 23 × 13 cm große beschichtete Backform oder Silikonform bereitstellen.
Das Ei-Ersatzpulver mit 3 EL warmem Wasser in einer kleinen Schüssel schaumig schlagen. Die Sojamilch in einer zweiten Schüssel mit dem Zitronensaft verrühren (die Mischung dickt an, wenn man sie ruhen lässt).
In einer dritten Schüssel die Banane mit Zucker, Fruchtmus sowie Vanillearoma verrühren und beiseitestellen.
In einer mittelgroßen Schüssel Vollkornmehl, Weizenmehl, Backpulver, Backnatron, Zimt und Salz gründlich vermischen. Dann die Walnüsse einrühren.
Ei-Ersatzpulver, Sojamilchmischung und Bananenmischung mit einem Pfannenwender oder Holzlöffel in die Mehlmischung einrühren und alles gründlich vermengen. Den Teig in die Backform geben, glatt streichen und 1 Stunde backen. Als Garprobe ein Holzstäbchen in den Teig stecken. Bleibt kein Teig daran kleben, ist der Kuchen gar. Den Kuchen auf einem Kuchengitter 1 Stunde vollständig abkühlen lassen.
Den Rand des abgekühlten Kuchens mit einem Messer lösen und den Kuchen dann auf das Kuchengitter stürzen. Bei einer Silikonform die Seitenwände bewegen, bis sich der Kuchen löst. Anschließend auf das Gitter stürzen.

Bananen-Eiscreme

Diese schnelle »Eiscreme« ist ideal, um eine übrig gebliebene Banane aufzubrauchen. Hat man reife Bananen, aber gerade keine Lust, sie zu essen, lagert man sie am besten geschält und klein geschnitten in einem luftdicht schließenden Behälter im Kühlschrank. Der Geschmack lässt sich mit einer Handvoll gefrorener Beeren oder 1 Esslöffel Kakaopulver leicht variieren.

> Wer einen Entsafter besitzt, kann gefrorene Bananenstücke einfach durch den Entsafter drücken und so »Bananeneis« herstellen.

Vorbereitung: 10 Min. • Für 2 Personen

2 gefrorene Bananen, geschält
Sojamilch

Die Bananen mit gerade so viel Sojamilch in den Mixer geben, dass die Messer sich mühelos bewegen. Die Mischung glatt pürieren. In kleinen Schüsseln servieren und nach Wunsch mit frischem Obst dekorieren.

Schoko-Brownies

Wir servieren diese Brownies mit Vanille-Sojaeis am ersten Abend jedes McDougall-Programms. Da sie sehr reichhaltig sind, gibt es sie nur zu besonderen Gelegenheiten. Uns schmecken sie besonders gut direkt aus dem Kühlschrank. Man bereitet sie am besten vor, schneidet sie in Stücke, richtet sie auf Platten an und stellt sie, mit Frischhaltefolie abgedeckt, 1 Tag in den Kühlschrank. Reste halten sich gekühlt bis zu 3 Tage, allerdings bleiben selten welche übrig.

Vorbereitung: 15 Min. • Zubereitung: 30 Min. • Abkühlen: 30 Min. • Ergibt 9 Stück

2 EL Ei-Ersatzpulver
120 g Weizenmehl
80 g Kakaopulver, möglichst fettarm
1 TL Backpulver
1 TL Backnatron
1 Prise Salz
30 g Cashew- oder Walnusskerne (nach Belieben), gehackt
100 g Apfel- und/oder Pflaumenmus
220 g Zucker
1–2 Tropfen Vanillearoma

Den Backofen auf 180 °C vorheizen.
Das Ei-Ersatzpulver mit 125 ml lauwarmem Wasser in einer kleinen Schüssel schaumig schlagen. Beiseitestellen.
Mehl, Kakao, Backpulver, Backnatron und Salz in einer mittelgroßen Schüssel miteinander vermengen. Die Nüsse (falls verwendet) einrühren und beiseitestellen.
Fruchtmus, Zucker und Vanillearoma in einer kleinen Schüssel verrühren. Das Ei-Ersatzpulver einrühren. Die Zuckermischung gründlich in die Mehlmischung einarbeiten.
Den Teig in eine 20 × 20 cm große Backform geben und gleichmäßig verstreichen. 30 Minuten backen, dann eine Garprobe machen. Ein Holzstäbchen in den Teig stecken, wenn kein Teig daran kleben bleibt, ist der Kuchen gar.
Die Brownies in der Backform 30 Minuten auf einem Kuchengitter abkühlen lassen. Dann in drei gleich große Streifen schneiden und jeden Streifen wieder in drei Teile schneiden. (Beim Backen in einer Silikonform die Brownies vor dem Schneiden aus der Form lösen.)

Festlicher Schokoladenkuchen

Manche Anlässe verlangen nach einem ganz besonders köstlichen Kuchen.

Vorbereitung: 15 Min. • Zubereitung: 25 Min. • Abkühlen: 30 Min. • Für 9–12 Personen

180 g Weizenmehl
220 g Vollrohrzucker
90 g Kakaopulver (möglichst fettarm)
1 TL Speisenatron
310 ml Schokoladen-Sojamilch
170 g Soja-Vanillejoghurt
1 EL Apfel- und/oder Pflaumenmus

1–2 Tropfen Vanillearoma
30 g Mandelstifte (nach Belieben)
Schokoladenglasur (siehe Seite 350; nach Belieben)

Den Backofen auf 190 °C vorheizen. Eine 20 × 20 cm große beschichtete Backform oder Silikonform bereitstellen.
Mehl, Zucker, Kakaopulver und Speisenatron in einer Rührschüssel vermengen.
In einer kleinen Schüssel Sojamilch, Joghurt, Fruchtmus und Vanillearoma glatt rühren, dann gründlich in die Mehlmischung einarbeiten. Die Mandeln (falls verwendet) einrühren.
Den Teig in die Backform geben und glatt streichen. 25 Minuten backen, dann Garprobe machen. Ein Holzstäbchen in die Mitte des Kuchens stecken. Bleibt kein Teig mehr daran kleben, ist der Kuchen gar. In der Form auf einem Kuchengitter mindestens 30 Minuten abkühlen lassen.
Den Rand des abgekühlten Kuchens mit einem Messer lösen und den Kuchen auf das Kuchengitter stürzen. Bei einer Silikonform die Seitenwände bewegen, bis sich der Kuchen löst. Anschließend auf das Gitter stürzen.
Falls verwendet, den Kuchen vor dem Aufschneiden mit der Glasur bestreichen. Den Kuchen in 9 Stücke (3 Streifen à 3 Quadrate) teilen oder in 12 Stücke (3 Streifen à 4 Stücke) schneiden.

Schokoladenglasur

Diese schnelle Glasur ist der krönende Abschluss des festlichen Schokoladenkuchens. Sie eignet sich auch für Brownies.

Vorbereitung: 3 Min. • Ergibt Glasur für einen 20 × 20 cm großen Kuchen

220 g Puderzucker
30 g Kakaopulver (möglichst fettarm)
3–4 EL Sojamilch
1 Tropfen Vanillearoma

Puderzucker und Kakaopulver in einer Rührschüssel vermengen. 3 Esslöffel Sojamilch und das Vanillearoma zugeben. Alles gründlich verrühren. Tropfenweise so viel Sojamilch zugeben, bis die Glasur streichfähig wird.

Möhrenkuchen

Dieser Kuchen ist sehr saftig und steckt voller leckerer Möhren, Datteln und Gewürze.

Vorbereitung: 30 Min. • Kochen: 10 Min. • Backen: 45 Min. • Für 12 Personen

130 g Möhren, gerieben
200 g Rosinen
125 ml Agavendicksaft
40 g Datteln, gehackt
1 TL Zimtpulver
1 TL Piment
½ TL frisch geriebene Muskatnuss
½ TL Gewürznelkenpulver
85 g Weizenmehl
85 g Vollkornweizenmehl
50 g Weizenkleie
1 TL Speisenatron
40 g Walnusskerne, gehackt (nach Belieben)

Den Backofen auf 180 °C vorheizen.
Möhren, Rosinen, Agavendicksaft, Datteln, Zimt, Piment, Muskat und Nelkenpulver in einen großen Topf geben. 450 ml Wasser hinzugießen und unter Rühren zum Kochen bringen. Die Temperatur reduzieren und unter gelegentlichem Rühren 10 Minuten köcheln lassen, bis die Möhren und Datteln weich sind. Den Topf vom Herd nehmen und zum Abkühlen beiseitestellen.

Mehlsorten, Kleie und Natron in einer mittelgroßen Schüssel vermengen. Die abgekühlte Möhrenmischung gründlich einarbeiten. Die Walnüsse (falls verwendet) zum Schluss untermischen.
Den Teig in eine 23 × 23 cm große Backform geben und glatt streichen. 45 Minuten backen, dann Garprobe machen. Ein Holzstäbchen in die Mitte des Kuchens stecken. Bleibt kein Teig mehr daran kleben, ist der Kuchen gar.
Den Kuchen warm oder auf Zimmertemperatur abgekühlt servieren.

Apfel-Streusel-Auflauf

Bei diesem Dessert muss man auch unter der Woche kein schlechtes Gewissen haben. Ich verwende feste Äpfel wie Granny Smith, Braeburn oder Cox Orange, da sie beim Backen nicht völlig zerfallen und ihren Biss behalten. Weiche Äpfel wie Golden Delicius sind nicht geeignet, da sie zu Mus zerfallen und an Aroma verlieren.

Vorbereitung: 20 Min. • Backen: 40–50 Min. • Für 4–6 Personen

4 große feste Äpfel, geschält, Kerngehäuse entfernt und Fruchtfleisch in dünne Spalten geschnitten
100 g Rosinen oder Korinthen
1 EL frisch gepresster Zitronensaft
1 TL Zimtpulver
90 g Trauben-Nuss-Müsli
70 g Haferflocken
125 ml reiner Ahornsirup
170 ml Apfelsaft
1 TL Speisestärke

Den Backofen auf 180 °C vorheizen.
Apfelspalten, Rosinen, Zitronensaft und ½ TL Zimt in eine 20 × 20 cm große beschichtete Backform oder Silikonform geben und vermengen.

Müsli, Haferflocken und restlichen Zimt in einer kleinen Schüssel vermischen. Ahornsirup einrühren und die Streuselmasse auf den Äpfeln verteilen.
Den Apfelsaft in einer kleinen Schüssel mit der Stärke verrühren und gleichmäßig über den Apfelauflauf verteilen.
40–50 Minuten backen, bis die Streusel knusprig und die Äpfel weich sind. Warm oder auf Zimmertemperatur abgekühlt servieren.

Pfirsich-Streusel-Auflauf

Dieses Rezept kann man mit allen Obstsorten machen, die gerade Saison haben, kombiniert mit der passenden Konfitüre. Am liebsten mögen wir frische Erdbeeren und Erdbeerkonfitüre in der Erdbeersaison. Besonders lecker schmeckt der warme Auflauf mit einem Löffel Soja-Vanilleeis.

Vorbereitung: 15–20 Min. • Backen: 45 Min. • Abkühlen: 15 Min. • Für 8 Personen

50 g Aprikosenkonfitüre
2 TL frisch gepresster Zitronensaft
1 Msp. frisch geriebene Muskatnuss
8 Pfirsiche, entsteint und in Spalten geschnitten
3 EL Weizenmehl
70 g Instant-Haferflocken
2 EL mittelfeines Maismehl
1–2 Tropfen Vanillearoma
2 EL Ahornsirup

Den Backofen auf 190 °C vorheizen.
Konfitüre, Zitronensaft und Muskatnuss in einer mittelgroßen Schüssel verrühren. Pfirsiche hineingeben, umrühren und rundum mit der Mischung überziehen. Das Mehl darüberstreuen und erneut mischen. Den Obsttauflauf in eine Backform mit 23 cm Durchmesser füllen und 30 Mi-

nuten backen, bis das Obst sehr weich ist.
In der Zwischenzeit die Haferflocken in einer kleinen Schüssel mit dem Maismehl verrühren. Das Vanillearoma in den Ahornsirup rühren, über die Haferflocken gießen und alles gründlich vermengen.
Den Auflauf aus dem Ofen nehmen und die Temperatur auf 180 °C reduzieren. Die Haferflockenstreusel mit den Fingern auf dem Auflauf verteilen, dann 15 Minuten fertig backen.
Den Auflauf 15 Minuten abkühlen lassen, dann mit dem Löffel auf einzelne Schalen verteilen. Den Auflauf warm oder auf Zimmertemperatur abgekühlt servieren.

Köstlicher Schokoladenpudding

Wenn wir den Teilnehmern des McDougall-Programms diesen Pudding am letzten Tag servieren, sind sie immer erstaunt, dass er keine Sahne oder Seidentofu enthält, sondern nur Sojamilch. Außerdem freuen sie sich immer, wenn sie merken, wie einfach er nachzukochen ist. Mit diesem Pudding hat keiner Entzugserscheinungen, wenn er sein neues Ernährungsprogramm beginnt.

Vorbereitung: 5 Min. • Zubereitung: 10 Min. • Kühlen: 2 Std. • Für 4–6 Personen

170 g Kristallzucker
40 g Kakaopulver (möglichst fettarm)
3 EL Speisestärke
750 ml Sojamilch
2–3 Tropfen Vanillearoma

Zucker, Kakaopulver, Stärke und Sojamilch in einem mittelgroßen Topf glatt rühren. Bei niedriger bis mittlerer Hitze aufkochen und unter ständigem sanftem Rühren köcheln lassen, bis der Pudding andickt.
Den Topf vom Herd nehmen und das Vanillearoma einrühren. Den Pudding in eine Servierschüssel geben oder auf 4–6 Dessertschalen verteilen. Mit Frischhaltefolie abdecken und mindestens 2 Stunden oder über Nacht im Kühlschrank kalt stellen.
Kalt servieren.

Dank

Die *High-Carb-Diät* ist das Resultat meiner 44 Jahre andauernden, persönlichen Betreuung von Tausenden Patienten, die Mehrzahl von ihnen litt früher an Diabetes. Von diesen Menschen haben wir die wertvollsten Lektionen gelernt. Viele Pioniere in den Bereichen Ernährung und Medizin, darunter Russell Henry Chittenden, William Rose MD, Walter Kempner MD, Denis Burkitt MD, Nathan Pritikin und Roy Swank MD, haben die wissenschaftlichen Grundlagen für dieses Buch gelegt.

Unser aufrichtiger Dank gilt:
Carole Bidnick, Literaturagentin, für die Suche nach einem einflussreichen Verlag.
Cathy Fisher und Jennie Schacht für ihre Unterstützung bei Texterstellung und Redaktion.
Lisa Kahn für ihre Unterstützung bei den Illustrationen.
Den McDougall-Stars für ihre Geschichten.
Den McDougall-Anhängern für ihre Ideen und Rezepte.
Der National Library of Medicine für den Zugang zu den wissenschaftlichen Grundlagen.

Literaturangaben

Die Nährwertangaben der Lebensmittel wurden – soweit nicht anders angegeben – aus folgendem Werk entnommen:
Pennington, J.A.; Bowes, A.; Church, H.: *Bowes & Church's Food Values of Portions Commonly Used.* 17. Auflage Philadelphia, New York: Lippincott Williams & Wilkins, 1998.

Kapitel 1 – Stärke: Die traditionelle Ernährung des Menschen

1. Weiss, E.; Wetterstrom, W.; Nadel, D.; Bar-Yosef, O.: »The broad spectrum revisited: evidence from plant remains.« *Proc Natl Acad Sci USA.* 29. Juni 2004; 101 (26): 9551–9555.

2. Deacon, H.J.: »Planting an idea: An archeology of stone age gatherers in South Africa«. *S Afr Archaeol Bull.* 1993; 48: 86–93.

3. Revedin, A.; Aranguren, B.; Becattini, R.; Longo, L.; Marconi, E.; Lippi, M.M.; Skakun, N.; Sinitsyn, A.; Spiridonova, E.; Svoboda, J.: »Thirty thousand-year-old evidence of plant food processing«. *Proc Natl Acad Sci USA.* 02. Nov. 2010; 107 (44): 18815–18819.

4. Mercader, J.: »Mozambican grass seed consumption during the Middle Stone Age«. *Science.* 18. Dez. 2009; 326 (5960): 1680–1683.

5. Henry, A.G.; Brooks, A.S.; Piperno, D.R.: »Microfossils in calculus demonstrate consumption of plants and cooked foods in Neanderthal diets (Shanidar III, Iraq; Spy I and II, Belgium)«. *Proc Natl Acad Sci USA.* 11. Jan. 2011; 108 (2): 486–491.

6. Eades, M.; Eades, M.: *Protein Power: The High-Protein/Low Carbohydrate Way to Lose Weight, Feel Fit, and Boost Your Health—in Just Weeks!* New York: Bantam, 1996.

7. Allam, A.H.; Thompson, R.C.; Wann, L.S. et al.: »Atherosclerosis in ancient Egyptian mummies: the Horus study«. *JACC Cardiovasc Imaging.* Apr. 2011; 4 (4): 315–327.

8. David, A.R.; Kershaw, A.; Heagerty, A.: »Atherosclerosis and diet in ancient Egypt«. *Lancet.* 27. Feb. 2010; 375 (9716): 718–719.

9. Guardians.net/hawass/hatshepsut/search_for_hatshepsut.htm

10. Gerloni, A.; Cavalli, F.; Costantinides, F.; Costantinides, F. et al.: »Dental status of three Egyptian mummies: radiological investigation by multislice computerized tomography«. *Oral Surg Oral Med Oral Pathol Oral Radiol Endod.* Juni 2009; 107 (6):

58–64.

11. Kuksis, A.; Child, P.; Myher, J.J. et al.: »Bile acids of a 3200-year-old Egyptian mummy«. *Can J Biochem*. Dez. 1978; 56 (12):1141–1148.
12. Boano, R.; Fulcheri, E.; Martina, M.C. et al.: »Neural tube defect in a 4000-year-old Egyptian infant mummy: a case of meningocele from the museum of anthropology and ethnography of Turin (Italy)«. *Eur J Paediatr Neurol*. Nov. 2009; 13 (6): 481–487.
13. Macko, S.A.; Engel, M.H.; Andrusevich, V. et al.: »Documenting the diet in ancient human populations through stable isotope analysis of hair«. *Philos Trans R Soc Lond B Biol Sci*. 29. Jan. 1999; 354 (1379): 65–75.
14. Durant, W.: *The Story of Civilization Vol III: Caesar and Christ*. New York: Simon and Schuster, 1944.
15. Curry, A.: »The gladiator's diet«. *Archeology*. Nov./Dez. 2008; 61. www.archaeology.org/0811/abstracts/gladiator.html.
16. Perry, G.H.; Dominy, N.J.; Claw, K.G.; Lee, A.S. et al.: »Diet and the evolution of human amylase gene copy number variation«. *Nat Genet*. Okt. 2007; 39 (10): 1256–1260.
17. News.bbc.co.uk/2/hi/6983330.stm
18. Flatt, J.P.: »Carbohydrate balance and body-weight regulation«. *Proc Nutr Soc*. März 1996; 55 (1B): 449–465.
19. Zerodisease.com/archive/Dietary_Goals_For_The_United_States.pdf
20. Chopra, M.; Galbraith, S.; Darnton-Hill, I.: »A global response to a global problem: the epidemic of overnutrition«. *Bull World Health Organ*. 23. Jan. 2003; 80: 952–958.
21. Hossain, P.; Kawar, B.; El Nahas, M.: »Obesity and diabetes in the developing world – a growing challenge«. *N Engl J Med*. 18. Jan. 2007; 356 (3): 213–215.
22. www.fao.org/docrep/010/a0701e/a0701e00.htm

Kapitel 2 – Passionierte Stärke-Anhänger sind gesund und schön

1. Bujnowski, D.; Xun, P.; Daviglus, M.L. et al.: »Longitudinal association between animal and vegetable protein intake and obesity among men in the United States: the Chicago Western Electric Study«. *J Am Diet Assoc*. Aug. 2011; 111 (8): 1150–1155.e1.
2. Webcenters.netscape.compuserve.com/homerealestate/package.jsp?name=fte/thinnestpeople/ thinnestpeople

3. Rolls, B.J.: »The role of energy density in the overconsumption of fat«. *J Nutr. Feb.* 2000; 130 (2S Suppl): 268S–271S.

4. Blundell, J.E.; Lawton, C.L.; Cotton, J.R.; Macdiarmid, J.I.: »Control of human appetite: implications for the intake of dietary fat«. *Annu Rev Nutr.* 1996; 16: 285–319.

5. Rolls, B.J.; Kim-Harris, S.; Fischman, M.W. et al.: »Satiety after preloads with different amounts of fat and carbohydrate: implications for obesity«. *Am J Clin Nutr.* Okt. 1994; 60 (4): 476–487.

6. Hellerstein, M.K.: »De novo lipogenesis in humans: metabolic and regulatory aspects«. *Eur J Clin Nutr.* Apr. 1999; 53 Suppl 1: S53–65.

7. Acheson, K.J.; Schutz, Y.; Bessard, T. et al.: »Glycogen storage capacity and de novo lipogenesis during massive carbohydrate overfeeding in man«. *Am J Clin Nutr.* Aug. 1988; 48 (2): 240–247.

8. Minehira, K.; Bettschart, V.; Vidal, H. et al.: »Effect of carbohydrate overfeeding on whole body and adipose tissue metabolism in humans«. *Obes Res.* Sep. 2003; 11 (9):1096–1103.

9. McDevitt, R.M.; Bott, S.J.; Harding, M. et al.: »De novo lipogenesis during controlled overfeeding with sucrose or glucose in lean and obese women«. *Am J Clin Nutr.* Dez. 2001; 74 (6): 737–746.

10. Dirlewanger, M.; di Vetta, V.; Guenat, E. et al.: »Effects of short-term carbohydrate or fat overfeeding on energy expenditure and plasma leptin concentrations in healthy female subjects«. *Int J Obes Relat Metab Disord.* Nov. 2000; 24 (11): 1413–1418.

11. McDevitt, R.M.; Bott, S.J.; Harding, M. et al.: »De novo lipogenesis during controlled overfeeding with sucrose or glucose in lean and obese women«. *Am J Clin Nutr.* Dez. 2001; 74 (6): 737–746.

12. Danforth, E. Jr.: »Diet and obesity«. *Am J Clin Nutr.* Mai 1985; 41 (5 Suppl): 1132–1145.

13. Hellerstein, M.K.: »No common energy currency: de novo lipogenesis as the road less traveled«. *Am J Clin Nutr.* Dez. 2001; 74 (6): 707–708.

14. Tappy, L.: »Metabolic consequences of overfeeding in humans«. *Curr Opin Clin Nutr Metab Care.* Nov. 2004; 7 (6): 623–628.

15. Levine, J.A.: »Non-exercise activity thermogenesis (NEAT)«. *Best Pract Res Clin Endocrinol Metab.* Dez. 2002; 16 (4): 679–702.

16. Thomas, L.H.; Jones, P.R.; Winter, J.A.; Smith, H.: »Hydrogenated oils and fats: the presence of chemically-modified fatty acids in human adipose tissue«. *Am J Clin Nutr.* Mai 1981; 34 (5): 877–886.

17. London, S.J.; Sacks, F.M.; Caesar, J. et al.: »Fatty acid composition of subcutaneous adipose tissue and diet in postmenopausal US women«. *Am J Clin Nutr.* Aug. 1991; 54 (2): 340–345.

18. Baylin, A.; Kabagambe, E.K.; Siles, X.; Campos, H.: »Adipose tissue biomarkers of fatty acid intake«. *Am J Clin Nutr.* Okt. 2002; 76 (4): 750–757.

19. Brevik, A.; Veierød, M.B.; Drevon, C.A.; Andersen, L.F.: »Evaluation of the odd fatty acids 15:0 and 17:0 in serum and adipose tissue as markers of intake of milk and dairy fat«. *Eur J Clin Nutr.* Dez. 2005; 59 (12): 1417–1422.

20. McDougall, J.: »Effects of a low-carbohydrate diet«. *Mayo Clin Proc.* März 2004; 79 (3): 431.

21. Reif, A.; Lesch, K.P.: »Toward a molecular architecture of personality«. *Behav Brain Res.* 17. Feb. 2003; 139 (1–2):1–20.

22. Noblett, K.L.; Coccaro, E.F.: »Molecular genetics of personality«. *Curr Psychiatry Rep.* März 2005; 7 (1): 73–80.

Kapitel 3 - Die fünf Hauptgifte in tierischer Nahrung

1. Brenner, B.M.: »Dietary protein intake and the progressive nature of kidney disease: the role of hemodynamically mediated glomerular injury in the pathogenesis of progressive glomerular sclerosis in aging, renal ablation, and intrinsic renal disease«. *N Engl J Med.* 09. Sept. 1982; 307 (11): 652–659.

2. Meyer, T.W.: »Dietary protein intake and progressive glomerular sclerosis: the role of capillary hypertension and hyperperfusion in the progression of renal disease«. *Ann Intern Med.* Mai 1983; 98 (5 Pt 2): 832–838.

3. Hansen, H.P.: »Effect of dietary protein restriction on prognosis in patients with diabetic nephropathy«. *Kidney Int.* Juli 2002; 62 (1): 220–228.

4. Biesenbach, G.: »Effect of mild dietary protein restriction on urinary protein excretion in patients with renal transplant fibrosis«. *Wien Med Wochenschr.* 1996; 146 (4): 75–78.

5. Pedrini, M.T.: »The effect of dietary protein restriction on the progression of diabetic and nondiabetic renal diseases: a meta-analysis«. *Ann Intern Med.* 01. Apr. 1996;
124 (7): 627–632.

6. Cupisti, A.: »Vegetarian diet alternated with conventional low-protein diet for patients with chronic renal failure«. *J Ren Nutr.* Jan. 2002; 12 (1): 32–37.

7. Bianchi, G.P.: »Vegetable versus animal protein diet in cirrhotic patients with chronic encephalopathy. A randomized cross-over comparison«. *J Intern Med.* Mai 1993; 233 (5): 385–392.

8. Hegsted, M.; Schuette, S.A.; Zemel, M.B.; Linkswiler, H.M.: »Urinary calcium and calcium balance in young men as affected by level of protein and phosphorus intake«. *J Nutr.* März 1981; 111 (3): 553–562.

9. Flegal, K.M.; Carroll, M.D.; Ogden, C.L.; Curtin, L.R.: »Prevalence and trends in obesity among US adults, 1999–2008«. *JAMA.* 20. Jan. 2010; 303 (3): 235–241.

10. Danforth, E. Jr.: »Diet and obesity«. *Am J Clin Nutr.* Mai 1985; 41 (5 Suppl): 1132–1145.

11. Schrauwen, P.: »High-fat diet, muscular lipotoxicity and insulin resistance«. *Proc Nutr Soc.* Feb. 2007; 66 (1): 33–41.

12. Yecies, J.L.; Manning, B.D.: »Chewing the fat on tumor cell metabolism«. *Cell.* 08. Jan. 2010; 140 (1): 28–30.

13. Behrman, E.J.; Gopalan, V.: »Cholesterol and plants«. *J. Chem. Educ.* 2005; 82 (12): 1791.

14. Subramanian, S.; Chait, A.: »The effect of dietary cholesterol on macrophage accumulation in adipose tissue: implications for systemic inflammation and atherosclerosis«. *Curr Opin Lipidol.* Feb. 2009; 20 (1): 39–44.

15. Morin, R.J.; Hu, B.; Peng, S.K.; Sevanian, A.: »Cholesterol oxides and carcinogenesis«. *J Clin Lab Anal.* 1991; 5 (3): 219–225.

16. Cacciapuoti, F.: »Hyper-homocysteinemia: a novel risk factor or a powerful marker for cardiovascular diseases? Pathogenetic and therapeutical uncertainties«. *J Thromb Thrombolysis.* Juli 2011; 32 (1): 82–88.

17. Cellarier, E.: »Methionine dependency and cancer treatment«. *Cancer Treat Rev.* Dez. 2003; 29 (6): 489–499.

18. Levine, J.: »Fecal hydrogen sulfide production in ulcerative colitis«. *Am J Gastroenterol.* Jan. 1998; 93 (1): 83–87.

19. Remer, T.: »Influence of diet on acid-base balance«. *Semin Dial.* Juli-Aug. 2000; 13 (4): 221–226.

20. Frassetto, L.: »Diet, evolution and aging—the pathophysiologic effects of the post-agricultural inversion of the potassium-to-sodium and base-to-chloride ratios in the human diet«. *Eur J Nutr.* Okt. 2001; 40 (5): 200–213.

21. Remer, T.: »Potential renal acid load of foods and its influence on urine pH«. *J Am Diet Assoc.* Juli 1995; 95 (7): 791–797.

22. Barzel, U.S.: »Excess dietary protein can adversely affect bone«. *J Nutr.* Juni 1998; 128 (6): 1051–1053.

23. Jajoo, R.; Song, L.; Rasmussen, H. et al.: »Dietary acid-base balance, bone resorption, and calcium excretion«. *J Am Coll Nutr.* Juni 2006; 25 (3): 224–230.

24. Maurer, M.: »Neutralization of Western diet inhibits bone resorption independently of K intake and reduces cortisol secretion in humans«. *Am J Physiol Renal Physiol.* Jan. 2003; 284 (1): F32–40.

25. Wilhelm, B.; Rajié, A.; Greig, J.D. et al.: »The effect of hazard analysis critical control point programs on microbial contamination of carcasses in abattoirs: a systematic review of published data«. *Foodborne Pathog Dis.* Sep. 2011; 8 (9): 949–960.

26. Wilhelm, B.; Rajié, A.; Waddell, L. et al.: »Prevalence of zoonotic or potentially zoonotic bacteria, antimicrobial resistance, and somatic cell counts in organic dairy production: current knowledge and research gaps«. *Foodborne Pathog Dis.* Juni 2009; 6 (5): 525–539.

Kapitel 4 – Spontanheilung bei stärkebasierter Diät

Ausführliche Diskussionen und wissenschaftliche Hinweise finden Sie unter www.drmcdougall.com.

Kapitel 5 – Die USDA und ihre Politik in Bezug auf Stärke

1. www.gpo.gov/fdsys/pkg/FR-2011-01-13/pdf/2011-485.pdf

2. www.fns.usda.gov/wic/benefitsandservices/foodpkgregs.htm

3. www.foodcircles.missouri.edu/CRJanuary05.pdf

4. www.omorganics.org/page.php?pageid=131&contentid=123

5. Herman, J.: »Saving U.S. dietary advice from conflicts of interest«. *Food and Drug Law Journal.* 2010; 65(2): 284–316. www.drmcdougall.com/misc/2010nl/jul/sc%20 herman.indd.pdf

6. www.drmcdougall.com/misc/2010other/guidelines.htm

7. www.cnpp.usda.gov/DGAs2010-PolicyDocument.htm

8. www.pcrm.org/search/?cid=2512

9. www.pcrm.org/search/?cid=1395

10. www.pcrm.org/search/?cid=2543

11. www.pcrm.org/search/?cid=137

Kapitel 6 – Wir essen den Planeten zu Tode

1. Horrigan, L.; Lawrence, R.S.; Walker, P.: »How sustainable agriculture can address the environmental and human health harms of industrial agriculture«. *Environ Health Perspect.* Mai 2002; 110 (5): 445–456.
2. Pimentel, D.; Pimentel, M.: »Sustainability of meat-based and plant-based diets and the environment«. *Am J Clin Nutr.* Sep. 2003; 78 (3 Suppl): 660S–663S.
3. Hossain, P.; Kawar, B.; El Nahas, M.: »Obesity and diabetes in the developing world—a growing challenge«. *N Engl J Med.* 18. Jan. 2007; 356 (3): 213–215.
4. www.climaterealityproject.org
5. Godlee, F.: »How on earth do we combat climate change?« BMJ. 2011; 343:d6789.
6. ftp.fao.org/docrep/fao/010/a0701e/a0701e00.pdf
7. www.newscientist.com/article/dn10786
8. www.vegetariantimes.com/features/archive_of_editorial/667
9. www.businessweek.com/magazine/content/10_46/b4203103862097.htm
10. Pimentel, D.; Pimentel, M.: »Sustainability of meat-based and plant-based diets and the environment«. *Am J Clin Nutr.* Sep. 2003; 78 (3 Suppl): 660S–663S.
11. www.populationpress.org/essays/essay-pimentel.html
12. www.web4water.com/library/view_article.asp?id=3902&channel=4
13. www.usatoday.com/news/world/2010-09-09-1Achinaonechild09_ST_N.htm
14. www.unicef.org/media/files/Tracking_Progress_on_Child_and_Maternal_Nutrition_ EN_110309.pdf
15. www.waldeneffect.org/blog/Calories_per_acre_for_various_foods
16. www.time.com/time/magazine/article/0,9171,1879192,00.html

Kapitel 7 – Wenn Freunde fragen: Woher bekommst du Eiweiß?

1. Millward, D.J.: »The nutritional value of plant-based diets in relation to human amino acid and protein requirements«. *Proc Nutr Soc.* Mai 1999; 58 (2): 249–260.
2. Mazess, R.B.: »Bone mineral content of North Alaskan Eskimos«. *Am J Clin Nutr.* Sep. 1974; 27 (9): 916–925.

3. Carpenter, K.: »A short history of nutritional science: part 2 (1885–1912)«. *J Nutr.* Apr. 2003; 133 (4): 975–984.

4. Chittenden, R.H.: *Physiological economy in nutrition, with special reference to the minimal protein requirement of the healthy man. An experimental study.* New York: Frederick A. Stokes Company, 1904.

5. Calloway, D.H.: »Sweat and miscellaneous nitrogen losses in human balance studies«. *J Nutr.* Juni 1971; 101 (6): 775–786.

6. Hegsted, D.M.: »Minimum protein requirements of adults«. *Am J Clin Nutr.* Mai 1968; 21 (5): 352–327.

7. Dole, V.: »Dietary treatment of hypertension: clinical and metabolic studies of patients on the rice-fruit diet«. *J Clin Invest.* 1950; 29: 1189–1206.

8. Osborne, T.: »Amino-acids in nutrition and growth«. *J Bio Chem.* 1914; 17: 325–349.

9. Rose, W.: »Comparative growth of diet containing ten and nineteen amino acids, with further observation upon the role of glutamic and aspartic acid«. *J Bio Chem.* 1948; 176: 753–762.

10. Bicker, M.: »The protein requirement of adult rats in terms of the protein contained in egg, milk, and soy flour«. *J Nutr.* 1947; 34: 491.

11. Bell, G.: *Textbook of Physiology and Biochemestry.* 4. Auflage, Baltimore: Williams and Wilkins, 1959: 12.

12. Reeds, P.J.: »Protein nutrition of the neonate«. *Proc Nutr Soc.* Feb. 2000; 59 (1): 87–97.

13. Rose, W.: »The amino acid requirement of adult man«. *Nutr Abst Rev.* 1957; 27: 63–67.

14. McDougall, J.: *The McDougall Plan.* El Monte,Kalifornien: New Win Publishing, 1983: 95–109.

15. Jean Mayer USDA/Human Nutrition Research Center on Aging at Tufts University School of Medicine: www.thedoctorwillseeyounow.com/content/nutrition/art2059.html

16. Tufts University Medical School: http://www.quackwatch.com/03HealthPromotion/vegetarian.html

17. www.hsph.harvard.edu/nutritionsource/protein.html

18. Northwestern University: http://www.feinberg.northwestern.edu/nutrition/factsheets/ protein.html

19. St Jeor, S.; Howard, B.; Prewitt, E.: »Dietary protein and weight reduction: a statement for healthcare professionals from the Nutrition Committee of the Council on Nutrition, Physical Activity, and Metabolism of the American Heart Association«. *Circulation*. 2001; 104: 1869–1874.

20. McDougall, J.: »Plant foods have a complete amino acid composition«. *Circulation*. 25. Juni 2002; 105 (25): e197; author reply e197.

21. McDougall, J.: »Misinformation on plant proteins«. *Circulation*. 12. Nov. 2002; 106 (20): e148; author reply e148.

22. Millward, D.J.: »Protein requirements«. *Encyclopedia of Nutrition*. Salt Lake City: Academic Press. 1998; 1661–68.

23. persönliche Kommunikation mit John McDougall, MD. am 10. Juli 2003.

24. www.heart.org/HEARTORG/GettingHealthy/NutritionCenter/Vegetarian-Diets_UCM_306032_Article.jsp

25. Kon, S.: »XXXV. The value of whole potato in human nutrition«. *Biochemical* J. 1928; 22: 258–260.

26. Lopez de Romana, G.; Graham, G.G.; Mellits, E.D.; MacLean, W.C. Jr.: »Utilization of the protein and energy of the white potato by human infants«. *J Nutr*. Sep. 1980; 110 (9): 1849–1857.

27. Lopez de Romana, G.: »Fasting and postprandial plasma free amino acids of infants and children consuming exclusively potato protein«. *J Nutr*. Okt. 1981; 111 (10): 1766–1771.

Kapitel 8 – Wenn Freunde fragen: Woher bekommst du Kalzium?

1. Die Milch-Industrie gibt 201,6 Millionen US-Dollar aus: www.dairycheckoff.com

2. Die Milch-Industrie gibt an, dass unzureichende Kalziumzufuhr zu chronischen Krankheiten führt: ww.nationaldairycouncil.org/NationalDairyCouncil/Health/Digest/dcd69-1Page1.htm

3. 280 Kilogramm Milchprodukte werden jährlich verzehrt: www.dairycheckoff.com/DairyCheckoff/AboutUs/HowTheDairyCheckoffWorks/How-The-Dairy-Checkoff-Works

4. www.unistraw.com/fastfacts

5. Walker, A.R.: »Osteoporosis and calcium deficiency«. *Am J Clin Nutr*. März 1965; 16: 327–336.

6. Smith, R.W. Jr.; Rizek, J.: »Epidemiologic studies of osteoporosis in women of Puerto Rico and southeastern Michigan with special reference to age, race, national origin, and to other related and associated findings«. *Clin Orthop Relat Res.* März–Apr. 1966; 45: 31–48.

7. Wynn, E.; Krieg, M.A.; Lanham-New, S.A.; Burckhardt, P.: »Postgraduate symposium: Positive influence of nutritional alkalinity on bone health«. *Proc Nutr Soc.* Feb. 2010; 69 (1): 166–173.

8. Paterson, C.R.: »Calcium requirements in man: a critical review«. *Postgrad Med J.* Apr. 1978; 54 (630): 244–248.

9. Walker, A.R.: »The human requirement of calcium: should low intakes be supplemented?« *Am J Clin Nutr.* Mai 1972; 25 (5): 518–530.

10. Irwin, M.I.; Kienholz, E.W.: »A conspectus of research on calcium requirements of man«. *J Nutr.* 1973; 103: 1020–1095.

11. Sellers, E.A.; Sharma, A.; Rodd, C.: »Adaptation of Inuit children to a low-calcium diet«. *CMAJ.* 29. Apr. 2003; 168 (9): 1141–1143. *CMAJ.* 16. Sep. 2003; 169 (6): 542; author reply 542–543.

12. www.drmcdougall.com/misc/2007nl/feb/whenfriendsask.htm

13. Thacher, T.D.; Abrams, S.A.: »Relationship of calcium absorption with 25(OH)D and calcium intake in children with rickets«. *Nutr Rev.* Nov. 2010; 68 (11): 682–688.

14. Winzenberg, T.; Shaw, K.; Fryer, J.; Jones, G.: »Effects of calcium supplementation on bone density in healthy children: meta-analysis of randomised controlled trials«. *BMJ.* 14. Okt. 2006; 333 (7572): 775.

15. Lanou, A.J.; Berkow, S.E.; Barnard, N.D.: »Calcium, dairy products, and bone health in children and young adults: a reevaluation of the evidence«. *Pediatrics.* März 2005; 115 (3): 736–743.

16. Weinsier, R.L.; Krumdieck, C.L.: »Dairy foods and bone health: examination of the evidence«. *Am J Clin Nutr.* Sep. 2000; 72 (3): 681–689.

17. Recker, R.R.; Heaney, R.P.: »The effect of milk supplements on calcium metabolism, bone metabolism and calcium balance«. *Am J Clin Nutr.* Feb. 1985; 41 (2): 254–263.

18. Lanou, A.J.: »Bone health in children«. *BMJ.* 14. Okt. 2006; 333 (7572): 763–764.

19. Abelow, B.J.; Holford, T.R.; Insogna, K.L.: »Cross-cultural association between dietary animal protein and hip fracture: a hypothesis«. *Calcif Tissue Int.* Jan. 1992; 50 (1): 14–18.

20. Frassetto, L.A.: »Worldwide incidence of hip fracture in elderly women: relation to consumption of animal and vegetable foods«. *J Gerontol A Biol Sci Med Sci.* Okt. 2000; 55 (10): M585–592.

21. Remer, T.: »Potential renal acid load of foods and its influence on urine pH«. *J Am Diet Assoc.* Juli 1995; 95 (7): 791–797.

22. Barzel, U.S.: »Excess dietary protein can adversely affect bone«. *J Nutr.* Juni 1998; 128 (6): 1051–1053.

23. Maurer, M.: »Neutralization of Western diet inhibits bone resorption independently of K intake and reduces cortisol secretion in humans«. *Am J Physiol Renal Physiol.* Jan. 2003; 284 (1): F32–40.

24. Welch, A.A.; Bingham, S.A.; Reeve, J.; Khaw, K.T.: »More acidic dietary acid-base load is associated with reduced calcaneal broadband ultrasound attenuation in women but not in men: results from the EPIC-Norfolk cohort study«. *Am J Clin Nutr.* Apr. 2007; 85 (4): 1134–1141.

25. Frassetto, L.: »Diet, evolution and aging—the pathophysiologic effects of the post-agricultural inversion of the potassium-to-sodium and base-to-chloride ratios in the human diet«. *Eur J Nutr.* Okt. 2001; 40 (5): 200–213.

26. Wynn, E.; Krieg, M.A.; Lanham-New, S.A.; Burckhardt, P.: »Postgraduate symposium: Positive influence of nutritional alkalinity on bone health«. *Proc Nutr Soc.* Feb. 2010; 69 (1): 166–173.

27. Ahn, J.; Albanes, D.; Peters, U. et al.: »Prostate, Lung, Colorectal, and Ovarian Trial Project Team. Dairy products, calcium intake, and risk of prostate cancer in the prostate, lung, colorectal, and ovarian cancer screening trial«. *Cancer Epidemiol Biomarkers Prev.* Dez. 2007; 16 (12): 2623–2630.

28. Endogenous Hormones and Breast Cancer Collaborative Group: »Insulin-like growth factor 1 (IGF1), IGF binding protein 3 (IGFBP3), and breast cancer risk: pooled individual data analysis of 17 prospective studies«. *Lancet Oncol.* 2010; 11: 530–542.

29. Yu, H.; Rohan, T.: »Role of the insulin-like growth factor family in cancer development and progression«. *J Natl Cancer Inst.* 20. Sep. 2000; 92 (18): 1472–1489.

30. Cadogan, J.; Eastell, R.; Jones, N.; Barker, M.E.: »Milk intake and bone mineral acquisition in adolescent girls: randomised, controlled intervention trial«. *BMJ.* 15. Nov. 1997; 315 (7118): 1255–1260.

31. Heaney, R.P.; McCarron, D.A.; Dawson-Hughes, B. et al.: »Dietary changes favorably affect bone remodeling in older adults«. *J Am Diet Assoc.* Okt. 1999; 99 (10): 1228–1233.

32. Bartley, J.; McGlashan, S.R.: »Does milk increase mucus production?« *Med Hypotheses*. Apr. 2010; 74 (4): 732–734.

33. Guggenmos, J.; Schubart, A.S.; Ogg, S. et al.: »Antibody cross-reactivity between myelin oligodendrocyte glycoprotein and the milk protein butyrophilin in multiple sclerosis«. *J Immunol*. 01. Jan. 2004; 172 (1): 661–668.

34. Panush, R.S.; Stroud, R.M.; Webster, E.M.: »Food-induced (allergic) arthritis. Inflammatory arthritis exacerbated by milk.« *Arthritis Rheum*. Feb. 1986; 29 (2): 220–226.

35. Tang, B.M.; Eslick, G.D.; Nowson, C. et al.: »Use of calcium or calcium in combination with vitamin D supplementation to prevent fractures and bone loss in people aged 50 years and older: a meta-analysis«. *Lancet*. 25. Aug. 2007; 370 (9588): 657–666.

36. Reid, I.R.; Bolland, M.J.; Grey, A.: »Effect of calcium supplementation on hip fractures«. *Osteoporos Int*. Aug. 2008; 19 (8): 1119–1123.

37. Warensjö, E.; Byberg, L.; Melhus, H. et al.: »Dietary calcium intake and risk of fracture and osteoporosis: prospective longitudinal cohort study«. *BMJ*. 24. Mai 2011; 342: d1473. doi: 10.1136/bmj.d1473.

38. Sebastian, A.; Harris, S.T.; Ottaway, J.H. et al.: »Improved mineral balance and skeletal metabolism in postmenopausal women treated with potassium bicarbonate«. *N Engl J Med*. 23. Juni 1994; 330 (25): 1776–1781.

39. Benkhedda, K.; L'abbé, M.R.; Cockell, K.A.: »Effect of calcium on iron absorption in women with marginal iron status«. *Br J Nutr*. März 2010; 103 (5): 742–748.

40. Prince, R.L.; Devine, A.; Dhaliwal, S.S.; Dick, I.M.: »Effects of calcium supplementation on clinical fracture and bone structure: results of a 5-year, double-blind, placebo-controlled trial in elderly women«. *Arch Intern Med*. 24. Apr. 2006; 166 (8): 869–875.

41. Bolland, M.J.; Avenell, A.; Baron, J.A. et al.: »Effect of calcium supplements on risk of myocardial infarction and cardiovascular events: meta-analysis«. *BMJ*. 29. Juli 2010; 341: c3691. doi: 10.1136/bmj.c3691).

42. Wong, S.: »Recalls of foods and cosmetics due to microbial contamination reported to the U.S. Food and Drug Administration«. *J Food Prot*. Aug. 2000; 63 (8): 1113–1116.

43. Chapman, P.A.: »Sources of Escherichia coli O157 and experiences over the past 15 years in Sheffield, UK«. *Symp Ser Soc Appl Microbiol*. 2000; (29): 51S–60S.

44. Lund, B.M.: »Pasteurization of milk and the heat resistance of Mycobacterium avium subsp. paratuberculosis: a critical review of the data«. *Int J Food Microbiol*. 25. Juli 2002; 77 (1–2):135–145.

45. USDA/APHIS: »Bovine Leukosis Virus (BLV) on U.S. Dairy Operations«. 2007. www. aphis.usda.gov/animal_health/nahms/dairy/downloads/dairy07/Dairy07_is_BLV.pdf

46. Michigan Dairy Review: »Bovine Leukosis Virus Update I: Prevalence, Economic Losses, and Management«. www.msu.edu/~mdr/vol14no1/erskine.html

47. Buehring, G.C.; Philpott, S.M.; Choi, K.Y.: »Humans have antibodies reactive with Bovine leukemia virus«. *AIDS Res Hum Retroviruses*. Dez. 2003; 19 (12): 1105–1113.

48. McClure, H.M.; Keeling, M.E.; Custer, R.P. et al.: »Erythroleukemia in two infant chimpanzees fed milk from cows naturally infected with the bovine C-type virus«. Okt. 1974; 34 (10): 2745–2757.

49. McDougall, J.: »Marketing milk and disease«. www.nealhendrickson.com/mcdougall/030500pudairyanddisease.htm

Kapitel 9 - Bekenntnisse eines Fischmörders

1. Worm, B.; Barbier, E.B.; Beaumont, N. et al.: »Impacts of biodiversity loss on ocean ecosystem services«. *Science*. 03. Nov. 2006; 314 (5800): 787–790.

2. Plourde, M.; Cunnane, S.C.: »Extremely limited synthesis of long chain polyunsaturates in adults: implications for their dietary essentiality and use as supplements«. *Appl Physiol Nutr Metab*. Aug. 2007; 32 (4): 619–634.

3. Tu, W.C.; Cook-Johnson, R.J.; James, M.J.; Mühlhäusler, B.S.; Gibson, R.A.: »Omega-3 long chain fatty acid synthesis is regulated more by substrate levels than gene expression«. *Prostaglandins Leukot Essent Fatty Acids*. Aug. 2010; 83 (2): 61–68.

4. Harnack, K.; Andersen, G.; Somoza, V.: »Quantitation of alpha-linolenic acid elongation to eicosapentaenoic and docosahexaenoic acid as affected by the ratio of n6/n3 fatty acids«. *Nutr Metab (Lond)*. 19. Feb. 2009; 6: 8.

5. Langdon, J.H.: »Has an aquatic diet been necessary for hominin brain evolution and functional development?« *Br J Nutr*. Juli 2006; 96 (1): 7–17.

6. Welch, A.A.; Shakya-Shrestha, S.; Lentjes, M.A. et al.: »Dietary intake and status of n-3 polyunsaturated fatty acids in a population of fish-eating and non-fish-eating meat-eaters, vegetarians, and vegans and the precursor-product ratio (corrected) of alpha-linolenic acid to long-chain n-3 polyunsaturated fatty acids: results from the EPIC-Norfolk cohort«. *Am J Clin Nutr*. Nov. 2010; 92 (5): 1040–1051.

7. Sanders, T.A.: »DHA status of vegetarians«. *Prostaglandins Leukot Essent Fatty Acids*. Aug.–Sep. 2009; 81 (2–3): 137–141.

8. www.nap.edu/openbook.php?record_id=10490&page=471

9. Sanders, T.A.: »Essential fatty acid requirements of vegetarians in pregnancy, lactation, and infancy«. *Am J Clin Nutr.* Sep. 1999; 70 (3 Suppl): 555S–559S.

10. Krüger, E.; Verreault, R.; Carmichael, P.H. et al.: »Omega-3 fatty acids and risk of dementia: the Canadian study of health and aging«. *Am J Clin Nutr.* Juli 2009; 90 (1): 184–192.

11. Devore, E.E.; Grodstein, F.; van Rooij, F.J. et al.: »Dietary intake of fish and omega-3 fatty acids in relation to long-term dementia risk«. *Am J Clin Nutr.* Juli 2009; 90 (1): 170–176.

12. Beezhold, B.L.; Johnston, C.S.; Daigle, D.R.: »Vegetarian diets are associated with healthy mood states: a cross-sectional study in Seventh Day Adventist adults«. *Nutr J.* 01. Juni 2010; 9:26.

13. Krüger, E.; Verreault, R.; Carmichael, P.H. et al.: »Omega-3 fatty acids and risk of dementia: the Canadian study of health and aging«. *Am J Clin Nutr.* Juli 2009; 90 (1): 184–192.

14. Devore, E.E.; Grodstein, F.; van Rooij, F.J. et al.: »Dietary intake of fish and omega-3 fatty acids in relation to long-term dementia risk«. *Am J Clin Nutr.* Juli 2009; 90 (1): 170–176.

15. Giem, P.; Beeson, W.L.; Fraser, G.E.: »The incidence of dementia and intake of animal products: preliminary findings from the Adventist Health Study«. *Neuroepidemiology.* 1993; 12 (1): 28–36.

16. Smithers, L.G.; Gibson, R.A.; Makrides, M.: »Maternal supplementation with docosahexaenoic acid during pregnancy does not affect early visual development in the infant: a randomized controlled trial«. *Am J Clin Nutr.* Juni 2011; 93 (6): 1293–1299.

17. Huston, M.C.: »The role of mercury and cadmium heavy metals in vascular disease, hypertension, coronary heart disease, and myocardial infarction«. *Altern Ther Health Med.* März–Apr. 2007; 13 (2): S128–133.

18. Guallar, E.; Sanz-Gallardo, M.I.; van't Veer, P. et al.: »Heavy Metals and Myocardial Infarction Study Group. Mercury, fish oils, and the risk of myocardial infarction«. *N Engl J Med.* 28. Nov. 2002; 347 (22): 1747–1754.

19. Virtanen, J.K.; Voutilainen, S.; Rissanen, T.H. et al.: »Mercury, fish oils, and risk of acute coronary events and cardiovascular disease, coronary heart disease, and all-cause mortality in men in eastern Finland«. *Arterioscler Thromb Vasc Biol.* Jan. 2005; 25 (1): 228–233.

20. Davidson, M.H.; Hunninghake, D.; Maki, K.C. et al.: »Comparison of the effects of lean red meat vs lean white meat on serum lipid levels among free-living persons with hypercholesterolemia: a long-term, randomized clinical trial«. *Arch Intern Med.* 28. Juni 1999; 159 (12): 1331–1338.

21. Harris, W.S.; Dujovne, C.A.; Zucker, M.; Johnson, B.: »Effects of a low saturated fat, low cholesterol fish oil supplement in hypertriglyceridemic patients. A placebo-controlled trial«. *Ann Intern Med.* 15. Sep. 1988; 109 (6): 465–470.

22. Wilt, T.J.; Lofgren, R.P.; Nichol, K.L. et al.: »Fish oil supplementation does not lower plasma cholesterol in men with hypercholesterolemia. Results of a randomized, placebo-controlled crossover study«. *Ann Intern Med.* 01. Dez. 1989; 111 (11): 900–905.

23. Hooper, L.; Thompson, R.L.; Harrison, R.A. et al.: »Risks and benefits of omega 3 fats for mortality, cardiovascular disease, and cancer: systematic review«. *BMJ.* 01. Apr. 2006; 332 (7544): 752–760.

24. Cundiff, D.K.; Lanou, A.J.; Nigg, C.R.: »Relation of omega-3 fatty acid intake to other dietary factors known to reduce coronary heart disease risk«. *Am J Cardiol.* 01. Mai 2007; 99 (9): 1230–1233.

25. Burr, M.L.; Ashfield-Watt, P.A.; Dunstan, F.D. et al.: »Lack of benefit of dietary advice to men with angina: results of a controlled trial«. *Eur J Clin Nutr.* Feb. 2003; 57 (2): 193–200.

26. Senges, J.: Omega-3 fatty acids on top of modern therapy after acute myocardial infarction (OMEGA). Report presented at American College of Cardiology Annual Meeting, March 30, 2009, Orlando, Florida. www.theheart.org/article/957205.do

27. Kromhout, D.; Giltay, E.J.; Geleijnse, J.M; Alpha Omega Trial Group: »N-3 fatty acids and cardiovascular events after myocardial infarction«. *N Engl J Med.* 18. Nov. 2010; 363 (21): 2015–2026.

28. Galan, P.; Kesse-Guyot, E.; Czernichow, S. et al.; SU.FOL.OM3 Collaborative Group: »Effects of B vitamins and omega 3 fatty acids on cardiovascular diseases: a randomised placebo controlled trial«. *BMJ.* 29. Nov. 2010; 341: c6273. doi: 10.1136/bmj.c6273.

29. Kowey, P.R.; Reiffel, J.A.; Ellenbogen, K.A. et al.: »Efficacy and safety of prescription omega-3 fatty acids for the prevention of recurrent symptomatic atrial fibrillation: a randomized controlled trial«. *JAMA.* 01. Dez. 2010; 304 (21): 2363–2372.

30. Sacks, F.M.; Stone, P.H.; Gibson, C.M. et al.: »Controlled trial of fish oil for regression of human coronary atherosclerosis. HARP Research Group«. *J Am Coll Cardiol.* Juni 1995; 25 (7): 1492–1498.

31. Jenkins, D.J.; Sievenpiper, J.L.; Pauly, D. et al.: »Are dietary recommendations for the use of fish oils sustainable?« *CMAJ*. 17. März 2009; 180 (6): 633–637.

32. Insull, W. Jr.; Lang, P.D.; Hsi, B.P.; Yoshimura, S.: »Studies of arteriosclerosis in Japanese and American men. I. Comparison of fatty acid composition of adipose tissue«. *J Clin Invest*. Juli 1969; 48 (7): 1313–1327.

33. Robertson, W.: »The effect of high animal protein intake on the risk of calcium stoneformation in the urinary tract«. *Clin Sci (Lond)*. Sep. 1979; 57 (3): 285–288.

34. Dyerberg, J.; Bang, H.O.: »Haemostatic function and platelet polyunsaturated fatty acids in Eskimos«. *Lancet*. 01. Sep. 1979; 2 (8140): 433–435.

35. Meydani, S.N.; Lichtenstein, A.H.; Cornwall, S. et al.: »Immunologic effects of national cholesterol education panel step-2 diets with and without fish-derived N-3 fatty acid enrichment«. *J Clin Invest*. Juli 1993; 92 (1): 105–113.

36. Stripp, C.; Overvad, K.; Christensen, J. et al.: »Fish intake is positively associated with breast cancer incidence rate«. *J Nutr*. Nov. 2003; 133 (11): 3664–3669. *Cancer Res*. 01. Aug. 1998; 58 (15): 3312–3319.

37. Klieveri, L.; Fehres, O.; Griffini, P. et al.: »Promotion of colon cancer metastases in rat liver by fish oil diet is not due to reduced stroma formation«. *Clin Exp Metastasis*. 2000; 18 (5): 371–377.

38. Roodhart, J.M.; Daenen, L.G.; Stigter, E.C. et al.: »Mesenchymal stem cells induce resistance to chemotherapy through the release of platinum-induced fatty acids«. *Cancer Cell*. 13. Sep. 2011; 20 (3): 370–383.

39. Rice, T.W.; Wheeler, A.P.; Thompson, B.T. et al.; NHLBI ARDS Clinical trials network: »Enteral omega-3 fatty acid, gamma-linolenic acid, and antioxidant supplementation in acute lung injury«. *JAMA*. 12. Okt. 2011; 306 (14): 1574–1581.

40. Hendra, T.J.; Britton, M.E.; Roper, D.R. et al.: »Effects of fish oil supplements in NIDDM subjects. Controlled study«. *Diabetes Care*. Aug. 1990; 13 (8): 821–829.

41. Djouss, Ä.L.; Gaziano, J.M.; Buring, J.E.; Lee, I.M.: »Dietary omega-3 fatty acids and fish consumption and risk of type 2 diabetes«. *Am J Clin Nutr*. Jan. 2011; 93 (1): 143–150.

42. Olsen, S.F.; Osterdal, M.L.; Salvig, J.D. et al.: »Duration of pregnancy in relation to fish oil supplementation and habitual fish intake: a randomised clinical trial with fish oil«. *Eur J Clin Nutr*. Aug. 2007; 61 (8): 976–985.

43. Olsen, S.F.; Hansen, H.S.; Sorensen, T.I. et al.: »Intake of marine fat, rich in (n-3)-polyunsaturated fatty acids, may increase birthweight by prolonging gestation«. *Lancet*. 16. Aug. 1986; 2 (8503): 367–369.

44. Ju, H.; Chadha, Y.; Donovan, T.; O'Rourke, P.: »Fetal macrosomia and pregnancy outcomes«. *Aust N Z J Obstet Gynaecol.* Okt. 2009; 49 (5): 504–509.

45. Joensen, F.; Olsen, S.F.; Holm, T.; Joensen, H.D.: »Perinatal deaths in the Faroe Islands during 1986–95«. *Acta Obstet Gynecol Scand.* Okt. 2000; 79 (10): 834–838.

46. Olsen, S.F.; Samuelsen, S.; Joensen, H.D.: »A clinico-pathological classification of perinatal deaths in the Faroe Islands«. *Br J Obstet Gynaecol.* Mai 1995; 102 (5): 389–392.

47. Friedland, R.P.; Petersen, R.B.; Rubenstein, R.: »Bovine spongiform encephalopathy and aquaculture«. *J Alzheimers Dis.* Juni 2009; 17 (2): 277–279.

48. Bell, J.G.; Henderson, R.J.; Tocher, D.R. et al.: »Substituting fish oil with crude palm oil in the diet of Atlantic salmon (Salmo salar) affects muscle fatty acid composition and hepatic fatty acid metabolism«. *J Nutr.* Feb. 2002; 132 (2): 222–230.

49. Weaver, K.L.; Ivester, P.; Chilton, J.A. et al.: »The content of favorable and unfavorable polyunsaturated fatty acids found in commonly eaten fish«. *J Am Diet Assoc.* Juli 2008; 108 (7): 1178–1185.

50. Lund, V.; Mejdell, C.M.; Rocklinsberg, H. et al.: »Expanding the moral circle: farmed fish as objects of moral concern«. *Dis Aquat Organ.* 04. Mai 2007; 75 (2): 109–118.

Kapitel 10 - Der dicke Veganer

1. Spence, L.A.; Lipscomb, E.R.; Cadogan, J. et al.: »The effect of soy protein and soy isoflavones on calcium metabolism in postmenopausal women: a randomized crossover study«. *Am J Clin Nutr.* Apr. 2005; 81 (4): 916–922.

2. Roughead, Z.K.; Hunt, J.R.; Johnson, L.K. et al.: »Controlled substitution of soy protein for meat protein: effects on calcium retention, bone, and cardiovascular health indices in postmenopausal women«. *J Clin Endocrinol Metab.* Jan. 2005; 90 (1): 181–189.

3. Kerstetter, J.E.; Wall, D.E.; O'Brien, K.O. et al.: »Meat and soy protein affect calcium homeostasis in healthy women«. *J Nutr.* Juli 2006; 136 (7): 1890–1895.

4. Arjmandi, B.H.; Khalil, D.A.; Smith, B.J. et al.: »Soy protein has a greater effect on bone in postmenopausal women not on hormone replacement therapy, as evidenced by reducing bone resorption and urinary calcium excretion«. *J Clin Endocrinol Metab.* März 2003; 88 (3): 1048–1054.

5. Khalil, D.A.; Lucas, E.A.; Juma, S. et al.: »Soy protein supplementation increases serum insulinlike growth factor-I in young and old men but does not affect markers of bone metabolism«. *J Nutr.* Sep. 2002; 132 (9): 2605–2608.

6. Sauer, L.A.; Blask, D.E.; Dauchy, R.T.: »Dietary factors and growth and metabolism in experimental tumors«. *J Nutr Biochem.* Okt. 2007; 18 (10): 637–649.
7. Griffini, P.: »Dietary omega-3 polyunsaturated fatty acids promote colon carcinoma metastasis in rat liver«. *Cancer Res.* 01. Aug. 1998; 58 (15): 3312–3319.
8. Coulombe, J.; Pelletier, G.; Tremblay, P. et al.: »Influence of lipid diets on the number of metastases and ganglioside content of H59 variant tumors«. *Clin Exp Metastasis.* Juli 1997; 15 (4): 410–417.
9. Klieveri, L.: »Promotion of colon cancer metastases in rat liver by fish oil diet is not due to reduced stroma formation«. *Clin Exp Metastasis.* 2000; 18 (5): 371–377.
10. Thiäbaut, A.C.; Kipnis, V.; Chang, S.C. et al.: »Dietary fat and postmenopausal invasive breast cancer in the National Institutes of Health-AARP Diet and Health Study cohort«. *J Natl Cancer Inst.* 21. März 2007; 99 (6): 451–462.
11. Ferrari, R.; Rapezzi, C.: »The Mediterranean diet: a cultural journey«. *Lancet.* 01. Mai 2011; 377 (9779): 1730–1731.
12. Keys, A.: »Mediterranean diet and public health: personal reflections«. *Am J Clin Nutr.* Juni 1995; 61 (6 Suppl): 1321S–1323S.
13. Brown, J.M.; Shelness, G.S.; Rudel, L.L.: »Monounsaturated fatty acids and atherosclerosis: opposing views from epidemiology and experimental animal models«. *Curr Atheroscler Rep.* Dez. 2007; 9 (6): 494–500.
14. Blankenhorn, D.H.; Johnson, R.L.; Mack, W.J. et al.: »The influence of diet on the appearance of new lesions in human coronary arteries«. *JAMA.* 23–30. März 1990; 263 (12): 1646–1652.
15. Felton, C.V.; Crook, D.; Davies, M.J.; Oliver, M.F.: »Dietary polyunsaturated fatty acids and composition of human aortic plaques«. *Lancet.* 29. Okt. 1994; 344 (8931): 1195–1196.
16. Sanders, T.A.; de Grassi, T.; Miller, G.J.; Humphries, S.E.: »Dietary oleic and palmitic acids and postprandial factor VII in middle-aged men heterozygous and homozygous for factor VII R353Q polymorphism«. *Am J Clin Nutr.* 1999; 69: 220–225.
17. Larsen, L.F.; Bladbjerg, E.M.; Jespersen, J.; Marckmann, P.: »Effects of dietary fat quality and quantity on postprandial activation of blood coagulation factor VII«. *Arterioscler Thromb Vasc Biol.* Nov. 1997; 17 (11): 2904–2909.
18. Friedman, M.; Rosenman, R.H.; Byers, S.O.: »Serum lipids and conjunctival circulation after fat ingestion in men exhibiting type-A behavior patterns«. *Circulation.* Juni 1964; 29: 874–886.

19. Friedman, M.; Byers, S.O.; Rosenman, R.H.: »Effect of unsaturated fats upon lipemia and conjunctival circulation. A study of coronary-prone (pattern A) men«. *JAMA.* 13. Sep. 1965; 193: 882–886.

20. Kuo, P.; Whereat, A.F.; Horwitz, O.: »The effect of lipemia upon coronary and peripheral arterial circulation in patients with essential hyperlipemia«. *Am J Med.* Jan. 1959; 26 (1): 68–75.

21. Natoli, S.; McCoy, P.: »A review of the evidence: nuts and body weight«. *Asia Pac J Clin Nutr.* 2007; 16 (4): 588–597.

22. Sacks, F.M.; Lichtenstein, A.; Van Horn, L. et al.: »American Heart Association Nutrition Committee. Soy protein, isof lavones, and cardiovascular health: an American Heart Association Science Advisory for professionals from the Nutrition Committee«. *Circulation.* 21. Feb. 2006; 113 (7): 1034–1044.

23. Cassileth, B.R.; Vickers, A.J.: »Soy: an anticancer agent in wide use despite some troubling data«. *Cancer Invest.* 2003; 21 (5): 817–818.

24. Lu, L.: »Effects of soya consumption for one month on steroid hormones in premenopausal women: implications for breast cancer risk reduction«. *Cancer Epidemiol Biomarkers Prev.* Jan. 1996; 5 (1): 63–70.

25. Divi, R.: »Anti-thyroid isof lavones from soybean: isolation, characterization, and mechanisms of action«. *Biochem Pharmacol.* 15. Nov. 1997; 54 (10): 1087–1096.

26. Doerge, D.R.; Sheehan, D.M.: »Goitrogenic and estrogenic activity of soy isoflavones«. *Environ Health Perspect.* Juni 2002; 110 Suppl 3: 349–353.

27. Yellayi, S.: »The phytoestrogen genistein induces thymic and immune changes: a human health concern?« *Proc Natl Acad Sci USA.* 28. Mai 2002; 99 (11): 7616–7621.

28. Zoppi, G.: »Immunocompetence and dietary protein intake in early infancy«. *J Pediatr Gastroenterol Nutr.* 1982; 1 (2): 175–182.

29. Zoppi, G.: »Gammaglobulin level and soy-protein intake in early infancy«. *Eur J Pediatr.* 25. Apr. 1979; 131 (1): 61–69.

30. Zoppi, G.: »Diet and antibody response to vaccinations in healthy infants«. *Lancet.* 02. Juli 1983; 2 (8340): 11–14.

31. Fort, P.: »Breast and soy-formula feedings in early infancy and the prevalence of autoimmune thyroid disease in children«. *J Am Coll Nutr.* Apr. 1990; 9 (2): 164–167.

32. Alexandersen, P.: »Ipriflavone in the treatment of postmenopausal osteoporosis: a randomized controlled trial«. *JAMA.* 21. März 2001; 285 (11): 1482–1488.

33. White, L.R.; Petrovitch, H.; Ross, G.W. et al.: »Brain aging and midlife tofu consumption«. *J Am Coll Nutr.* Apr. 2000; 19 (2): 242–255.

34. Reddy, S.T.: »Effect of low-carbohydrate high-protein diets on acid-base balance, stoneforming propensity, and calcium metabolism«. *Am J Kidney Dis.* Aug. 2002; 40 (2): 265–274.

35. Jenkins, D.J.; Kendall, C.W.; Vidgen, E. et al.: »Effect of high vegetable protein diets on urinary calcium loss in middle-aged men and women«. *Eur J Clin Nutr.* Feb. 2003; 57 (2): 376–382.

36. Yu, H.: »Role of the insulin-like growth factor family in cancer development and progression«. *J Natl Cancer Inst.* 20. Sep. 2000; 92 (18): 1472–1489.

37. Bartke, A.; Chandrashekar, V.; Dominici, F. et al.: »Insulin-like growth factor 1 (IGF-1) and aging: controversies and new insights«. *Biogerontology.* 2003; 4 (1): 1–8.

38. Miller, R.A.: »Genetic approaches to the study of aging«. *J Am Geriatr Soc.* Sep. 2005; 53 (9 Suppl): S284–286.

39. Holzenberger, M.: »The GH/IGF-I axis and longevity«. *Eur J Endocrinol.* Aug. 2004; 151 Suppl 1: S23–27.

40. Sutter, N.B.; Bustamante, C.D.; Chase, K. et al.: »A single IGF1 allele is a major determinant of small size in dogs«. *Science.* 06. Apr. 2007; 316 (5821): 112–115.

41. Samaras, T.T.; Elrick, H.; Storms, L.H.: »Is height related to longevity?« *Life Sci.* 07. März 2003; 72 (16): 1781–1802.

42. Siegel-Itzkovich, J.: »Health committee warns of potential dangers of soya«. *BMJ.* 30. Juli 2005; 331 (7511): 254.

43. Turck, D.: »Soy protein for infant feeding: what do we know?« *Curr Opin Clin Nutr Metab Care.* Mai 2007; 10 (3): 360–365.

44. www.wholesoystory.com/newsletters/FrenchWARNING.pdf

45. www.babycareadvice.com/babycare/general_help/article.php?id=43

Kapitel 11 – Nur um sicherzugehen: Nehmen Sie keine Nährungsergänzungsmittel

1. Bjelakovic, G.; Nikolova, D.; Simonetti, RG.; Gluud, C.: »Antioxidant supplements for prevention of mortality in healthy participants and patients with various diseases«. *Cochrane Database Syst Rev.* 16. Apr. 2008; (2): CD007176.

2. Bjelakovic, G.; Nikolova, D.; Simonetti, R.G.; Gluud, C.: »Antioxidant supplements for preventing gastrointestinal cancers«. *Cochrane Database Syst Rev.* 16. Juli 2008; (3): CD004183.

3. Peto, R.; Doll, R.; Buckley, J.D.; Sporn, M.B.: »Can dietary beta-carotene materially reduce human cancer rates?« *Nature*. 19. März 1981; 290 (5803): 201–208.

4. Bjelke, E.: »Dietary vitamin A and human lung cancer«. *Int J Cancer*. 15. Apr. 1975; 15 (4): 561–565.

5. The Alpha-Tocopherol, Beta Carotene Cancer Prevention Study Group: »The effect of vitamin E and beta carotene on the incidence of lung cancer and other cancers in male smokers«. *N Engl J Med*. 14. Apr. 1994; 330 (15): 1029–1035.

6. Omenn, G.S.; Goodman, G.E.; Thornquist, M.D. et al.: »Effects of a combination of beta carotene and vitamin A on lung cancer and cardiovascular disease«. *N Engl J Med*. 02. Mai 1996; 334 (18): 1150–1155.

7. Pietrzik, K.: »Antioxidant vitamins, cancer, and cardiovascular disease«. *N Engl J Med*. 03. Okt. 1996; 335 (14): 1065–1066.

8. Bjelakovic, G.; Gluud, C.: »Vitamin and mineral supplement use in relation to all-cause mortality in the Iowa Women's Health Study«. *Arch Intern Med*. 10. Okt. 2011; 171 (18): 1633–1634.

9. Redberg, R.F.: »Vitamin supplements: more cost than value: comment on ›dietary supplements and mortality rate in older women.« *Arch Intern Med*. 10. okt. 2011; 171 (18): 1634–1635.

10. Lee, J.E.; Chan, A.T.: »Fruit, vegetables, and folate: cultivating the evidence for cancer prevention«. *Gastroenterology*. Juli 2011; 141 (1): 16–20.

11. Lippman, S.M.; Klein, E.A.; Goodman, P.J. et al.: »Effect of selenium and vitamin E on risk of prostate cancer and other cancers: the Selenium and Vitamin E Cancer Prevention Trial (SELECT)«. *JAMA*. 2009; 301: 39–51.

12. Klein, E.A.; Thompson, I.M. Jr.; Tangen, C.M. et al.: »Vitamin E and the risk of prostate cancer. The Selenium and Vitamin E Cancer Prevention Trial (SELECT)«. *JAMA*. 12. Okt. 2011; 306 (14): 1549–1556.

13. Heart Protection Study Collaborative Group: »MRC/BHF Heart Protection Study of antioxidant vitamin supplementation in 20,536 high-risk individuals: a randomised placebo-controlled trial«. *Lancet*. 06. Juli 2002; 360 (9326): 23–33.

14. Rapola, J.M.; Virtamo, J.; Ripatti, S. et al.: »Randomised trial of alpha-tocopherol and betacarotene supplements on incidence of major coronary events in men with previous myocardial infarction«. *Lancet*. 14. Juni 1997; 349 (9067): 1715–1720.

15. Mursu, J.; Robien, K.; Harnack, L.J. et al.: »Dietary Supplements and Mortality Rate in Older Women: The Iowa Women's Health Study«. *Arch Intern Med*. 10. Okt. 2011; 171 (18): 1625–1633.

16. Lonn, E.; Bosch, J.; Yusuf, S. et al.; HOPE and HOPE-TOO Trial Investigators: »Effects of long-term vitamin E supplementation on cardiovascular events and cancer: a randomized controlled trial«. *JAMA*. 16. März 2005; 293 (11): 1338–1347.

17. Lange, H.; Suryapranata, H.; De Luca, G. et al.: »Folate therapy and in-stent restenosis after coronary stenting«. *N Engl J Med*. 24. Juni 2004; 350 (26): 2673–2681.

18. Bønaa, K.H.; Njølstad, I.; Ueland, P.M. et al.; NORVIT Trial Investigators: »Homocysteine lowering and cardiovascular events after acute myocardial infarction«. *N Engl J Med*. 13. Apr. 2006; 354 (15): 1578–1588.

19. Albert, C.M.; Cook, N.R.; Gaziano, J.M. et al.: »Effect of folic acid and B vitamins on risk of cardiovascular events and total mortality among women at high risk for cardiovascular disease: a randomized trial«. *JAMA*. 07. Mai 2008; 299 (17): 2027–2036.

20. Durga, J.; Bots, M.L.; Schouten, E.G. et al.: »Effect of 3 y of folic acid supplementation on the progression of carotid intima-media thickness and carotid arterial stiffness in older adults«. *Am J Clin Nutr*. Mai 2011; 93 (5): 941–949.

21. Study of the Effectiveness of Additional Reductions in Cholesterol and Homocysteine (SEARCH) Collaborative Group; Armitage, J.M.; Bowman, L.; Clarke, R.J. et al.: »Effects of homocysteine-lowering with folic acid plus vitamin B12 vs placebo on mortality and major morbidity in myocardial infarction survivors: a randomized trial«. *JAMA*. 23. Juni 2010; 303 (24): 2486–2494.

22. House, A.A.; Eliasziw, M.; Cattran, D.C. et al.: »Effect of B-vitamin therapy on progression of diabetic nephropathy: a randomized controlled trial«. *JAMA*. 28. Apr. 2010; 303 (16): 1603–1609.

23. Sanders, K.M.; Stuart, A.L.; Williamson, E.J. et al.: »Annual high-dose oral Vitamin D and falls and fractures in older women: a randomized controlled trial«. *JAMA*. 12. Mai 2010; 303 (18): 1815–1822.

24. Graat, J.M.; Schouten, E.G.; Kok, F.J.: »Effect of daily vitamin E and multivitamin-mineral supplementation on acute respiratory tract infections in elderly persons: a randomized controlled trial«. *JAMA*. 14. Aug. 2002; 288 (6): 715–721.

25. Pittas, .AG.; Chung, M.; Trikalinos, T. et al.: »Systematic review: Vitamin D and cardiometabolic outcomes«. *Ann Intern Med*. 02. März 2010; 152 (5): 307–314.

26. Grey, A.; Bolland, M.J.; Reid, I.R.: »Vitamin D supplementation«. *Arch Intern Med*. 22. März 2010; 170 (6): 572–573.

27. Glerup, H.; Mikkelsen, K.; Poulsen, L. et al.: »Commonly recommended daily intake of vitamin D is not sufficient if sunlight exposure is limited«. *J Internal Med*. 2000; 247: 260–268.

28. Holick, M.F.: »Vitamin D: a millenium perspective«. *J Cell Biochem.* 2003; 88: 296–307.

29. Reichrath, J.: »The challenge resulting from positive and negative effects of sunlight: how much solar UV exposure is appropriate to balance between risks of vitamin D deficiency and skin cancer?« *Prog Biophys Mol Biol.* Sep. 2006; 92 (1): 9–16.

30. Reusch, J.; Ackermann, H.; Badenhoop, K.: »Cyclic changes of vitamin D and PTH are primarily regulated by solar radiation: 5-year analysis of a German (50 degrees N) population«. *Horm Metab Res.* Mai 2009; 41 (5): 402–407.

31. Salamone, L.M.; Dallal, G.E.; Zantos, D. et al.: »Contributions of vitamin D intake and seasonal sunlight exposure to plasma 25-hydroxyvitamin D concentration in elderly women«. *Am J Clin Nutr.* Jan. 1994; 59 (1): 80–86.

32. Vieth, R.: »Vitamin D supplementation, 25-hydroxyvitamin D concentrations, and safety«. *Am J Clin Nutr.* 1999; 69: 84256.

33. Holick, M.F.: »Sunlight Dilemma: risk of skin cancer or bone disease and muscle weakness«. *Lancet.* 2001; 357: 46.

34. Wolpowitz, D.; Gilchrest, B.A.: »The vitamin D questions: how much do you need and how should you get it?« *J Am Acad Dermatol.* Feb. 2006; 54 (2): 301–317.

35. Lucas, R.M.; Repacholi, M.H.; McMichael, A.J.: »Is the current public health message on UV exposure correct?« *Bull World Health Organ.* Juni 2006; 84 (6): 485–491.

36. Wharton, J.R.; Cockerell, C.J.: »The sun: a friend and enemy«. *Clin Dermatol.* Juli–Aug. 1998; 16 (4): 415–419.

37. Porojnicu, A.; Robsahm, T.E.; Berg, J.P.; Moan, J.: »Season of diagnosis is a predictor of cancer survival. Sun-induced vitamin D may be involved: a possible role of sun-induced Vitamin D«. *J Steroid Biochem Mol Biol.* März 2007; 103 (3–5): 675–678.

38. Robsahm, T.E.; Tretli, S.; Dahlback, A.; Moan, J.: »Vitamin D3 from sunlight may improve the prognosis of breast-, colon and prostate cancer (Norway)«. *Cancer Causes Control.* März 2004; 15 (2): 149–158.

39. Zhou, W.; Suk, R.; Liu, G. et al.: »Vitamin D is associated with improved survival in earlystage non-small cell lung cancer patients«. *Cancer Epidemiol Biomarkers Prev.* Okt. 2005; 14 (10): 2303–2309.

40. Berwick, M.; Armstrong, B.K.; Ben-Porat, L. et al.: »Sun exposure and mortality from melanoma«. *J Natl Cancer Inst.* 02. Feb. 2005; 97 (3):195–199.

41. Holick, M.F.: »Vitamin D: importance in the prevention of cancers, type 1 diabetes, heart disease, and osteoporosis«. *Am J Clin Nutr.* März 2004; 79 (3): 362–371.

42. Parry, J.; Sullivan, E.; Scott, A.C.: »Vitamin D sufficiency screening in preoperative pediatric orthopaedic patients«. *J Pediatr Orthop.* Apr.–Mai 2011; 31 (3): 331–333.

43. Lee, J.H.; Gadi, R.; Spertus, J.A. et al.: »Prevalence of vitamin D deficiency in patients with acute myocardial infarction«. *Am J Cardiol.* 23. März 2011.

44. Long, A.N.; Ray, M.M.; Nandikanti, D. et al.: »Prevalence of 25-hydroxyvitamin D deficiency in an urban general internal medicine academic practice«. *Tenn Med.* Jan. 2011; 104 (1): 45–6, 52.

45. Gómez-Alonso, C.; Naves-Díaz, M.L.; Fernández-Martín, J.L. et al.: »Vitamin D status and secondary hyperparathyroidism: the importance of 25-hydroxyvitamin D cut-off levels«. *Kidney Int Suppl.* Juni 2003; (85): S44–48.

46. Rosen, C.J.: »Vitamin D insufficiency«. *N Engl J Med.* 20. Jan. 2011; 364 (3): 248–254.

47. Binkley, N.; Novotny, R.; Krueger, D. et al.: »Low vitamin D status despite abundant sun exposure«. *J Clin Endocrinol Metab.* Juni 2007; 92 (6): 2130–2135.

48. Pramyothin, P.; Techasurungkul, S.; Lin, J. et al.: »Vitamin D status and falls, frailty, and fractures among postmenopausal Japanese women living in Hawaii«. *Osteoporos Int.* Nov. 2009; 20 (11): 1955–1962.

49. Abrams, S.A.: »Vitamin D requirements in adolescents: what is the target?« *Am J Clin Nutr.* März 2011; 93 (3): 483–484.

50. Shaw, N.: »Vitamin D and bone health in children«. *BMJ.* 25. Jan. 2011; 342: d192. doi: 10.1136/bmj.d192.

51. Schneider, S.; Kramer, H.: »Who uses sunbeds? A systematic literature review of risk groups in developed countries«. *J Eur Acad Dermatol Venereol.* Juni 2010; 24 (6): 639–648.

52. Tangpricha, V.; Turner, A.; Spina, C. et al.: »Tanning is associated with optimal vitamin D status (serum 25-hydroxyvitamin D concentration) and higher bone mineral density«. *Am J Clin Nutr.* 2004; 80: 1645–1649.

53. »Treatment of vitamin D deficiency with UV light in patients with malabsorption syndromes: a case series«. *Photodermatol Photoimmunol Photomed.* Okt. 2007; 23 (5): 179–185.

54. Heikkinen, A.M.; Tuppurainen, M.T.; Niskanen, L. et al.: »Long-term vitamin D3 supplementation may have adverse effects on serum lipids during postmenopausal hormone replacement therapy«. *Eur J Endocrinol.* Nov. 1997; 137 (5): 495–502.

55. Tuppurainen, M.; Heikkinen, A.M.; Penttilä, I.; Saarikoski, S.: »Does vitamin D3 have negative effects on serum levels of lipids? A follow-up study with a sequential

combination of estradiol valerate and cyproterone acetate and/or vitamin D3«. *Maturitas.* Juni 1995; 22 (1): 55–61.

56. Heikkinen, A.M.; Tuppurainen, M.T.; Niskanen, L. et al.: »Long-term vitamin D3 supplementation may have adverse effects on serum lipids during postmenopausal hormone replacement therapy«. *Eur J Endocrinol.* Nov. 1997; 137 (5): 495–502.

57. Tuohimaa, P.; Tenkanen, L.; Ahonen, M. et al.: »Both high and low levels of blood vitamin D are associated with a higher prostate cancer risk: a longitudinal, nested case-control study in the Nordic countries«. *Int J Cancer.* 01. Jan. 2004; 108 (1): 104–108.

58. Marshall, T.G.: »Vitamin D discovery outpaces FDA decision making«. *Bioessays.* Feb. 2008; 30 (2): 173–182.

59. Meyer, G.; Köpke, S.: »Vitamin D and falls. Information on harm is missing«. *BMJ.* 28. Okt. 2009; 339: b4395. doi: 10.1136/bmj.b4395.

60. Hsia, J.; Heiss, G.; Ren, H. et al.: »2007 Women's Health Initiative. Calcium/vitamin D supplementation and cardiovascular events«. *Circulation.* 2007; 115: 846–854.

61. Byers, T.: »Anticancer vitamins du jour—the ABCED's so far«. *Am J Epidemiol.* 01. Juli 2010; 172 (1): 1–3.

62. Holick, M.F.; Biancuzzo, R.M.; Chen, T.C. et al.: »Vitamin D2 is as effective as vitamin D3 in maintaining circulating concentrations of 25-hydroxyvitamin D«. *J Clin Endocrinol Metab.* 2008; 93 (3): 677–681.

63. Stabler, S.P.; Allen, R.H.: »Vitamin B12 deficiency as a worldwide problem«. *Annu Rev Nutr.* 2004; 24: 299–326.

64. Herbert, V.: »Vitamin B12: Plant sources, requirements, and assay«. *Am J Clin Nutr.* Sep. 1988; 48 (3 Suppl): 852–858.

65. Koebnick, C.; Hoffmann, I.; Dagnelie, P.C. et al.: »Long-term ovo-lacto vegetarian diet impairs vitamin B12 status in pregnant women«. *J Nutr.* Dez. 2004; 134 (12): 3319–3326.

66. Albert, M.J.; Mathan, V.I.; Baker, S.J.: »Vitamin B12 synthesis by human small intestinal bacteria«. *Nature.* 21. Feb. 1980; 283 (5749): 781–782.

67. Butler, C.C.; Vidal-Alaball, J.; Cannings-John, R. et al.: »Oral vitamin B12 versus intramuscular vitamin B12 for vitamin B12 deficiency: a systematic review of randomized controlled trials«. *Fam Pract.* Juni 2006; 23 (3): 279–285.

68. Vidal-Alaball, J.; Butler, C.C.; Cannings-John, R. et al.: »Oral vitamin B12 versus intramuscular vitamin B12 for vitamin B12 deficiency«. *Cochrane Database Syst Rev.* 20. juli 2005; (3): CD004655.

69. Freeman, A.G.: »Hydroxocobalamin versus cyanocobalamin«. *J R Soc Med.* Nov, 1996; 89 (11): 659.

70. Watanabe, F.; Takenaka, S.; Kittaka-Katsura, H. et al.: »Characterization and bioavailability of vitamin B12-compounds from edible algae«. *J Nutr Sci Vitaminol (Tokyo).* Okt. 2002; 48 (5): 325–331.

71. Watanabe, F.: »Vitamin B12 sources and bioavailability«. *Exp Biol Med (Maywood).* Nov. 2007; 232 (10): 1266–1274.

72. Watanabe, F.; Takenaka, S.; Katsura, H.; Masumder, S.A.; Abe, K.; Tamura, Y.; Nakano, Y.: »Dried green and purple lavers (Nori) contain substantial amounts of biologically active vitamin B12 but less of dietary iodine relative to other edible seaweeds«. *J Agric Food Chem.* Juni 1999; 47 (6): 2341–2343.

73. Croft, M.T.; Lawrence, A.D.; Raux-Deery, E. et al.: »Algae acquire vitamin B12 through a symbiotic relationship with bacteria«. *Nature.* 03. Nov. 2005; 438 (7064): 90–93.

Kapitel 12 – Salz und Zucker: Die Sündenböcke der westlichen Ernährung

1. Moyer, M.W.: »It's time to end the war on salt«. *Sci Am.* Juli 2011; 304 (7): 24.

2. Fodor, J.G.; Whitmore, B.; Leenen, F.; Larochelle, P.: »Lifestyle modifications to prevent and control hypertension. 5. Recommendations on dietary salt. Canadian Hypertension Society, Canadian Coalition for High Blood Pressure Prevention and Control, Laboratory Centre for Disease Control at Health Canada, Heart and Stroke Foundation of Canada«. *CMAJ.* 04. Mai 1999; 160 (9 Suppl): S29–34.

3. Hooper, L.; Bartlett, C.; Davey Smith, G.; Ebrahim, S.: »Advice to reduce dietary salt for prevention of cardiovascular disease«. *Cochrane Database Syst Rev.* 2004; (1): CD003656.

4. Cohen, H.W.; Hailpern, S.M.; Alderman, M.H.: »Sodium Intake and Mortality Follow-Up in the Third National Health and Nutrition Examination Survey (NHANES III)«. *Gen Intern Med.* Sep. 2008; 23 (9): 1297–1302.

5. Adrogué, H.J.; Madias, N.E.: »Sodium and potassium in the pathogenesis of hypertension«. *N Engl J Med.* 10. Mai 2007; 356 (19): 1966–1978.

6. Hollenberg, N.K.; Martinez, G.; McCullough, M. et al.: »Aging, acculturation, salt intake, and hypertension in the Kuna of Panama«. *Hypertension.* Jan. 1997; 29 (1 Pt 2): 171–176.

7. Craig, W.J.: »Health effects of vegan diets«. *Am J Clin Nutr.* Mai 2009; 89 (5): 1627S–1633S.

8. Cohen, H.W.; Hailpern, S.M.; Alderman, M.H.: »Salt intake and cardiovascular mortality«. *Am J Med.* Jan. 2007; 120 (1): e7.

9. Stolarz-Skrzypek, K.; Kuznetsova, T.; Thijs, L. et al.: »European Project on Genes in Hypertension (EPOGH) Investigators. Fatal and nonfatal outcomes, incidence of hypertension, and blood pressure changes in relation to urinary sodium excretion«. *JAMA.* 04. Mai 2011; 305 (17): 1777–1785.

10. Taylor, R.S.; Ashton, K.E.; Moxham, T. et al.: »Reduced dietary salt for the prevention of cardiovascular disease: a meta-analysis of randomized controlled trials (Cochrane review)«. *Am J Hypertens.* Aug. 2011; 24 (8): 843–53. doi: 10.1038/ajh.2011.115.

11. Hooper, L.; Bartlett, C.; Davey Smith, G.; Ebrahim, S.: »Systematic review of long term effects of advice to reduce dietary salt in adults«. *BMJ.* 21. Sep. 2002; 325 (7365): 628.

12. Dahl, L.: »Salt intake and salt need«. *N Engl J Med.* 12. Juni 1958; 258 (24): 1205–1208.

13. Bolton-Smith, C.; Woodward, M.: »Dietary composition and fat to sugar ratios in relation to obesity«. *Int J Obes Relat Metab Disord.* Dez. 1994; 18 (12): 820–828.

14. Janket, S.J.; Manson, J.E.; Sesso, H. et al.: »A prospective study of sugar intake and risk of type 2 diabetes in women«. *Diabetes Care.* Apr. 2003; 26 (4): 1008–1015.

15. Kitagawa, T.: »Increased incidence of non-insulin dependent diabetes mellitus among Japanese schoolchildren correlates with an increased intake of animal protein and fat«. *Clin Pediatr (Phila).* Feb. 1998; 37 (2): 111–115.

16. Llanos, G.: »Diabetes in the Americas«. *Bull Pan Am Health Organ.* Dez. 1994; 28 (4): 285–301.

17. Egede, L.E.; Dagogo-Jack, S.: »Epidemiology of type 2 diabetes: focus on ethnic minorities«. *Med Clin North Am.* Sep. 2005; 89 (5): 949–975, viii.

18. ADA empfiehlt hohe Kohlenhydrat-Zufuhr: http://www.diabetes.org/diabetesresearch/summaries/anderson-carbs.jsp

19. Kiehm, T.G.; Anderson, J.W.; Ward, K.: »Beneficial effects of a high carbohydrate, high fiber diet on hyperglycemic diabetic men«. *Am J Clin Nutr.* Aug. 1976; 29 (8): 895–899.

20. Jenkins, D.J.; Kendall, C.W.; Marchie, A.; Jenkins, A.L.; Augustin, L.S.; Ludwig, D.S.; Barnard, N.D.; Anderson, J.W.: »Type 2 diabetes and the vegetarian diet«. *Am J Clin Nutr.* Sep. 2003; 78 (3 Suppl): 610S–616S.

21. Barnard, N.D.; Cohen, J.; Jenkins, D.J. et al.: »A low-fat vegan diet improves glycemic control and cardiovascular risk factors in a randomized clinical trial in individuals with type 2 diabetes«. *Diabetes Care*. Aug. 2006; 29 (8): 1777–1783.

22. Poppitt, S.D.; Keogh, G.F.; Prentice, A.M. et al.: »Long-term effects of ad libitum low-fat, highcarbohydrate diets on body weight and serum lipids in overweight subjects with metabolic syndrome«. *Am J Clin Nutr*. Jan. 2002; 75 (1): 11–20.

23. Teff, KL.; Elliott, S.S.; Tschop, M. et al.: »Dietary fructose reduces circulating insulin and leptin, attenuates postprandial suppression of ghrelin, and increases triglycerides in women«. *J Clin Endocrinol Metab*. Juni 2004; 89 (6): 2963–2972.

24. Jequier, E.; Bray, G.A.: »Low-fat diets are preferred«. *Am J Med*. 30. Dez. 2002; 113 Suppl 9B: 41S–46S.

25. Saris, W.H.: »Glycemic carbohydrate and body weight regulation«. *Nutr Rev*. Mai 2003; 61 (5 Pt 2): S10–16.

26. Anderson, G.H.; Woodend, D.: »Effect of glycemic carbohydrates on short-term satiety and food intake«. *Nutr Rev*. Mai 2003; 61 (5 Pt 2): S17–26.

27. Holt, S.H.; Miller, J.C.; Petocz, P.; Farmakalidis, E.: »A satiety index of common foods«. *Eur J Clin Nutr*. Sep. 1995; 49 (9): 675–690.

28. Hawley, J.A.: »Effect of meal frequency and timing on physical performance«. *Br J Nutr*. Apr. 1997; 77 Suppl 1: S91–103.

29. Walton, P.: »Glycaemic index and optimal performance«. *Sports Med*. März 1997; 23 (3): 164–172.

30. Vidon, C.: »Effects of isoenergetic high-carbohydrate compared with high-fat diets on human cholesterol synthesis and expression of key regulatory genes of cholesterol metabolism«. *Am J Clin Nutr*. Mai 2001; 73 (5): 878–884.

31. Schaefer, E.J.: »Body weight and low-density lipoprotein cholesterol changes after consumption of a low-fat ad libitum diet«. *JAMA*. 08. Nov. 1995; 274 (18): 1450–1455.

32. Schwarz, J.M.; Linfoot, P.; Dare, D.; Aghajanian, K.: »Hepatic de novo lipogenesis in normoinsulinemic and hyperinsulinemic subjects consuming high-fat, low-carbohydrate and lowfat, high-carbohydrate isoenergetic diets«. *Am J Clin Nutr*. Jan. 2003; 77 (1): 43–50.

33. Welsh, J.A.; Sharma, A.; Abramson, J.L.; Vaccarino, V.; Gillespie, C.; Vos, M.B.: »Caloric sweetener consumption and dyslipidemia among US adults«. *JAMA*. 21. Apr. 2010; 303 (15): 1490–1497.

34. Reiser, S.; Hallfrisch, J.; Michaelis, O.E. 4th et al.: »Isocaloric exchange of dietary starch and sucrose in humans. I. Effects on levels of fasting blood lipids«. *Am J Clin Nutr*. Aug. 1979; 32 (8): 1659–1669.

35. Hudgins, C.H.: »Human fatty acid synthesis is reduced after the substitution of dietary starch for sugar«. *Am J Clin Nutr*. Apr. 1998; 67 (4): 631–639.

36. Bantle, J.P.; Raatz, S.K.; Thomas, W.; Georgopoulos, A.: »Effects of dietary fructose on plasma lipids in healthy subjects«. *Am J Clin Nutr*. Nov. 2000; 72 (5): 1128–1134.

37. Zero, D.T.: »Sugars—the arch criminal?« *Caries Res*. Mai–Juni 2004; 38 (3): 277–285.

38. Cox, T.M.: »The genetic consequences of our sweet tooth«. *Nat Rev Genet*. Juni 2002; 3 (6): 481–487.

Register

Unterstrichene Seitenzahlen verweisen auf Tabellen und Textkästen, **gefettete** auf Abbildungen und Grafiken.

7-Tage-Einsteigerprogramm 231

A

abnehmen 45, 162, 214, 240, **243**
Adipositas 89
Alkohol 41, 54, 67, 99
Alternativen für zu meidende Lebensmittel 218, 219
Aminosäuren 113
  Homocystein 176
  in Nahrungsmitteln 114-115, 116–117
  Methionin 54, 59, 62
Amylase 54, 59, 62, 113, 116, 176
Amylovoren, Mensch als Stärke-Esser 30, **33**
Arterienerkrankung 71
Arteriosklerose 34, 135, 158, 176
Arthritis 16, 21, 57, 58, 110
  Heilung bei 72–73, 74
  Milchproteine als Auslöser 134
asiatische Ernährungsweise 32, 42, 104, 108, 145, 163, 217
Atkins-Diät 45, 56, 85, 104, 108, 130, 238, 387, 389, 390, 394
ausgelaugte Böden 179
auswärts essen 226
  Kosten 228
Autoimmunerkrankung 134

B

Ballaststoffe 30, 59, 90, 157, 164, 165, 171, 215
Bantu-Frauen 127
Beta-Carotin 173, 174, 175, 178
Bevölkerungsexplosion 96
Blutbild vor Beginn der Stärkediät 233
Blutdruck 21, 68, 74, 131, 158, 160, 171, 239
  Salzverzehr und 194, 195, 197
Blutzucker 74, 161, 171, 239
  Glyx 204
Brüche 133, 177
Brustkrebs 75, 76, 131, 190

C

Cholesterin 21, 49, 62, 74,
  Empfehlung 86, 87
  Fisch 147, 148
  Milchprodukte 131, 134
  senken 205, 206
  übermäßige Aufnahme 90
chronische Erkrankungen, ernährungsbedingt 40, 51, 58, 65, 77–78, 90, 120, 190

D

Diabetes 40
  durch Ernährung 58, 61, 74
  Einfluss von Fischverzehr 152
  Einfluss von Milchprodukten 134–135
  globale Gesundheit 90
  Nahrungsergänzungsmittel bei Diabetes 170, 175, 177, 182
  Selbstheilung 77
  Zuckerverzehr 201–204

E

Einfrieren von Gerichten 218, 225
Eisen 55, 58
Erdnüsse
  Fettgehalt 159
  in der High-Carb-Diät 214, 215, 217

Ernährung
Ägypter 34
asiatisch 42, 90 , 104, 145, 163
Atkins *siehe Atkins-Diät*
Ernährungspyramide 86
mit Stärke 27–31, **29**
Schimpansen 36
Steinzeit 32
westlich **29**, 39–40
essenzielle Fettsäuren 38, 144, 146

F
Fast Food, Kosten 228
Fertiggerichte 213
Fettleibigkeit 47, 77, 204
Fettsäuren
in stärkehaltiger Nahrung 38, 65, 168
in tierischer Nahrung 60, 63, 148
Omega- 144–145, 146, 149, 151
Fisch 141–153
Cholesterin 148
Gesundheitsgefahr 145–147, 152
Omega-3- und Omega-6-Fettsäuren 144–145
Quecksilberbelastung 146
Studien zu Fischverzehr 148–150
Überfischung 142–143, **142**
Zuchtfische 151–152
Fischöl 144, 146, 147, 149, 150, 151
Folsäure 34, 176, 177
fossile Brennstoffe 38, 98
Frühstück auswärts 226

G
Gefäßerkrankung 62
Gemüse
7-Tage-Einsteigerprogramm 234, 240
Kalziumgehalt 132
Kosten 228, 230
Nährstoffe 171–173
nicht stärkehaltiges 30, 31, 216–217
offizielle Empfehlung Verzehr 79– 82
Proteine in 115, 118
stärkehaltiges 28, 31, 35– 38, 214–215
Getreide 30, 31,
als Ersatz für zu meidende Lebensmittel 219
Beispiele 214
Kosten 227, 229
Verbrauch für Viehzucht 90
Gewichtsverlust 19, 21, 45, 46, 78, 202, 235, **243**
Gewichtszunahme, durch Nüsse 159, 162
globale Erwärmung 92, **92**
Glykämischer Index 203–205, **203**, 205

H
Heißhunger 31, 44, 46, 131
Herzerkrankungen 145
durch Fischverzehr 149, 150, 151
Nahrungsergänzungsmittel als Ursache 173, 178
Selbstheilungskräfte 71
Herzinfarkt 74
Risiko bei Fischverzehr 147, 149, 150, 151
Risiko bei Kalziumpräparaten 136
Risiko bei Salzverzehr 195, 197
Hüftfrakturen 129, 132, **133**
Hülsenfrüchte
Kosten 227, 229
Sorten 30, 214, 227
Hungergefühl 43, 212, 233
Snacks gegen 240

I
IGF-1 (Wachstumsfaktor) 134, 165, 166, 377
gefährliche Auswirkungen 134
Insulinresistenz 61
isolierte Sojaproteine 156, 164, 165, 166, 167

K
Kalzium
in Milchprodukten 123– 125, **125**, 129, 132, 138

in pflanzlicher Nahrung 127
Mangel 128
Menge 126, 127
Nahrungsergänzungsmittel 136
Überversorgung und Hüftfrakturen 133
Kartoffeln 98
als Grundnahrungsmittel in Peru 42
Aminosäuren 114
Vollnahrungsmittel 38
Käse
Bestandteile 58, 59, 62
Empfehlung Verzehr 83, 85, 86, 123
Ersatz 164, 219
Gesundheitsprobleme durch 134
Kalorien 43, 45
Kalzium 124, 126
meiden 213, 234
Nährwert 157
Salzgehalt 198
Klimawandel, tierische Nahrung als Ursache 40, 89, 90, 93
Knochen
Kalzium 124, 136
Milch 128, 129, 132, 135
Soja 165
Vitamin D 180, 185
Wirkung von Lebensmittelsäuren 62, 63
Knochenschwund 63
Kochutensilien 224
kohlenhydratarme Kost 44, 46, 85, 87
Kohlenhydrate
Aufbau 28, 29–30
in stärkehaltiger Nahrung 39, 43–45
Nährwertvergleich tierische und Sojaprodukte 157
Vergleich pflanzliche und tierische Nahrung 59, 147
Verwertung 106,
Zucker 201–202, 204, 205
Körperfett
aus tierischem Fett 61
und Stärke 39, 44, 45, 46
Kosten
Ernährung mit tierischen Produkten 227, 228
stärkebasierte Ernährung 227, 229
Kräuter und Gewürze 222
Krebs 134, 146, 156, 173, 184
Selbstheilungskräfte 75
Sojaprodukte als Auslöser 164, 167
Vergleich mit B_{12}-Mangel 190
Vitamin-D-Präparate 182
Krieger, stärkebasierte Ernährung 35–36

L

Landschäden durch Viehzucht 94
Leberschäden 67
Leberschäden durch Proteinüberschuss 106, 165
Leukämie 137, 138

M

Maß halten, Probleme mit 50
McDougall-Lebensmittelklassifikation 31
McDougall-Stars
Armstrong, Jeff 56–57
Baker, Juliea 72–73
Byrnes, Donna 110–111
Cross, Robert 68–69
Heidrich, Ruth 76–77
Rockwell, Cloudy 48–49
Tasic, Deb 186–187
Taylor, Nettie 130–131
Teehan, Mike 238–239
TeSelle, Elizabeth 160–161
McDougall-Wochenplan **241**
mediterrane Ernährung 84, 157
Medizin, Unwissen bezüglich Ernährung 22
Medizinbranche, Profit 21
meiden, Lebensmittel 212–213, 219, 242
Menüplan, 7-Tage-Einsteigerprogramm 233–237
Menüplanung 243
Methionin 59, 60, 62, 114, 115, 147

Milch
Aminosäuren 115
Kalzium 123–126,
Knochengesundheit 132, 133
offizielle Empfehlung 83, 86
wenige Vorteile 129
Milchindustrie 15, 86, 123, 124, 125, 128, 129, 136, 137, 138
Milchprodukte 18, 19, 30, 43,
Gesundheitsprobleme 134–135
Kalzium in 123-126, 127, 129
Knochengesundheit 132
meiden 213
Milchindustrie 137– 139
offizielle Empfehlung 79–81, 84–87
Werbung für 103, 104
Mineralien 169, 170, 171, 172, 179, 215
Kalzium 123–129
Mineralmangel aufgrund von ausgelaugten Böden 179

N

Nahrungsergänzungsmittel 169–190
Nierenerkrankungen, Risiken für 185, 195
Nierenschaden 61, 106, 126, 147, 165, 178
Nierensteine, Risiken für 61, 62, 152, 156, 165, 185, 239
Nierenversagen 71, 126
Nori-Algen als Vitamin B_{12}-Quelle 191
Nüsse 118, 159, 162, 214, 217
in der High-Carb-Diät 234, 235, 242

O

Obst
Kosten 227, 235
Beispiele 31, 216–217
minimieren zum Gewichtsverlust 240
Olivenöl 213
Omega-3-Fettsäuren
in Fisch 144–147,
Studien 149–152
Omega-6-Fettsäuren 144, 158
Osteoporose
Erkrankungen weltweit 132
Risiko für 61, 63, 124, 127, 129, 152, 156, 165

P

Paläo-Diät 32
PCRM (Physicians Committee for Responsible Medicine) 85
Pflanzenöl 213
pflanzliche Nahrung
Bestandteile 59, 59, 60
Kalzium 127
Knochengesundheit 132, 138
Kosten 227
Nährstoffe 58
Proteine 113, 114–117, 118, 119
Säurelast 59
Stärke in 28
Vorteile 90, 121
Proteine 60, 87, 106, 113, 132, 157, 170, 358, 365, 366, 392
Bedarf 103–105, 108
in Lebensmitteln 114–115, 116, 117, 118, 119, 120
in Milchprodukten 132, 133
pflanzliche Kost vs. tierische 109, 112, 113, 116–117, 118, 119–121
Proteinüberversorgung 170
tierische vs. Sojaproteine 156, 157, 165
Toxin 61, 66
Wissenschaft 106–107

Q

Quecksilber in Fisch 146, 147, 150

R

Rheumatoide Arthritis 74, 135

S

Salz 193–200, 223
Blutdruck 195
in High-Carb-Diät 199–200

in Lebensmitteln 199
offizielle Empfehlung 194
Reduzierung 197
salzarme Ernährung 194, 200, 223
Sättigung 29,43, 242
Säurebildner 59, 60, 63, 66
Säureblocker 136, 232
Säurelast 59, 60, 127
Schädigung im Körper 65, 66
Schmerzen, Linderung 49, 75, 111
Schulessen, Empfehlung der USDA **80**
Selbstheilungskräfte 6, 65–67, 70–75, 77, 78
Snacks 223
Soja
Bedenken 167
Ersatzprodukte aus Soja 163, 164
gesunde Produkte 220
in asiatischer Ernährung 163
in High-Carb-Diät 234, 235, 242
offizielle Bedenken 167–168
Sojaprodukte 156–157, 162–167, 166
Sojaproteine 156, 163, 164, 165, 166, 167
Sonnenlicht, Vitamin D 180, 182
Sport 242
Staatsschulden 90
Stärke
andere Verwendung außer Nahrung 37
Aufbau 28, 29, **29**, 30
Empfehlung der USDA 79, 80, **80**, 81
Entgiftung 63
mediterrane Ernährung 157
Mythos Umwandlung in Fett 44
stärkehaltige Gemüse 31
stärkebasierte Ernährung 29
7-Tage-Einsteigerprogramm 231
für maximalen Gewichtsverlust 240, 242
in verschiedenen Bevölkerungen 18, 19, 32, **33**, 34, 35
Kosten 228– 230
meiden und genießen 212–219, 219, 222–223
Sättigung 29, 43
Stärke-Experiment 47
Vorteile 10, 17, 18, 19, 29, 32– 40, 41–47, 58, 98–100
Stärkelieferanten 214–215
stationäres McDougall-Programm 20
Sterblichkeitsrate, durch Nahrungsergänzungsmittel 173

T

tierische Fette 43, 156, 158, 213
tierische Nahrungsmittel
Aminosäuren in 114–115
Bestandteile 58 –63, 59, 60
Gefahren 54
Proteine in 103–104, 108–109, 108
offizielle Empfehlung 80, 118
Vergleich zu veganem Ersatz 157
Tofu 163, 166, 219, 220, 234
Treibhausgase durch Viehzucht 92
Triglyzeride 205, 206, 233

U

Übergewicht 15, 40, 47, 61, 170, 190, 202
Glyx 204
Umweltprobleme durch Ernährung 40, 89–90, 91–93, **92**, 94, 95, 99–100, 143
USDA 53, 79, 81, 82, 83, 84, 85, 86, 87, 88, 108, 137, 195, 199, 200, 363, 365, 370, 387, 391, 392, 393, 394

V

vegan 120, 155–168
Ersatzprodukte 157, 164–166
vegane Gerichte im Restaurant 226
Veganer
berühmte 95–96, 155, 156
Einstellung 167–168
Gladiatoren 36
übergewichtig 160
Vitamin-B_{12}-Mangel 188–191
Veggie-Burger 163, 236, 280

Viehzucht, Umweltprobleme durch 40, 92, **92**, 93
Vitamin A aus Nahrungsergänzungsmitteln 173, 180
Vitamin B_{12} 172
Bildung 189–190,
Empfehlung 191
Studien zu 176, 177
Vitamin-B_{12}-Mangel 188–189
Vitamin-B_{12}-Mangel im Vergleich zu Herzerkrankungen und Krebs 190
Vitamin D
Definition 172
mit Kalzium 136
Normwerte <u>183</u>
Studie 177, 180–185
Vitamin E 173, 174, 175, 177, 178
Vitamine 169–192
Definition <u>172</u>
Vorrat anlegen 218, 221, 222

W

Wasserschäden durch Viehzucht 94

Z

Zahnlöcher durch Zuckerverzehr 205–206
Zellulose 29, 30
Zubereitung von Stärkemahlzeiten 217, 314
Zucker
als Kohlenhydrat 29, 30
Diabetes 201–202
Glyx 203–205, **203**
in High-Carb-Diät 221, 223, 234
schlecht für Zähne 205–206, 207
Umwandlung Stärke in 36, 42, 44, 45
Verzehr 90, 200, 205–207

Rezepte

Unterstrichene Seitenzahlen verweisen auf Tabellen und Textkästen, **gefettete** auf Abbildungen und Grafiken.

A

Apfel-Streusel-Auflauf 352
Arme Ritter 247
Artischoken
  Artischocken-Aufstrich 291
  Artischocken-Paella 319
Aufstriche für Wraps
  Artischocken-Aufstrich 291
  Thunfischfreier Thunfisch-Aufstrich 291
Avocados
  Guacamole 339
  Nudelsalat mit Avocado und Tomaten 261
  Tomaten-Wraps 284

B

Baja-Gemüse-Wraps 287
Balsamicoessig
  Fettfreies Balsamico-Dressing 270
Bananen
  Bananen-Eiscreme 347
  Bananenbrot 346
Barbecue-Tofu-Wraps 289
Beilagen 339
Blaubeer-Muffins 249
Bohnen
  Bohnen-Mais-Enchiladas 317
  Bohnenpüree 340
  Fiesta-Mexicana-Salat 263
  Globaler Bohneneintopf 311
  Minestrone 294
  Pikante Limabohnen mit Kohl 324
  Polenta mit schwarzen Bohnen und Mango-Salsa 321
  Regenbogensalat 264
  Schnelle Schwarze-Bohnen-Suppe 296
  Schwarze-Bohnen-Chipotle-Suppe 304
  Tex-Mex-Kartoffeln 323
Bohnen-Mais-Enchiladas 317
Bohnenpüree 340
Brokkoli-Bisque 306
Brot
  Arme Ritter 247
  Bananenbrot 346
  Sommerliche Panzanella 260
Bulgur
  Gemüse-Taboulé 258
  Linsen-Kartoffel-Burger 279
  McDougalls Veggie-Burger 280
  Sloppy Joes mit Linsen 283
  Tamale-Burger 282
Burger 278

C

Cashew-Milch 277
Cashewkerne
  Cashew-Milch 277
  Ofenmakkaroni mit Cashew-Sauce 328
Cremiges Koriander-Knoblauch-Dressing 270

D

Desserts 346
  Apfel-Streusel-Auflauf 352
  Bananen-Eiscreme 347
  Bananenbrot 346
  Festlicher Schokoladenkuchen 349
  Köstlicher Schokoladenpudding 355

Möhrenkuchen 351
Pfirsich-Streusel-Auflauf 353
Schoko-Brownies 348
Schokoladenglasur 350
Dressings, Saucen und Co. 268
Cashew-Milch 277
Cremiges Koriander-Knoblauch-Dressing 270
Enchilada-Sauce 274
Fettfreies Balsamico-Dressing 270
Goldene Bratensauce 276
Marsala-Champignon-Sauce 275
Pikante Erdnusssauce 274
Rote Paprika-Aioli 272
Tahini-Sauce 273
Tofu-Island-Dressing 269
Tofu-Mayonnaise 269
Tofu-Sauerrahm 268
Tofu-Taco-Topping 342
Veganer Parmesan 277
Zitrus-Chili-Dressing 272

E
Eierloser Eiersalat 267
Einfaches Müsli 245
Eintöpfe 292
Garbanzo Delight 313
Globaler Bohneneintopf 311
Kürbiseintopf im Kürbis 309
Tunesischer Süßkartoffeleintopf 310
Ventana-Linseneintopf 308
Eiscreme
Bananen-Eiscreme 347
Enchilada-Sauce 274
Enchiladas
Bohnen-Mais-Enchiladas 317
Kartoffel-Enchiladas 327
Erbsen
Erbsen-Gemüse-Suppe 301
Regenbogensalat 264
Erdnussbutter
Pikante Erdnusssauce 274

F
Falafel-Wraps 285
Festliche Dal-Suppe 302
Festlicher Schokoladenkuchen 349
Fettfreies Balsamico-Dressing 270
Fiesta-Mexicana-Salat 263
Frühstück
Arme Ritter 247
Blaubeer-Muffins 249
Einfaches Müsli 245
Gemüse Benedikt 255
Huevos Rancheros ohne Ei 253
Kartoffelpfannkuchen 252
Kürbis-Walnuss-Muffins 248
Luftige Pfannkuchen 246
Ost-West-Frühstück 256
Rösti 251
Stella Blues Tofu-Scramble 254
Vollkornplätzchen 250

G
Garbanzo Delight 313
Gefüllte Paprika 326
Gemüse *siehe auch* **einzelne Sorten**
Baja-Gemüse-Wraps 287
Erbsen-Gemüse-Suppe 301
Gemüse Benedikt 255
Gemüse-Taboulé 258
Herbstliche Gartengemüsesuppe 304
McDougalls Veggie-Burger 280
Soba-Nudeln mit knusprigem Tofu & Gemüse 330
Vegetarischer Shepherd's Pie 325
Gemüse Benedikt 255
Gemüse-Taboulé 258
Glasur
Schokoladenglasur 350
Globaler Bohneneintopf 311
Gnocchi mit Kürbis, Spargel und Spinat 334
Goldene Bratensauce 276
Graupen
Pilz-Graupen-Suppe 307
Guacamole 339

H

Haferflocken
Einfaches Müsli 245
Pfirsich-Streusel-Auflauf 353
Hauptgerichte 314
Artischocken-Paella 319
Bohnen-Mais-Enchiladas 317
Gefüllte Paprika 326
Gnocchi mit Kürbis, Spargel und Spinat 334
Karibischer Reis 320
Kartoffel-Enchiladas 327
Ofenmakkaroni mit Cashew-Sauce 328
Pasta mit Walnuss-Kräuter-Sauce 336
Penne al Forno 337
Pikante Limabohnen mit Kohl 324
Pilze Stroganoff 333
Polenta mit schwarzen Bohnen und Mango-Salsa 321
Soba-Nudeln mit knusprigem Tofu & Gemüse 330
Spinat-Fettuccine mit Pesto 332
Tamale-Auflauf 316
Tex-Mex-Kartoffeln 323
Thai-Nudeln 329
Thailändischer grüner Curryreis 318
Tofu-Braten 315
Tofu-Lasagne 335
Vegetarischer Shepherd's Pie 325
Herbstliche Gartengemüsesuppe 304
Hoisin-Tofu-Wraps mit Salat 290
Huevos Rancheros ohne Ei 253

K

Karibischer Reis 320
Kartoffel-Enchiladas 327
Kartoffeln
Gefüllte Paprika 326
Gnocchi mit Kürbis, Spargel und Spinat 334
Kartoffel-Enchiladas 327
Kartoffelpfannkuchen 252
Kartoffelsuppe 298
Linsen-Kartoffel-Burger 279
Ost-West-Frühstück 256
Rösti 251
Southwest Red Potatoes 308
Tex-Mex-Kartoffeln 323
Vegetarischer Shepherd's Pie 325
Würzige Pizzakartoffeln 344
Yukon-Kartoffelsalat 257
Kartoffelpfannkuchen 252
Kartoffelsuppe 298
Kichererbsen
Festliche Dal-Suppe 302
Garbanzo Delight 313
Thunfischfreier Thunfisch-Aufstrich 291
Knoblauch
Cremiges Koriander-Knoblauch-Dressing 270
Pikante Tofu-Tacos mit Weißkraut und Koriander-Knoblauch-Aioli 286
Rote Paprika-Aioli 272
Kohl
Pikante Limabohnen mit Kohl 324
Pikante Tofu-Tacos mit Weißkraut und Koriander-Knoblauch-Aioli 286
Koriander
Cremiges Koriander-Knoblauch-Dressing 270
Pikante Tofu-Tacos mit Weißkraut und Koriander-Knoblauch-Aioli 286
Köstlicher Schokoladenpudding 355
Kuchen *siehe* **Desserts**
Kürbis
Gnocchi mit Kürbis, Spargel und Spinat 334
Karibischer Reis 320
Kürbis-Walnuss-Muffins 248
Kürbiseintopf im Kürbis 309

L

Limabohnen
Mein Caesar-Salat 266
Pikante Limabohnen mit Kohl 324

Linsen
Festliche Dal-Suppe 302
Linsen-Kartoffel-Burger 279
Linsensalat 262
Marokkanische Linsensuppe 299
Sloppy Joes mit Linsen 283
Ventana-Linseneintopf 308
Linsen-Kartoffel-Burger 279
Linsensalat 262
Luftige Pfannkuchen 246

M

Mais
Bohnen-Mais-Enchiladas 317
Regenbogensalat 264
Tamale-Auflauf 316
Maistortillas 342
Mandelmehl 266
Mein Caesar-Salat 266
Veganer Parmesan 277
Mango-Salsa 340
Mangos
Mango-Salsa 340
Polenta mit schwarzen Bohnen und Mango-Salsa 321
Marktsalat mit Quinoa 265
Marokkanische Linsensuppe 299
Marsala-Champignon-Sauce 275
Masa Harina
Maistortillas 342
Mayonnaise *siehe* Tofu
McDougalls Veggie-Burger 280
Mein Caesar-Salat 266
Minestrone 294
Miso-Suppe 292
Möhrenkuchen 351
Muffins
Blaubeer-Muffins 249
Kürbis-Walnuss-Muffins 248

N

Nudelsalat 259
Nudelsalat mit Avocado und Tomaten 261

O

Ofenmakkaroni mit Cashew-Sauce 328
Ost-West-Frühstück 256

P

Paprika
Gefüllte Paprika 326
Rote Paprika-Aioli 272
Pasta
Minestrone 294
Nudelsalat 259
Nudelsalat mit Avocado und Tomaten 261
Ofenmakkaroni mit Cashew-Sauce 328
Pasta mit Walnuss-Kräuter-Sauce 336
Penne al Forno 337
Pilze Stroganoff 333
Soba-Nudeln mit knusprigem Tofu & Gemüse 330
Spinat-Fettuccine mit Pesto 332
Thai-Nudeln 329
Tofu-Lasagne 335
Pasta mit Walnuss-Kräuter-Sauce 336
Penne al Forno 337
Pfannkuchen
Kartoffelpfannkuchen 252
Luftige Pfannkuchen 246
Pfirsich-Streusel-Auflauf 353
Pikante Erdnusssauce 274
Pikante Limabohnen mit Kohl 324
Pikante Tofu-Tacos mit Weißkraut und Koriander-Knoblauch-Aioli 286
Pilze
Marsala-Champignon-Sauce 275
Pilze Stroganoff 333
Pilz-Graupen-Suppe 307
Pilze Stroganoff 333
Pilz-Graupen-Suppe 307
Polenta mit schwarzen Bohnen und Mango-Salsa 321

Q

Quinoa-Eintopf 303

R
Regenbogenreis 345
Regenbogensalat 264
Reis
Artischocken-Paella 319
Fiesta-Mexicana-Salat 263
Karibischer Reis 320
Ost-West-Frühstück 256
Regenbogenreis 345
Regenbogensalat 264
Thailändischer grüner Curryreis 318
Rösti 251
Rote Paprika-Aioli 272

S
Salate 257
Eierloser Eiersalat 267
Fiesta-Mexicana-Salat 263
Gemüse-Taboulé 258
Linsensalat 262
Marktsalat mit Quinoa 265
Mein Caesar-Salat 266
Nudelsalat 259
Nudelsalat mit Avocado und Tomaten 261
Regenbogensalat 264
Sommerliche Panzanella 260
Yukon-Kartoffelsalat 257
Saucen 268
Schnelle Schwarze-Bohnen-Suppe 296
Schoko-Brownies 348
Schokolade
Festlicher Schokoladenkuchen 349
Köstlicher Schokoladenpudding 355
Schoko-Brownies 348
Schokoladenglasur 350
Schokoladenglasur 350
Schwarze-Bohnen-Chipotle-Suppe 304
Sloppy Joes mit Linsen 283
Soba-Nudeln mit knusprigem Tofu & Gemüse 330
Sommerliche Panzanella 260
Southwest Red Potatoes 343
Spargel
Gnocchi mit Kürbis, Spargel und Spinat 334
Spinat-Fettuccine mit Pesto 332
Stella Blues Tofu-Scramble 254
Stückige Gazpacho 293
Suppen 292
Brokkoli-Bisque 306
Erbsen-Gemüse-Suppe 301
Festliche Dal-Suppe 302
Herbstliche Gartengemüsesuppe 304
Kartoffelsuppe 298
Marokkanische Linsensuppe 299
Minestrone 294
Miso-Suppe 292
Pilz-Graupen-Suppe 307
Quinoa-Eintopf 303
Schnelle Schwarze-Bohnen-Suppe 296
Schwarze-Bohnen-Chipotle-Suppe 304
Stückige Gazpacho 293
Süßkartoffel-Bisque 305
Tomaten-Basilikum-Suppe 298
Tortilla-Suppe 297
Süßkartoffel-Bisque 305
Süßkartoffeln
Süßkartoffel-Bisque 305
Tunesischer Süßkartoffeleintopf 310

T
Tacos
Pikante Tofu-Tacos mit Weißkraut und Koriander-Knoblauch-Aioli 286
Tahini-Sauce 273
Tamale-Auflauf 316
Tamale-Burger 282
Tex-Mex-Kartoffeln 323
Thailändischer grüner Curryreis 318
Thai-Nudeln 329
Thunfischfreier Thunfisch-Aufstrich 291
Tofu
Barbecue-Tofu-Wraps 289
Eierloser Eiersalat 267

Hoisin-Tofu-Wraps mit Salat 290
Huevos Rancheros ohne Ei 253
McDougalls Veggie-Burger 280
Pikante Tofu-Tacos mit Weißkraut und Koriander-Knoblauch-Aioli 286
Rote Paprika-Aioli 272
Soba-Nudeln mit knusprigem Tofu & Gemüse 330
Stella Blues Tofu-Scramble 254
Tofu-Braten 315
Tofu-Island-Dressing 269
Tofu-Lasagne 335
Tofu-Mayonnaise 269
Tofu-Sauerrahm 268
Tofu-Taco-Topping 342
Tofu-Braten 315
Tofu-Island-Dressing 269
Tofu-Lasagne 335
Tofu-Mayonnaise 269
Tofu-Sauerrahm 268
Tofu-Taco-Topping 342
Tomaten
Enchilada-Sauce 274
Nudelsalat mit Avocado und Tomaten 261
Sommerliche Panzanella 260
Stückige Gazpacho 293
Tomaten-Basilikum-Suppe 298
Tomaten-Wraps 284
Tortilla-Suppe 297
Tortillas, Mais- 342
Tunesischer Süßkartoffeleintopf 310

V
Veganer Parmesan 277
Vegetarischer Shepherd's Pie 325
Ventana-Linseneintopf 308
Vollkornplätzchen 250

W
Walnüsse
Kürbis-Walnuss-Muffins 248
Pasta mit Walnuss-Kräuter-Sauce 336
Wraps 278
Aufstriche für Wraps 261
Baja-Gemüse-Wraps 287
Barbecue-Tofu-Wraps 289
Falafel-Wraps 285
Hoisin-Tofu-Wraps mit Salat 290
Pikante Tofu-Tacos mit Weißkraut und Koriander-Knoblauch-Aioli 286
Tomaten-Wraps 284
Würzige Pizzakartoffeln 344

Y
Yukon-Kartoffelsalat 257

Z
Zitrus-Chili-Dressing 272